C. Rogoveanu

Fachsprachprüfung – erfolgreich bestehen!

Herrn Dipl.-Psych. Dirk S. Lambert

Sie haben die Tür aufgemacht und das Licht eingeschaltet.
Und da war ich, auf stilles Nichts wartend.

Wichtige Menschen sind nett zu mir.
Das haben Sie mir beigebracht, während Sie mein Leben retteten.

Ihre
Stefania-Cristina Rogoveanu

Stefania-Cristina Rogoveanu

Fachsprachprüfung – erfolgreich bestehen!

Kompaktes Wissen, Sprachtraining und
Simulationen für Mediziner

Elsevier GmbH, Hackerbrücke 6, 80335 München, Deutschland
Wir freuen uns über Ihr Feedback und Ihre Anregungen an books.cs.muc@elsevier.com

ISBN 978-3-437-45507-0
eISBN 978-3-437-06264-3

Alle Rechte vorbehalten
1. Auflage 2021
© Elsevier GmbH, Deutschland

Wichtige Hinweise für den Benutzer
Die medizinischen Wissenschaften unterliegen einem sehr schnellen Wissenszuwachs. Der stetige Wandel von Methoden, Wirkstoffen und Erkenntnissen ist allen an diesem Werk Beteiligten bewusst. Sowohl der Verlag als auch die Autorinnen und Autoren und alle, die an der Entstehung dieses Werkes beteiligt waren, haben große Sorgfalt darauf verwandt, dass die Angaben zu Methoden, Anweisungen, Produkten, Anwendungen oder Konzepten dem aktuellen Wissensstand zum Zeitpunkt der Fertigstellung des Werkes entsprechen.
Der Verlag kann jedoch keine Gewähr für Angaben zu Dosierung und Applikationsformen übernehmen. Es sollte stets eine unabhängige und sorgfältige Überprüfung von Diagnosen und Arzneimitteldosierungen sowie möglicher Kontraindikationen erfolgen. Jede Dosierung oder Applikation liegt in der Verantwortung der Anwenderin oder des Anwenders. Die Elsevier GmbH, die Autorinnen und Autoren und alle, die an der Entstehung des Werkes mitgewirkt haben, können keinerlei Haftung in Bezug auf jegliche Verletzung und/oder Schäden an Personen oder Eigentum, im Rahmen von Produkthaftung, Fahrlässigkeit oder anderweitig übernehmen.

Für die Vollständigkeit und Auswahl der aufgeführten Medikamente übernimmt der Verlag keine Gewähr. Geschützte Warennamen (Warenzeichen) werden in der Regel besonders kenntlich gemacht (®). Aus dem Fehlen eines solchen Hinweises kann jedoch nicht automatisch geschlossen werden, dass es sich um einen freien Warennamen handelt.

Bibliografische Information der Deutschen Nationalbibliothek
Die Deutsche Nationalbibliothek verzeichnet diese Publikation in der Deutschen Nationalbibliografie; detaillierte bibliografische Daten sind im Internet abrufbar über https://www.dnb.de

25 26 27 28   7 6 5 4

Für Copyright in Bezug auf das verwendete Bildmaterial siehe Abbildungsnachweis

Das Werk einschließlich aller seiner Teile ist urheberrechtlich geschützt. Jede Verwertung außerhalb der engen Grenzen des Urheberrechtsgesetzes ist ohne Zustimmung des Verlages unzulässig und strafbar. Das gilt insbesondere für Vervielfältigungen, Übersetzungen, Mikroverfilmungen und die Einspeicherung und Verarbeitung in elektronischen Systemen.

In ihren Veröffentlichungen verfolgt die Elsevier GmbH das Ziel, genderneutrale Formulierungen für Personengruppen zu verwenden. Um jedoch den Textfluss nicht zu stören sowie die gestalterische Freiheit nicht einzuschränken, wurden bisweilen Kompromisse eingegangen. Selbstverständlich sind **immer alle Geschlechter** gemeint.

Planung: Uta Lux
Projektmanagement und Herstellung: Cornelia von Saint Paul
Redaktion/Lektorat: Susanne Armbruster, Hamburg, www.susannearmbruster.de
Bildredaktion und Rechteklärung: Roman Drozd, München
Satz: Thomson Digital, Noida/Indien
Druck und Bindung: Rodona Industria Gráfica, S.L., Pamplona/Spanien
Illustrationen von Bär Lin: Daniel Unrau, www.danielunrau.de
Abbildungen/Fotos: Abbildungsnachweis
Umschlaggestaltung: SpieszDesign, Neu-Ulm
Titelfotografie: © CandyBox Images - stock

Aktuelle Informationen finden Sie im Internet unter **www.elsevier.de**

Vorwort

Liebe Kandidatinnen und Kandidaten,

an einer deutschen Klinik zu praktizieren ist für viele Ärztinnen und Ärzte ein Traum – und immer ein mutiger Schritt in die Zukunft. Eine Voraussetzung dafür ist das Bestehen der „Fachsprachprüfung Medizin" (FSP). Doch bevor Sie jetzt völlig durchdrehen ...

Dieses Büchlein wurde für die betrübten und verzweifelten Seelen *(such as yours truly)* geschrieben, die ihr Leben unbedingt komplizierter machen wollen.

Sie haben sich entschieden, nach Deutschland zu gehen, und natürlich haben Sie Angst vor der Prüfung. Angst vor dem freien Sprechen *("Mensch, Lesen oder Schreiben geht, vielleicht auch Hören – aber wenn ich sprechen soll ...")*. Angst, dass Sie eine Krankheit nicht sofort identifizieren. Oder dass Sie die Therapieschritte nicht genau kennen. Oder dass Sie nicht wissen, was Sie fragen müssen. Oder dass Sie nicht genug Zeit haben, um alles zu fragen und aufzuschreiben. Oder, ganz übel: dass Sie den Patienten nicht verstehen! Oder – *worst case scenario* – dass Sie ein Blackout bekommen. o.O

Dann ... Herzlichen Glückwunsch: Sie sind ein normaler Kandidat!
So wie ich es war, so wie wir es wahrscheinlich alle waren – oder jetzt sind.

Das ist Lin, mein Talisman

Er kommt aus Bärlin und ich lernte ihn an der U-Bahn-Station Alexanderplatz kennen. *It was love at first sight!* Auf meinem Weg nach Deutschland hat Lin mich immer begleitet.

Lin hat einen puscheligen Schwanz, ein kugeliges Bäuchlein und richtig runde Wangen, weil er so viel Käse und Schokolade isst – bei Bärchen sind dies die Körperteile, an denen sie am meisten zunehmen. Mein Lin spricht alle Sprachen der Welt und kann Gedanken lesen.

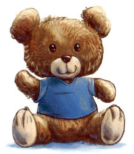

[O690]

In der Hoffnung, dass er auch Ihnen viel Glück auf Ihrem Weg bringen und manche Sorgen abnehmen kann, teile ich ihn mit allen Lesern dieses Buches.

Last but not least

Dieses Buch ist keine Bibel und mein Ego wird nicht verletzt, wenn Sie alles ändern, besonders bei der Anamnese und im Arztbrief. Wichtig ist, dass Sie eine feste eigene Struktur entwickeln.

Dazu brauchen Sie nur das Buch gründlich von vorn bis hinten durchzuarbeiten – meistens schlage ich mehrere Ideen, Redemittel und sogar „Ausreden" vor; wählen Sie aus, was Ihnen am besten passt. Und kombinieren Sie die Passagen aus verschiedenen Kapiteln.

Aus Erfahrung weiß ich, dass Bücher, mit denen man gründlich arbeitet, selten genug Platz für Notizen lassen. Dieses Buch ist anders! Es bietet viel Freiraum für Ihre eigenen Gedanken, Anmerkungen oder um sich Gedächtnisstützen zu schaffen. Notieren Sie, was Sie sich noch einprägen müssen, was besonders wichtig für Sie ist, was Sie ein anderes Mal nacharbeiten wollen, und erstellen Sie Ihre ganz individuelle Systematik.

Welche Themen Sie unbedingt beherrschen sollten, da sie recht häufig in der FSP abgefragt werden, können Sie schnell in der Randspalte erkennen: BLITZ (und Donner) zeigen Ihnen den Weg :-)

An einigen Stellen finden Sie in der Randspalte auch kleine Tipps, Hinweise oder Rätsel von LittleDoc, die mit einem Augenzwinkern geschrieben sind. Es ist so viel zu lernen, aber ich wünsche Ihnen auch viel Spaß dabei!

Und natürlich dürfen Sie mir in den Randspalten auch eine Allergie auf Schokolade wünschen, denn das wird in manchen Kapiteln bestimmt vorkommen! Pssst! ;-)

Der Gedanke am Ende des Buches soll sein: *„Egal, was in der Prüfung drankommen wird, ich kann auf jeden Fall etwas dazu sagen, ich werde nicht stumm bleiben."* Und ich verspreche Ihnen, Sie werden mehr als „etwas" sagen.

Es ist Ihnen wahrscheinlich schon klar geworden, dass dieses Buch eher unkonventionell geschrieben wurde.

Sie werden später sehen, dass auch meine Einstellung zu den Patienten ziemlich entspannt ist. Das heißt keinesfalls, dass ich Beschwerden oder Krankheiten nicht ernst nehme – im Gegenteil! Ich merke es jedoch, wenn ein manchmal schon schwieriges Gespräch noch komplizierter wird, weil ein Patient sich vor mir schämt, zu aufgeregt oder zu ängstlich ist.

Kein Mensch sollte Angst vor mir haben. Kein Mensch sollte wegen mir aufgeregt sein. Ich bin kein Gott und ich übermittle auch nicht sein Werk. Ich bin ein Mensch, ein Arzt, ein Patient.

And now, without further ado, let us begin …

Ich wünsche Ihnen viel Erfolg bei der Prüfung!

Hamburg, den 31. März 2020

Ihre
Stefania-Cristina Rogoveanu
a. k. a. LittleDoc

Erfolgreiche FSP-Teilnehmer empfehlen …

Vor eineinhalb Jahren, als ich gerade meine ersten Schritte nach Deutschland unternahm, verband mich Zufall oder vielleicht Schicksal mit Cristina. Was als Probeunterricht begann, entwickelte sich zu einer Freundschaft. Aber selbst eine aufstrebende Freundschaft konnte die intensiven, anspruchsvollen und dennoch effektiven Lektionen, Aufgaben und Übungen, die Cristina vorbereitet hatte, nicht mildern. Das Ziel war klar – die Prüfung bestehen … und wir haben bestanden.

Unsere Freundschaft hat ebenso bestanden – wahrscheinlich auch wegen Cristinas spielerischer und humorvoller (manchmal selbstironischer) Art: Sie schafft es, sogar die trockensten Informationen „leicht verdaulich" zu machen. Der Weg ist nicht einfach, die Anforderungen sind hoch, aber mit der richtigen Vorbereitung und ausreichender Motivation ist der Erfolg erreichbar.

Ich selbst bin ein Beispiel – ohne die Hilfe von Cristina wäre ich jetzt wahrscheinlich kein Assistenzarzt in Deutschland; ich hätte es nicht geschafft, die Prüfung beim ersten Mal zu bestehen. Vertrauen Sie einfach Cristinas Expertise und dem sorgfältig aufbereiteten Unterrichtsmaterial in diesem Buch – Sie werden es nicht bereuen!

Joy Papingi aus Sofia, Bulgarien,
2020 Assistenzarzt für Psychiatrie und Psychotherapie in Hamburg, Deutschland

Nicht nur das Material ist sehr hilfreich, auch der Umgang damit ist wichtig – und Cristina hat beides vermittelt. Ich wurde bei jedem Schritt meines Weges immer wieder neu motiviert, um sicherzustellen, dass ich gründlich auf die FSP vorbereitet bin.

Das Buch gewährt 100 %igen Zugriff zu genau der Hilfe, die Sie benötigen, um die FSP zu bestehen!

Estefania Hernando Cases aus Barcelona, Spanien,
2020 Assistenzärztin für Orthopädie und Unfallchirurgie in Buxtehude, Deutschland

Dieses Buch ist ein unverzichtbares Werkzeug, wenn Sie die Fachsprachprüfung Medizin bestehen wollen. Alles, was Sie tun und wissen müssen, ist hier übersichtlich und ordentlich dargestellt. Damit haben Sie die besten Chancen, auch die Prüfer zu beeindrucken ;-)

Wenn es eine Wahrheit gibt, dann ist es die, dass ich nur dank der Ausdauer, Geduld und Hingabe von „Lehrerin Cristina" erfolgreich war.

Nicolae Cozmulici aus Chișinău, Republik Moldau,
2020 Assistenzarzt für Allgemein- und Viszeralchirurgie in Buxtehude, Deutschland

Danksagung

Beim Schreiben des Buches haben mich Menschen und Worte begleitet …

„… und dann zaubert sie aus den Resten ein neues, ganz tolles Gericht, das das missglückte Soufflé vergessen lässt."
Frau Susanne Armbruster. Weil Sie auch hinter den Worten lesen.

„Ich habe unsere alten E-Mails gelesen, als du noch meine Lehrerin warst. Mir wurde übel. Du bist klein wie ein Gnom – und doch so streng manchmal."
Herrn J. Papingi. Für deine unendliche Geduld und für alles, was du mir beibringst.

Hamburg, den 31. März 2020

Stefania-Cristina Rogoveanu

Die Autorin

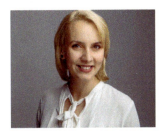

Biografisches

- Geboren 1993 in Rumänien.
- 2017 Absolventin des Medizinstudiums als Jahrgangsbeste mit Note 10 (Bestnote in Rumänien).
- Famulantin in Innsbruck und München; Hospitantin in Wismar, Stolberg und Oldenburg.
- 2018 Fachsprachprüfung in Hamburg – bestanden. Approbation erhalten von der Ärztekammer Hamburg.
- 2018 Assistenzärztin in Rendsburg.
- Seit 10/2019 Assistenzärztin in Weiterbildung zur Fachärztin für Psychiatrie und Psychotherapie in Hamburg.

Expertise und Anliegen

Zur Vorbereitung meiner eigenen Fachsprachprüfung habe ich zahlreiche Lernmaterialien gesichtet, ausgewertet und aufbereitet. Ich stellte fest, dass sie neben nützlichen auch sehr viele weniger nützliche, zum Teil veraltete Informationen enthielten oder die Unterlagen nicht auf die spezifische Situation von Ärzten zugeschnitten waren. Ein kompaktes Werk mit dem medizinischen „State of the Art" fehlte.

Seit 2018 habe ich 15 Mediziner auf ihrem Weg nach Deutschland begleitet und mit den von mir zusammengestellten Materialien auf die FSP vorbereitet. Meine Coaching-Erfolgsrate liegt bei 100 Prozent: Alle haben dank der von mir aufbereiteten Materialien die FSP bestanden.

Viele Kollegen berichteten mir danach von ihren Erfahrungen bei der FSP, sodass ich inzwischen umfangreiche Kenntnisse eines typischen, aber auch eines untypischen Prüfungsverlaufs habe. All diese Informationen und Kenntnisse sind in dieses Buch eingeflossen.

Mit der Aufnahme meiner Tätigkeit als Assistenzärztin möchte ich meine Erfahrungen und mein Wissen nun weitergeben, um anderen Kollegen den Weg nach Deutschland zu ebnen.

Abkürzungen

⊗	hemmt, vernichtet	CÄ	Chefärztin
/d	pro Tag / per day	ca.	circa
♀	Frauen	CCK	Cholecystokinin / Pankreozymin
♂	Männer	CCT	Schädel-Computertomografie
Ø	nicht / kein	CK	Kreatinkinase
A.	Arteria	C-MRT	Schädel-Magnetresonanztomografie
a. k. a.	also known as	CMV	Zytomegalievirus
AA	Assistenzarzt	COPD	chronisch obstruktive Lungenerkrankung / Chronic Obstructive Pulmonary Disease
AÄ	Assistenzärztin		
ABI	Arm-Bein-Index	CT	Computertomografie
ABI	Ankle-brachial Index / Knöchel-Arm-Index	DM	Diabetes mellitus
		Dr.	Doktor
ACE-Hemmer	Angiotensin-Converting-Enzym-Hemmer	DSA	digitale Subtraktionsangiografie
		DTP-Impfung	Diphtherie-, Tetanus- und Pertussis-Impfung
ACTH	adrenokortikotropes Hormon / Kortikotropin		
AD	autosomal-dominant	EEG	Elektroenzephalogramm
aHT	arterielle Hypertonie	EKG	Elektrokardiogramm
AP	alkalische Phosphatase	EMG	Elektromyogramm
aPTT	aktivierte partielle Thromboplastinzeit	ESG	Erythrozytensenkungsgeschwindigkeit
AR	autosomal-rezessiv	ESR	Erythrozytensedimentationsrate
ASS	Acetylsalicylsäure	ESWL	extrakorporale Stoßwellenlithotrypsie
AT1-Rezeptorantagonist	Angiotensin-II-Rezeptor-Subtyp-1-Antagonist	etc.	et cetera
AV	atrioventrikulär	EZ	Ernährungszustand
AZ	Allgemeinzustand	FA	Facharzt
b. B.	bei Bedarf	FÄ	Fachärztin
BB	Blutbild	FEV_1	exspiratorische Einsekundenkapazität / Forced Expiratory Volume in 1 Second
BD	Blutdruck		
bds.	beidseits		
BMI	Body-Mass-Index	FGA	Antipsychotika der ersten Generation (Neuroleptika)
BSG	Blutsenkungsgeschwindigkeit	ggf.	gegebenenfalls
BSK	Blutkörperchensenkungsgeschwindigkeit	GGT / γ-GT / Gamma-GT	Gamma-Glutamyltransferase
BSR	Blutsenkungsrate	GIB	gastrointestinale Blutung
BZ	Blutzucker	GINA	Global Initiative for Asthma
bzw.	beziehungsweise	GIP	Gastric Inhibitory Polypeptide
C_2	Alkohol	GKK	Glukokortikoid
CA	Chefarzt	GLP1	Glucagon-like Peptid 1

GOLD	Global Initiative for Chronic Obstructive Lung Disease	MTX	Methotrexat
GOT	Glutamat-Oxalacetat-Transaminase / Aspartat-Aminotransferase (ASAT / AST)	N.	Nerv
		Nr.	Nummer
		NSAR	nichtsteroidales Antirheumatikum / nichtsteroidales Antiphlogistikum
GPIIb / IIIa-Rezeptor-Antagonisten	Glykoprotein-IIb / IIIa-Rezeptorantagonisten	NYHA	New York Heart Association
		o. g.	oben genannt
		o. p. B.	ohne pathologischen Befund
GPT	Glutamat-Pyruvat-Transaminase / Alanin-Aminotransferase (ALAT / ALT)	OA	Oberarzt
		OÄ	Oberärztin
		OP	Operation
HA	Hausarzt	p(h)	hydrostatischer Druck
HÄ	Hausärztin	py	Packungsjahr (engl. „pack year[s]")
HAV	Hepatitis-A-Virus	$P2Y_{12}$	G-Protein-gekoppelter purinerger Chemorezeptor für Adenosindiphosphat (ADP)
Hb	Hämoglobin		
HbA_{1c}	glykiertes Hämoglobin / glykosyliertes Hämoglobin		
HBV	Hepatitis-B-Virus	p_aCO_2	arterieller Kohlendioxidpartialdruck
HCV	Hepatitis-C-Virus	p_aO_2	arterieller Sauerstoffpartialdruck
HD	High Definition	pAVK	periphere arterielle Verschlusskrankheit
HDL	High Density Lipoprotein	pCO_2	Kohlendioxidpartialdruck
HDV	Hepatitis-D-Virus / Delta-Virus	PDE-4-Inhibitor	Phosphodiesterase-4-Inhibitor
HELLP	Haemolysis, Elevated Liver enzymes, Low Platelet count	PG	Prostaglandin
		Pl.	Plural
HEV	Hepatitis-E-Virus	PLZ	Postleitzahl
HIV	humanes Immundefizienz-Virus	pO_2	Sauerstoffpartialdruck
HLA-System	Human Leukocyte Antigen System	Prof.	Professor / -in
i. a.	intraarteriell	PTCA / PTA / PCI	perkutane transluminale Koronarangioplastie / Percutaneous Coronary Intervention
i. d. R.	in der Regel		
i. m.	intramuskulär		
i. v.	intravenös	PTT	partielle Thromboplastinzeit
IFN	Interferon	RAAS	Renin-Angiotensin-Aldosteron-System
IUP	Intrauterinpessar		
KHK	koronare Herzkrankheit	re.	rechts
KM	Kontrastmittel	Rö.	Röntgen
Krea	Kreatinin	RR	Riva-Rocci (Blutdruckmessmethode, auch „Blutdruck-Symbol")
LDH	Lactatdehydrogenase		
LDL	Low Density Lipoprotein	rt-PA	Recombinant Tissue Plasminogen Activator
li.	links		
M.	Morbus	Rx.	Röntgen
max.	maximal	s.	siehe
MHC	Major Histocompatibility Complex	s. c.	subkutan
MI	Myokardinfarkt	s. o.	siehe oben
MMR-Impfung	Mumps-Masern-Röteln-Impfung	s. u.	siehe unten
MRT	Magnetresonanztomografie	SGA	Antipsychotika der zweiten Generation

Sono.	Sonografie	**u. a.**	unter anderem
SSRI	selektive Serotonin-Wiederaufnahme-Hemmer	**U-Status**	Urin-Status
		U-Sticks	Urin-Sticks
St.	Stadium	**usw.**	und so weiter
STH	Somatropin / somatotropes Hormon	**V. a.**	Verdacht auf
TB / TBC	Tuberkulose	**v. a.**	vor allem
TEE	Transesophageal Echocardiography	**VE**	Vorerkrankungen
TEP	Totalendoprothese	**z. B.**	zum Beispiel
TSH	thyreotropes Hormon / Thyreoidea-stimulierendes Hormon / Thyreotropin	**Z. n.**	Zustand nach
		ZVK	zentraler Venenkatheter
TVT	tiefe Venenthrombose	**η**	Viskosität

Abbildungsnachweis

Der Verweis auf die jeweilige Abbildungsquelle befindet sich bei allen Abbildungen im Werk am Ende des Legendentextes in eckigen Klammern. Die Abbildung von allen nicht besonders gekennzeichneten Grafiken und Abbildungen: © Elsevier GmbH, München.

K407	Marcel Völker, SoulPicture König & Völker GbR, Kiel.
L143	Heike Hübner, Berlin.
M1025	Stefania-Cristina Rogoveanu, Hamburg.
O690	Daniel Unrau, Münster.
X221-023	Robert Koch-Institut, Berlin, Epidemiologisches Bulletin 34/2020.

Inhaltsverzeichnis

I	Kommunikation in der FSP	
1	**Fachsprachprüfung Medizin**	**3**
1.1	Von der FSP zur Approbation	3
1.2	Auswahl einer Klinik	6
2	**Anamnese (Arzt-Patienten-Gespräch)**	**7**
2.1	Allgemeinanamnese	7
2.1.1	Gesprächsbeginn	7
2.1.2	Patientendaten	8
2.1.3	Aktuelle Anamnese	9
2.1.4	Vegetative Anamnese	9
2.1.5	Vorerkrankungen und Voroperationen	10
2.1.6	Medikamente	10
2.1.7	Allergien und Unverträglichkeiten	10
2.1.8	Noxen	10
2.1.9	Familienanamnese	10
2.1.10	Sozialanamnese	11
2.1.11	Schlussformeln	11
2.2	Spezielle Anamnese	12
2.2.1	Schmerzanalyse	12
2.2.2	Kardiologie	13
2.2.3	Pneumologie	14
2.2.4	Gastroenterologie	15
2.2.5	Nephrologie	15
2.2.6	Neurologie	16
2.2.7	Frauenheilkunde	16
2.2.8	Sexualanamnese	17
2.2.9	Hautheilkunde	17
2.2.10	Orthopädie	18
2.2.11	Hämatologie	18
2.2.12	Onkologie	18
2.2.13	Infektiologie	19
2.2.14	Psychiatrie	19
2.3	Handlungsplan im Notfall	20
2.4	Kommunikative Strategien	21
2.4.1	Patient ist ohnmächtig	21
2.4.2	Patient zeigt keine Krankheitseinsicht	22
2.4.3	Patient verweigert Zusammenarbeit mit Ihnen	22
2.4.4	Patient spricht nicht klar und deutlich	23
2.4.5	Patient fordert sofortige Diagnose	24
2.4.6	Patient fordert sofortige Therapie	25
3	**Arztbrief (Dokumentation)**	**27**
3.1	Kleine Tipps mit großer Wirkung	27
3.2	Über die Anamnese berichten	28
3.2.1	Einleitung	28
3.2.2	Haupt- und Nebenbeschwerden	28
3.2.3	Vegetative Anamnese	29
3.2.4	Vorerkrankungen	29
3.2.5	Voroperationen, Chemotherapie, Strahlentherapie	29
3.2.6	Allergien und Unverträglichkeiten	29
3.2.7	Noxen	30
3.2.8	Familienanamnese	30
3.2.9	Sozialanamnese	30
3.2.10	Diagnose, Therapie, Prognose	30
3.2.11	Schlussformeln	31
3.3	Typische Formulierungen	32
4	**Fallvorstellung (Arzt-Arzt-Gespräch)**	**33**
5	**Aufklärung über medizinische Maßnahmen**	**35**
5.1	Röntgen	35
5.2	Computertomografie (CT)	37
5.3	Magnetresonanztomografie (MRT)	38
5.4	Angiografie	40
5.5	Phlebografie	41
5.6	Sonografie	42
5.7	Kontrastmittelsonografie	43
5.8	Sonografisch gesteuerte Feinnadelpunktion	44

5.9	Skelettszintigrafie	46	8	Gastroenterologie, Hepatologie und Infektiologie		103
5.10	Schilddrüsenszintigrafie	47	8.1	Akute gastrointestinale Blutung ⚡		103
5.11	Ösophago-Gastro-Duodenoskopie (ÖGD)	48	8.2	Achalasie		106
5.12	Endoskopisch retrograde Cholangiopankreatikografie (ERCP)	50	8.3	Refluxkrankheit ⚡		107
			8.4	Ösophaguskarzinom		110
			8.5	Ulcus ventriculi et duodeni ⚡		111
5.13	Kapselendoskopie	51	8.6	Magenkarzinom		114
5.14	Koloskopie	52	8.7	Chronisch entzündliche Darmerkrankungen ⚡		116
5.15	Laparoskopie	54				
5.16	Allgemeine OP-Aufklärung	55	8.8	Sprue (glutensensitive Enteropathie)		122
II	**Prüfungsrelevantes Fachwissen**		8.9	Reizdarm		123
			8.10	Akute Diarrhö		124
			8.11	Divertikel ⚡		127
6	**Kardiologie und Gefäßmedizin**	59	8.12	Kolonpolypen		130
			8.13	Kolorektales Karzinom ⚡		131
6.1	Arterielle Hypertonie	59	8.14	Akute Pankreatitis ⚡		133
6.2	Koronare Herzkrankheit ⚡	63	8.15	Pankreaskarzinom		138
6.3	Exkurs: Belastungs-EKG	64	8.16	Symptomatische Cholezystolithiasis ⚡		140
6.4	Akuter Myokardinfarkt ⚡	66				
6.5	Globale Herzinsuffizienz	69	8.17	Hepatitis		142
6.6	Periphere arterielle Verschlusskrankheit (pAVK) ⚡	72	8.18	Leberzirrhose		148
			8.19	Hämochromatose ⚡		151
6.7	Akuter peripherer Arterienverschluss	75	8.20	Echinokokkose		153
			8.21	Pfeiffer-Drüsenfieber (infektiöse Mononukleose)		154
6.8	Tiefe Venenthrombose (TVT) / Phlebothrombose ⚡	76	8.22	HIV / AIDS		155
6.9	Chronisch venöse Insuffizienz (CVI)	79	9	**Rheumatologie**		157
6.10	Thrombophlebitis	80	9.1	Rheumatoide Arthritis (RA)		157
6.11	Ulcus cruris ⚡	81	9.2	Morbus Bechterew (Spondylitis ankylosans) ⚡		159
7	**Atmungssystem und HNO**	83	9.3	Rheumatisches Fieber		164
7.1	Sinusitis ⚡	83	9.4	Reaktive Arthritis ⚡		165
7.2	Tonsillitis	85	9.5	Granulomatose mit Polyangiitis		166
7.3	Akute Pneumonie ⚡	86	9.6	Systemischer Lupus erythematodes (SLE) ⚡		168
7.4	Chronisch obstruktive Lungenerkrankung (COPD) ⚡	89				
			9.7	Sklerodermie		170
7.5	Asthma bronchiale ⚡	92	9.8	Dermatomyositis (DM) und Polymyositis (PM)		171
7.6	Bronchialkarzinom (Lungenkrebs) ⚡	94	9.9	Sjögren-Syndrom		172
7.7	Lungenembolie ⚡	97	9.10	Morbus Behçet		174
7.8	Pneumothorax ⚡	100	9.11	Raynaud-Syndrom		174

10	**Neurologie**	175		13.8	Metabolisches Syndrom ⚡	251
10.1	Schlaganfall ⚡	175		13.9	Gicht ⚡	252
10.2	Meningitis ⚡	178				
10.3	Lyme-Borreliose	182		14	**Chirurgie**	255
10.4	Frühsommermeningoenzephalitis	183		14.1	Begriffe	255
10.5	Multiple Sklerose (MS) ⚡	184		14.2	Akute Appendizitis ⚡	256
10.6	Epilepsie	186		14.3	Leistenhernie ⚡	259
10.7	Kopfschmerzerkrankungen ⚡	189		14.4	Hämorrhoiden	261

11	**Blut und lymphatisches System**	193		15	**Orthopädie und Traumatologie**	263
11.1	Begriffe	193		15.1	Begriffe ⚡	263
11.2	Anämien ⚡	193		15.2	Frakturen ⚡	263
11.3	Akute Leukämien ⚡	199		15.3	Osteoporose ⚡	266
11.4	Myeloproliferative Neoplasien ⚡	203		15.4	Wirbelsäulenfrakturen ⚡	268
11.5	Maligne Lymphome ⚡	206		15.5	Diskusprolaps (Bandscheibenvorfall) ⚡	269
11.6	Multiples Myelom ⚡	212		15.6	Schultergelenk-Luxation ⚡	272
11.7	Myelodysplastisches Syndrom (MDS)	214		15.7	Humerusfraktur ⚡	273
11.8	Agranulozytose	216		15.8	Femurfraktur ⚡	275
11.9	Hämorrhagische Diathesen ⚡	216		15.9	Koxarthrose ⚡	276
11.10	Säure, Basen und Elektrolyte	220		15.10	Knieläsionen: Menisken und Bänder ⚡	277
11.11	AB0-System und Rhesus-System	221		15.11	OSG-Fraktur ⚡	279
				15.12	Kalkaneus-Fraktur ⚡	280
12	**Nephrologie**	223		15.13	Polytrauma ⚡	281
12.1	Nephrotisches vs. nephritisches Syndrom ⚡	223		15.14	Schädel-Hirn-Trauma (SHT) ⚡	283
12.2	Glomerulonephritis	224				
12.3	Infekte der unteren und oberen Harnwege ⚡	225		16	**Dermatologie**	287
12.4	Nephro- und Urolithiasis ⚡	227		16.1	Malignes Melanom (schwarzer Hautkrebs) ⚡	287
12.5	Chronische Nierenerkrankung	228		16.2	Herpes Zoster (Gürtelrose) ⚡	288
				16.3	Psoriasis (Schuppenflechte)	289
13	**Endokrinologie und Stoffwechselerkrankungen**	231		16.4	Follikulitis, Furunkel und Karbunkel	291
13.1	Schilddrüsenerkrankungen ⚡	231		16.5	Wundbeschreibung	292
13.2	Hyperkortisolismus (Cushing-Syndrom) ⚡	236		17	**Pädiatrie**	293
13.3	Hyperaldosteronismus (Morbus Conn)	237		17.1	Morbilli (Masern)	293
				17.2	Parotitis epidemica (Mumps)	294
13.4	Nebennierenrindeninsuffizienz (Morbus Addison) ⚡	238		17.3	Rubeola (Röteln)	295
				17.4	Varizellen (Windpocken)	296
13.5	Phäochromozytom	240		17.5	Scarlatina (Scharlach)	297
13.6	Adrenogenitales Syndrom	241		17.6	Pertussis (Keuchhusten)	298
13.7	Diabetes mellitus ⚡	241				

18	**Ophthalmologie**	301	21.6	Nephrologie	378
18.1	Glaukom (grüner Star)	301	21.7	Hämatologie	378
18.2	Katarakt (grauer Star)	302	21.8	Frauenheilkunde	379
			21.9	Endokrinologie	380
19	**Psychiatrie**	305	21.10	Chirurgie	380
19.1	Psychopathologischer Befund ⚡	305	21.11	Orthopädie	382
19.2	Depression	307	21.12	Psychiatrie	383
19.3	Posttraumatische Belastungsstörung	309	21.13	Sonstige Fachbegriffe	383
19.4	Panikattacken	310	**IV**	**Anhang**	
19.5	Schizophrenie	310			
19.6	Borderline-Persönlichkeitsstörung	311		**Meldepflicht nach dem Infektionsschutzgesetz (IfSG)**	393
III	**Prüfungssimulationen und Terminologie**			Meldepflicht bei Krankheiten	393
				Meldepflicht bei Krankheitserregern	395
20	**Prüfungssimulationen**	315			
20.1	Tipps zur Beruhigung	315		**STIKO-Impfkalender 2020/2021**	398
20.2	Antworten auf die häufigsten Fragen	315			
20.3	Fall 1: Divertikulitis	318		**Didaktische Empfehlungen für Sprachlehrer und Study-Groups**	400
20.4	Fall 2: Akute Cholezystitis	328			
20.5	Fall 3: Leistenhernie	338		Der Lernstoff	400
20.6	Fall 4: Reaktive Arthritis	347		Drei Regeln	400
20.7	Fall 5: Cluster-Kopfschmerzen	355		An die Lehrenden	401
				Ablauf und Ziele des Kurses	401
21	**Fachterminologie**	365			
21.1	Anatomie	365		**Nachwort**	403
21.2	Kardiologie	370			
21.3	Pneumologie	372		**Literaturnachweis**	404
21.4	Gastroenterologie	374			
21.5	Neurologie	376			

I Kommunikation in der FSP

1 Fachsprachprüfung Medizin 3

2 Anamnese (Arzt-Patienten-Gespräch) 7

3 Arztbrief (Dokumentation) 27

4 Fallvorstellung (Arzt-Arzt-Gespräch) 33

5 Aufklärung über medizinische Maßnahmen 35

KAPITEL 1
Fachsprachprüfung Medizin

1.1 Von der FSP zur Approbation

Voraussetzungen, um in Deutschland zu praktizieren

Was die technische Ausstattung und den wissenschaftlichen Stand betrifft, eilt den deutschen Kliniken ein guter Ruf voraus. Das Leben in Deutschland kann sehr komfortabel und sicher sein – und ist deshalb auch für viele Mediziner attraktiv.

Um als Ärztin oder Arzt an einer deutschen Klinik praktizieren zu können, müssen zunächst lebensverändernde Entscheidungen getroffen werden. Alle Mediziner müssen bestimmte Zertifikate zum Nachweis ihrer Ausbildung besitzen – und in der Fachsprachprüfung (FSP) ihre sprachlichen Fähigkeiten unter Beweis stellen.

Erst wenn Sie die FSP bestehen, erhalten Sie die Approbation und können damit in Deutschland als Arzt bzw. Ärztin praktizieren.

Was wird in der FSP geprüft?

Die Fachsprachprüfung stellt für viele Mediziner die größte Hürde dar: Bei Durchfallquoten von bundesweit durchschnittlich 44 % (2019) haben viele Angst, die FSP nicht zu bestehen.

Nicht die medizinischen Kenntnisse, sondern Verstehen, Sprechen, Lesen und Schreiben werden in der FSP geprüft (allgemeinsprachlich an Level B2, fachspezifisch an C1 orientiert). Aber: Die Sprachkenntnisse müssen natürlich auf einer soliden Basis medizinischen Wissens stehen!

Mit diesem Buch trainieren Sie beides: Sie üben die sprachlichen Mittel und verbessern Ihre kommunikativen Fähigkeiten. Zugleich überprüfen Sie Ihre medizinischen Kenntnisse und frischen diese in einigen Fachbereichen auf. So treten Sie die FSP mit den besten Voraussetzungen an.

Wie läuft die FSP ab?

Die FSP ist in drei, jeweils ca. 20-minütige Einheiten eingeteilt: In einer simulierten Situation beweisen Sie sich als Arzt in der Anamnese mit dem Patienten, dokumentieren den Fall im Arztbrief und stellen ihn im Gespräch Kollegen vor. Zum Schluss werden noch einige Fragen gestellt und Fachbegriffe geklärt.

Nicht zu vergessen: Wie reagieren Sie in Stressmomenten? Welche kommunikativen Mittel stehen Ihnen zur Verfügung, um auch schwierige Situationen souverän zu klären? Und was antworten Sie, wenn Sie die Antwort nicht kennen?

Darauf wird dieses Buch Sie vorbereiten.

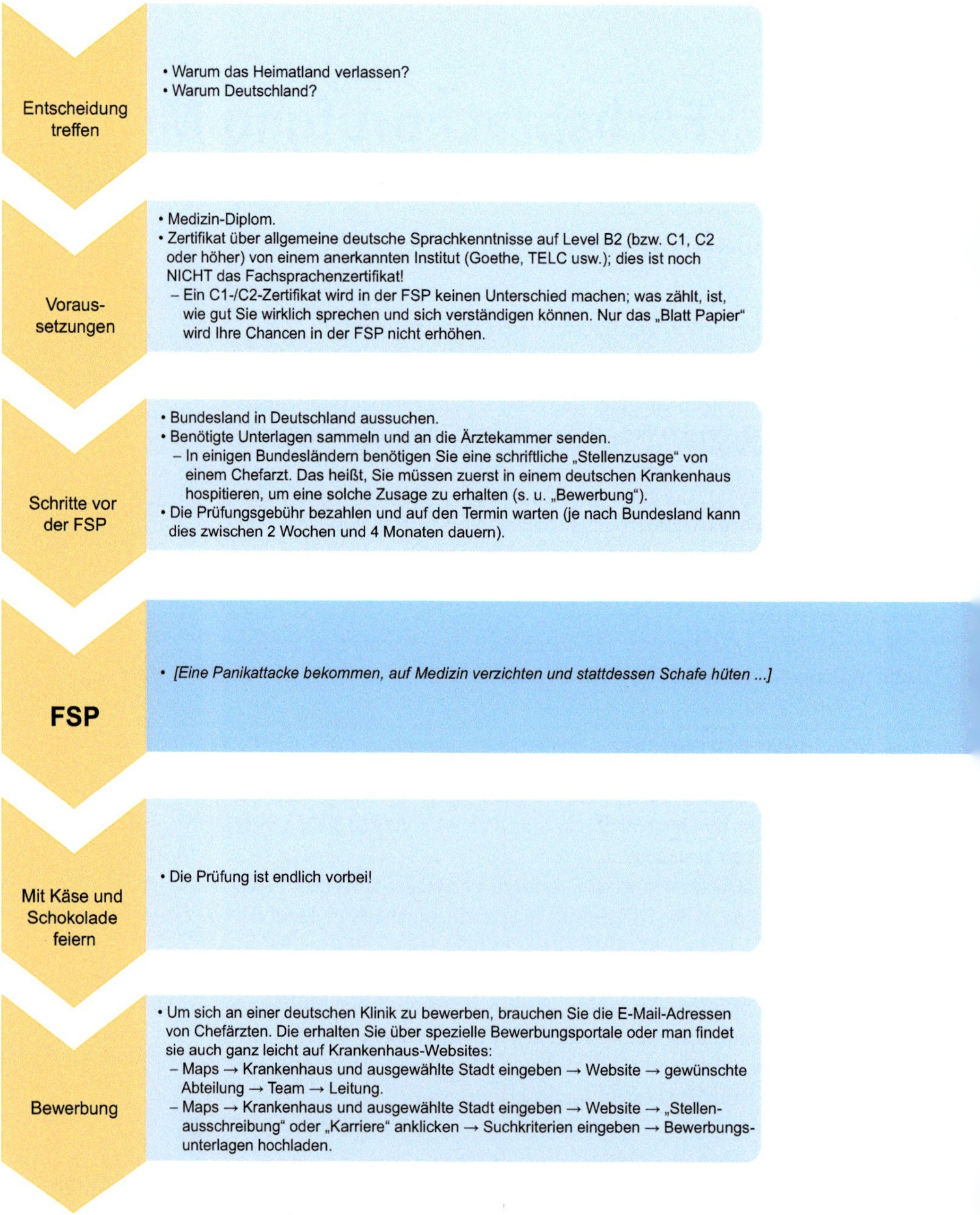

1 Fachsprachprüfung Medizin

Entscheidung treffen
- Warum das Heimatland verlassen?
- Warum Deutschland?

Voraussetzungen
- Medizin-Diplom.
- Zertifikat über allgemeine deutsche Sprachkenntnisse auf Level B2 (bzw. C1, C2 oder höher) von einem anerkannten Institut (Goethe, TELC usw.); dies ist noch NICHT das Fachsprachenzertifikat!
  – Ein C1-/C2-Zertifikat wird in der FSP keinen Unterschied machen; was zählt, ist, wie gut Sie wirklich sprechen und sich verständigen können. Nur das „Blatt Papier" wird Ihre Chancen in der FSP nicht erhöhen.

Schritte vor der FSP
- Bundesland in Deutschland aussuchen.
- Benötigte Unterlagen sammeln und an die Ärztekammer senden.
  – In einigen Bundesländern benötigen Sie eine schriftliche „Stellenzusage" von einem Chefarzt. Das heißt, Sie müssen zuerst in einem deutschen Krankenhaus hospitieren, um eine solche Zusage zu erhalten (s. u. „Bewerbung").
- Die Prüfungsgebühr bezahlen und auf den Termin warten (je nach Bundesland kann dies zwischen 2 Wochen und 4 Monaten dauern).

FSP
- [Eine Panikattacke bekommen, auf Medizin verzichten und stattdessen Schafe hüten ...]

Mit Käse und Schokolade feiern
- Die Prüfung ist endlich vorbei!

Bewerbung
- Um sich an einer deutschen Klinik zu bewerben, brauchen Sie die E-Mail-Adressen von Chefärzten. Die erhalten Sie über spezielle Bewerbungsportale oder man findet sie auch ganz leicht auf Krankenhaus-Websites:
  – Maps → Krankenhaus und ausgewählte Stadt eingeben → Website → gewünschte Abteilung → Team → Leitung.
  – Maps → Krankenhaus und ausgewählte Stadt eingeben → Website → „Stellenausschreibung" oder „Karriere" anklicken → Suchkriterien eingeben → Bewerbungsunterlagen hochladen.

Abb. 1.1 Links: Von der Entscheidung, in Deutschland zu praktizieren, bis zur Approbation und erfolgreichen Bewerbung an einer Klinik. Voraussetzung ist das Bestehen der Fachsprachprüfung. **Rechts:** Der reguläre Ablauf der FSP [M1025/L143]

1.1 Von der FSP zur Approbation

Begrüßung und Kennenlernen
- Sie kommen in ein Zimmer, in dem 2 oder 3 Prüfer auf Sie warten. Sie werden begrüßt und die Prüfer werden sich kurz vorstellen. Sie sind alle Ärzte und einer von ihnen wird den Patienten spielen.
- Sie sollen sich vielleicht kurz vorstellen, das heißt: nicht den ganzen Lebenslauf erzählen, sondern Ihren Namen nennen und 3, 4 Sätze zu Ihrer Biografie.
- Dann wird Ihnen die Struktur der Prüfung vorgestellt. Der erste Teil kann nun beginnen.

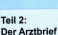

Teil 1: Die Anamnese im Arzt-Patienten-Gespräch
- Dauer: ca. 20 Minuten.
- Ein Prüfer (auch Arzt von Beruf) wird einen Patienten simulieren und Sie werden als Arzt auftreten. Nun erheben Sie eine Anamnese.
- Sie können sich Notizen machen. Die werden Sie in den nächsten Teilen der FSP brauchen!

Weg zum Prüfungsraum
Jemand wird Sie abholen. Auf dem Weg kann es sein, dass Ihnen Smalltalk-Fragen gestellt werden, sodass Sie sich entspannen:
- Sind Sie gut angekommen?
- Seit wann sind Sie in Deutschland?
- Wie war der Flug?
- Haben Sie gut geschlafen?
- Fühlen Sie sich fit für die Prüfung?

Teil 2: Der Arztbrief
- Dauer: ca. 20 Minuten.
- Sie werden wahrscheinlich in ein anderes Zimmer begleitet.
- Anhand Ihrer Notizen sollen Sie nun einen Arztbrief schreiben.
- Nach 20 Minuten werden Sie abgeholt. Es empfiehlt sich, den Brief binnen 15 Minuten fertig zu schreiben, sodass Sie noch Zeit für Korrekturen haben.

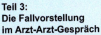

Ankommen und warten
Sie haben den Termin, sind pünktlich (oder etwas zu früh) und müssen wahrscheinlich in einem Wartezimmer kurz warten. Jemand wird Ihren Ausweis kurz an sich nehmen und eine Kopie davon machen.
Versuchen Sie nicht, mit den eventuell anderen wartenden Prüfungskandidaten ein Gespräch über die FSP anzufangen. Über ein anderes Thema können Sie sich gern unterhalten.

Teil 3: Die Fallvorstellung im Arzt-Arzt-Gespräch
- Dauer: ca. 20 Minuten.
- Stellen Sie nun nur anhand der Notizen aus Teil 1 (ohne Arztbrief!) den Fall den Arztkollegen vor. Nehmen Sie sich bitte Zeit dafür! Währenddessen oder am Ende stellen Ihnen die Prüfer Fragen.
- Es kann sein, dass Sie Fragen an den Patienten wiederholen sollen. Das ist nicht schlimm!
- Zum Schluss bekommen Sie – je nach Prüfungszentrum – **ca. 10 Fachbegriffe** zum Erklären. Dafür haben Sie ca. 5 Minuten zur Verfügung.

Verabschiedung
- Die Prüfer markieren das Ende der Prüfung und wünschen Ihnen alles Gute.
- Es kann sein, dass sie fragen, was Ihre Pläne für die Zukunft sind. Sie dürfen gern etwas anderes als „Ich möchte nur noch schlafen" sagen ;-)

1.2 Auswahl einer Klinik

Famulatur, Hospitation oder Ausübung des Berufs als Arzt – doch welche Klinik kommt für Sie infrage? Ihr gewünschtes Fachgebiet ist ein Kriterium, die Größe der Klinik und nicht zuletzt das urbane Umfeld sind weitere.

Deutschland verfügt über ein breites klinisches Spektrum: große Städte mit kleinen Krankenhäusern, kleinste Städte mit großen Krankenhäusern und Zentren, kleine Städte mit kleinen Krankenhäusern und große Städte mit großen Krankenhäusern. Hier heißt „kleines Krankenhaus" nicht unbedingt schlecht ausgestattetes oder nicht modernes Krankenhaus – oft ganz im Gegenteil! Entscheiden, was das Beste für Sie ist, können nur Sie. Und was am besten zu Ihnen passt, passt nicht zu allen ;-)

Tab. 1.1 Pro und Kontra bei Orts- und Klinikwahl – eine Entscheidungshilfe

	Große Stadt	Kleine Stadt
Pro	<ul><li>breitere Akzeptanz von Menschen mit Migrationshintergrund</li><li>leichtere Integration dank der vielfältigeren Lebensangebote</li><li>schnellerer Aufbau sozialer Kontakte</li><li>mehrere medizinische Fachrichtungen</li><li>Anonymität</li></ul>	<ul><li>Hilfsbereitschaft</li><li>kurze Wege zu Arbeit, Bank, Post, Supermärkten usw.</li><li>Ruhe, Rückzugsmöglichkeiten</li><li>geringere Lebenshaltungskosten</li></ul>
Kontra	<ul><li>Anonymität</li><li>längere Arbeitswege</li><li>fehlende Ruhe oder Rückzugsmöglichkeiten</li><li>Reizüberflutung</li><li>höhere Lebenshaltungskosten</li></ul>	<ul><li>Abschirmung von der „Außenwelt"</li><li>höhere Ausgrenzung als Migrant</li><li>fehlende Toleranz bei Sprachschwierigkeiten</li><li>soziale Isolation</li><li>weniger Privatsphäre</li></ul>
	Große Klinik	**Kleine Klinik**
Pro	<ul><li>mehrere medizinische Fachrichtungen</li><li>eher Akzeptanz von Menschen mit Migrationshintergrund, das heißt: größere Toleranz bei Sprachschwierigkeiten</li><li>Anonymität</li><li>Lernangebot deutlich höher aufgrund einer größeren Anzahl schwieriger Fälle</li></ul>	<ul><li>Lernangebot deutlich höher durch mehr Anleitung</li><li>Lernangebot deutlich höher durch Betreuung mehrerer Stationen mit verschiedenen Schwerpunkten</li><li>nahezu familiäre Atmosphäre im Arbeitsalltag</li></ul>
Kontra	<ul><li>Anonymität</li><li>Überforderung, Überlastung durch deutlich schwierigere Fälle</li><li>Lernangebot geringer durch Betreuung nur eines Schwerpunktes über lange Zeiträume</li></ul>	<ul><li>kein Zugang zu anspruchsvolleren oder vielschichtigeren Fällen</li><li>oft fehlende Toleranz den Menschen mit Migrationshintergrund gegenüber, das heißt: fehlende Toleranz bei Sprachschwierigkeiten</li><li>evtl. fachliche Unterforderung</li></ul>

KAPITEL 2

Anamnese (Arzt-Patienten-Gespräch)

2.1 Allgemeinanamnese

In der allgemeinen Anamnese erfragen Sie alle relevanten Daten des Patienten, um eine Verdachtsdiagnose feststellen zu können. Dies ist der erste Teil der Prüfung, er dauert 20 Minuten. Der Prüfungskandidat ist in der Rolle des Arztes, einer der Prüfenden übernimmt die Rolle des Patienten.

LittleDoc dankt
Viele Tipps, die Sie hier finden, habe ich Herrn Dr. Joy Papingi zu verdanken.
Thank you, you gorgeous nerdy bundle of Joy.
You rock!

2.1.1 Gesprächsbeginn

Zuerst stellt der Arzt (Prüfungskandidat) sich kurz vor und fragt den Patienten (Prüfer), *ob er einverstanden ist,* dass man die Anamnese mit ihm durchführt. Beispiel:
- „Guten Tag. Mein Name ist … und ich bin auf der Station als AA / FA tätig. Ich möchte heute das Aufnahmegespräch mit Ihnen durchführen. *Sind Sie damit einverstanden?"*

Erst danach kann die Anamnese beginnen.

> **TIPP**
> Manchmal passiert es bei der Prüfung, dass der Patient sagt: „Nein, Sie sind doch zu jung", oder: „Nein. Aus welchem Land kommen Sie eigentlich? Was machen Sie hier? Haben Sie genug Erfahrung?" Auch im Klinikalltag sollte man diese Reaktion nie persönlich nehmen. Sie sollten jedoch darauf vorbereitet sein, ruhig bleiben und sachlich darauf antworten.
> *Denn die Zustimmung des Patienten brauchen Sie auf jeden Fall.*

- „Frau / Herr X, in Deutschland darf man nicht als Assistenzarzt arbeiten, bevor man eine Prüfung besteht – die habe ich bestanden und meine Approbation bekommen. Und wir arbeiten hier im Team. Jetzt würde ich das Aufnahmegespräch mit Ihnen durchführen. Bevor wir dann über therapeutische Maßnahmen entscheiden, werde ich den Fall mit einem Oberarzt besprechen. Machen Sie sich also bitte keine Sorgen, die wichtigen Entscheidungen treffen wir gemeinsam – im Team."

Gesprächsführung allgemein

- Sprechen Sie während der Anamnese mit dem Patienten kein „Fachchinesisch".

LittleDoc meint

Im klinischen Alltag gibt es keinen „Chef" im Arzt-Patienten-Gespräch, oft bestimmen die Bedürfnisse des Patienten das Tempo.
Aber in der FSP haben die Schauspieler manchmal einen großen Redebedarf; sie unterbrechen Sie und stellen viele, gern auch fiese Fragen. Bleiben Sie höflich und nett, aber machen Sie auch klar, dass Sie das Aufnahmegespräch bis zum Ende durchführen wollen. Die Fragen beantworten Sie zum Schluss. Sonst sind Ihre 20 Minuten schnell vorbei und die Anamnese ist noch nicht abgeschlossen ;-)

- In der FSP ist der Arzt (Prüfungskandidat) der Chef. Er steuert das Gespräch.
- Wenn der Patient zu schnell oder undeutlich spricht: „Frau / Herr X, langsamer bitte, ich muss mir auch Notizen machen."
- Wenn der Patient sofort Medikamente gegen seine Beschwerden möchte: „Frau / Herr X, ich glaube Ihnen, dass es wehtut / dass Sie das nicht mehr ertragen können. Wenn ich Ihnen aber die falschen Medikamente gebe, wird das auch nichts Gutes bringen. Ich muss Ihnen zuerst noch ein paar Fragen stellen. Gleich sind wir fertig."
- Weitere Beispiele, wie Sie schwierige Situationen mit kommunikativen Strategien meistern, finden Sie am Ende dieses Kapitels.

Im Notfall

Gleich nach der aktuellen Anamnese soll man …
1. *den Patienten kurz beruhigen:*
   „Okay, Frau / Herr X. Nehmen Sie bitte hier kurz Platz. / Bleiben Sie bitte hier. Ich lege Ihnen gleich einen Zugang. Sie bekommen auch ein bisschen Sauerstoff / ein Schmerzmittel usw. Ich werde Ihren Fall sofort mit dem OA besprechen."
2. *mit den Prüfern sprechen:*
   „Frau / Herr OA / CA / Prof. Y, wenn ich einen solchen Fall in der Klinik hätte, würde ich sofort mit einem OA telefonieren / reden / würde ich sofort einen OA rufen. Ich glaube, es handelt sich um einen Notfall. Ich habe einen Verdacht auf … Der Patient braucht jetzt … Behandlung. Darf ich aber heute mit der Anamnese weitermachen?"

Die häufigsten Notfälle in der Prüfung: Myokardinfarkt, Lungenembolie, Schlaganfall, ↑ gastrointestinale Blutung, Hämorrhagie (z. B. nach einem Unfall mit Femurfraktur).

> **TIPP**
>
> *Rule of Thumb:* Auf keinen Fall Angst vor komischen Fragen oder Reaktionen des Patienten haben! Das ist *Ihre Chance*, den Prüfern zu zeigen, dass Sie gut reagieren können. Auch wenn Sie vielleicht ängstlich sind und einige Sprachfehler machen – wichtig ist, *dass* Sie reagieren und nicht stumm bleiben! Sie können *alles* beantworten, glauben Sie mir [auch wenn Sie die falsche Antwort geben …]

2.1.2 Patientendaten

LittleDoc meint

Manchmal wollen die Patienten das Geburtsjahr nicht sagen: „Das können Sie auch allein ausrechnen, oder?" Ruhig bleiben. Kurz lächeln.
Denken Sie an Joey als Dr. Drake Ramoray: „I'm a doctor, not a mathematician!"
Any "Friends" Fans out there? :-)

- „Wie heißen Sie? Bitte buchstabieren Sie das langsam. Ist das richtig geschrieben?" (Sie zeigen dem Patienten, was Sie geschrieben haben.)
- „Wie alt sind Sie? Wann genau sind Sie geboren?" (Man könnte nur die zweite Frage stellen, wenn man auch unter Druck schnell rechnen kann.)
- „Wie groß sind Sie?"
- „Wie viel wiegen Sie?"
- „Was sind Sie von Beruf?" „Was genau machen Sie in Ihrem Beruf?" Oder: „Arbeiten Sie mit …?" (Noxen usw.)
- „Wie heißt Ihr Hausarzt?"

2.1 Allgemeinanamnese

> **TIPP**
> Die Frage nach dem Hausarzt ist wichtig, besonders bei älteren Patienten oder Patienten, die ihre eigenen Vorerkrankungen oder die Medikation nicht so genau kennen. *„Rücksprache mit dem HA steht aus / folgt"*, schreiben Sie dann im Arztbrief.

2.1.3 Aktuelle Anamnese

- „Was kann ich für Sie tun?" / „Was führt Sie zu uns?"
- „Seit wann haben Sie diese Beschwerden?"
- „Könnten Sie diese Beschwerden genauer beschreiben?" (s. Kap. „Die spezielle Anamnese")

2.1.4 Vegetative Anamnese

- „Haben Sie Fieber, Schüttelfrost oder Nachtschweiß?"
- „Haben Sie ungewollt ab- oder zugenommen? Wie viel + / -? In welchem Zeitraum?"
- „Hat sich Ihr Appetit in letzter Zeit verändert?" (Wenn der Patient schon mit Nausea / Vomitus kommt, erklären Sie bitte, was Sie meinen: nicht heute oder gestern, sondern in den letzten Wochen oder Monaten.)
- „Leiden Sie an psychischen Erkrankungen?" (Der Patient kann beleidigt reagieren – „wir fragen das standardmäßig". Just keep it casual. You can still rock this!)
- „Haben Sie Probleme mit dem Stuhlgang oder beim Wasserlassen?"
- „Sind Sie Stress ausgesetzt?"
- „Besuchen Sie regelmäßig Ihren Frauenarzt (♀)? Ihren Urologen (♂)? Den Hausarzt (♀, ♂)? Ist alles in Ordnung?"

> **TIPP**
> Fast alle Patientinnen antworten auf die Frage, ob sie sich regelmäßig checken lassen, mit Nein, besonders die mit Z.n. Hysterektomie. Klären Sie kurz darüber auf, wie wichtig die Vorsorgeuntersuchungen sind.

- „Frau X, das ist aber wichtig. In jedem Alter gibt es spezifische Krankheiten, die vermieden werden können, wenn man den Frauenarzt regelmäßig besucht."
- „Frau Y, ein Frauenarzt behandelt nicht nur die Gebärmutter, sondern auch die Brüste, die Scheide, die Eierstöcke und die Drüsen, die Sie im Genitalbereich haben. Die können auch krank werden. Vereinbaren Sie bitte einen Termin beim Frauenarzt."
- Dieselben Fragen gelten auch für Männer (selbstverständlich erwähnen Sie stattdessen ein Prostata-Karzinom oder Hyperplasie).
- „Treiben Sie regelmäßig Sport?"

LittleDoc meint

Manchmal antworten die Patienten: „Nichts können Sie für mich tun. Sie sind zu jung und unerfahren. Seit wann sind Sie überhaupt in Deutschland? Ich will mit dem Oberarzt sprechen."
Ruhig bleiben. Schon darauf vorbereitet sein (s. Tipp am Anfang dieses Kapitels).

LittleDoc meint

Vorsicht bei dieser Frage. Fast alle Menschen fühlen sich *gestresst*. Fast alle werden Ja sagen.
Ich bin zum Beispiel schon gestresst, wenn ich Urlaub mache und keine kalte Cola bekomme. Oder wenn ich ein Stück Kuchen bestellen will und es mehr als zwei Sorten in der Vitrine gibt.
Trotzdem sollte man psychosomatische Beschwerden nie ausschließen. Stellen Sie die Frage in der FSP nur, wenn Sie sicher sind, dass Sie eine allzu ausführliche Erzählung des „Patienten" steuern oder stoppen können.

2 Anamnese (Arzt-Patienten-Gespräch)

2.1.5 Vorerkrankungen und Voroperationen

- „Leiden Sie an chronischen Erkrankungen? Ich meine damit Bluthochdruck, Blutzuckerkrankheit, Krebserkrankungen … ansteckende Krankheiten … Schilddrüse, Magen, Leber, Herz, Nieren …? Alles in Ordnung?"
- „Sind Sie schon einmal operiert worden? Warum? Wo?" (Mit „Wo?" fragen Sie nach dem Ort bzw. Land – Vorsicht, Hepatitis, HIV usw.!)

2.1.6 Medikamente

- „Welches Medikament nehmen Sie gegen …?" (s. Vorerkrankungen) „Welche Dosierung? Wann?"
- „Nehmen Sie (sonst) regelmäßig oder gelegentlich (andere) Medikamente ein? Welche Dosierung? Wann? Wie oft?"

> **TIPP**
> Manche Patienten erwähnen nun erst alle Vorerkrankungen. [Arghhh!]
> Bei Kontrazeptiva brauchen Sie nicht nach der Dosierung zu fragen. Einfach: „Die Patientin nimmt Kontrazeptiva und … ein."

2.1.7 Allergien und Unverträglichkeiten

- „Haben Sie Allergien? Welche?"

> **TIPP**
> Vergessen Sie bitte nicht, nach Medikamentenallergien zu fragen!

LittleDoc rät
Ich würde in der FSP nicht nach der Reaktion fragen, außer wenn ich unbedingt ein Medikament verschreiben will, das solche Nebenwirkungen hat; sonst finde ich die Frage überflüssig.

- Manche Prüfungskandidaten fragen auch: „Und wie reagieren Sie darauf?" bzw. „Und was nehmen Sie dagegen?"

2.1.8 Noxen

- „Rauchen Sie?"
- „Wie viele Zigaretten / Schachteln / Päckchen pro Tag?"
- „Seit wann?"
- „Wie viel Alkohol trinken Sie am Tag?"
- „Nehmen Sie Drogen, z. B. Cannabis, Kokain, Heroin usw.?"

2.1.9 Familienanamnese

- „Gibt es in Ihrer Familie chronische Erkrankungen? Ich meine damit Bluthochdruck, Blutzuckerkrankheit, Krebserkrankungen … ansteckende Krankheiten … Schilddrüse, Magen, Leber, Herz, Nieren …? Niemand? Sind alle gesund?"

2.1.10 Sozialanamnese

- „Sind Sie verheiratet?"

TIPP
Falls verwitwet → Reaktion! „Mein Beileid." / „Es tut mir leid." Immer Empathie zeigen!

- „Haben Sie Kinder? Sind sie gesund?"
- „Haben Sie Haustiere? Gibt es jemanden, der sich um die kümmern kann?"

TIPP
Falls Haustiere versorgt werden müssen → den psychosozialen Dienst bzw. eine Tierarztpraxis kontaktieren.

- „Wohnen Sie allein?" Ggf. „Haben Sie einen Betreuer?"
- „Würden Sie mir bitte Ihre genaue Adresse sagen?"
- „Ist das ein Haus oder eine Wohnung?" (uns interessiert, wie viele Menschen auf wie vielen Quadratmetern wohnen – Infektionsrisiko?)
- „In welcher Etage wohnen Sie?" (Wichtig bei Herz-, pAVK-, Lungen-, orthopädischen Beschwerden)

2.1.11 Schlussformeln

- **Schlussfrage:** „Das waren meine Fragen. Ich glaube, dass ich alle wichtigen Informationen habe. Möchten Sie noch etwas hinzufügen?"
- **Vorläufige Einschätzung:** „Aufgrund der Anamnese habe ich einen Verdacht auf … / Die Anamnese deutet auf … hin."
- **Erste Maßnahme:** „Sie sollen (intensiv-)stationär aufgenommen werden. Ich lege Ihnen einen Zugang und nehme gleichzeitig ein bisschen Blut ab. Sie werden etwas gegen … bekommen. Sie brauchen Bettruhe."
- **Verabschiedung:** „Ich werde den Fall mit dem Oberarzt besprechen und melde mich danach bei Ihnen. Bis dahin."

TIPP
Wenn der Patient die stationäre Aufnahme ablehnt, soll er eine *Entlassung gegen ärztlichen Rat* unterschreiben; erst danach darf er nach Hause.
Sie müssen dem Patienten erklären, welche Risiken dann bestehen. Notieren Sie diese Risiken auf dem Bogen „Behandlungsverweigerung" und ergänzen Sie (oder lassen Sie den Patienten schreiben): „Mir wurden die Risiken der gegen ärztlichen Rat vorzeitigen Entlassung erklärt und ich habe sie verstanden." *Lassen Sie dies am Ende des Gesprächs den Patienten unterschreiben.*
Dasselbe gilt, wenn die Patienten eine bestimmte Therapie oder ein Medikament ablehnen.

- **Beruhigung und Zuversicht:** Wenn der Patient in Panik ist und fragt, ob er stirbt, ob er Krebs hat, ob er eine Operation braucht usw.: „Frau / Herr X, ich glaube nicht, dass das der Fall ist …" (wenn Sie dies wirklich nicht glauben) „… machen Sie sich bitte nicht solche Gedanken. Ich bitte Sie um ein bisschen Geduld, bis alle Ergebnisse da sind, erst dann können wir die richtige Diagnose stellen. Wir werden dann alles gemeinsam besprechen."

2.2 Spezielle Anamnese

2.2.1 Schmerzanalyse

Ort

- „Wo tut es weh? / Können Sie mir zeigen, wo es wehtut?"
  - im Epigastrium / epigastrisch
  - im Hypochondrium li. / re. / In der Regio hypochondriaca dextra / sinistra usw.
  - periumbilikal
  - in der Fossa Iliaca li. / re. oder sinistra / dextra
  - im Hypogastrium
  - in den Extremitäten
  - im linken Bein / Arm …

TIPP
Benutzen Sie unbedingt Fachbegriffe beim Schreiben und Vorstellen des Falls – aber bitte nicht im Gespräch mit dem Patienten!

MERKE
Schmerzen in +Dativ

Charakter

- „Können Sie die Schmerzen genauer beschreiben? Sind sie eher …?"
  - dumpf
  - bohrend
  - stechend
  - ziehend
  - kribbelnd
  - brennend
  - drückend
  - pochend / pulsierend
  - klopfend
  - scharf
  - kolikartig
  - wellenförmig …
- Bei Abdominalschmerzen auch:
  - „Fühlen Sie sich aufgebläht?"
  - „Haben Sie Sodbrennen / Verdauungsstörungen?"

- „Müssen Sie aufstoßen?"
- „Werden die Schmerzen immer stärker oder lassen sie nach?"
- „Von 1 bis 10 – wie stark tut es weh?" (Zeigen Sie dabei mit der Hand von der Tischfläche hoch bis etwa 30 cm über den Tisch.)

Ausstrahlung

- „Strahlen die Schmerzen aus? Wohin?"
- „Sind die Schmerzen nur … (Ort), also lokalisiert? Oder sind sie eher diffus?"
- „Wandern die Schmerzen?"

MERKE
Ausstrahlung in +Akkusativ!

Dauer

- „Seit wann haben Sie die Schmerzen?"
- „Wie lange dauern die Schmerzen an?"
- „Haben Sie solche Beschwerden schon mal gehabt?"
- „Haben sie die Schmerzen ständig oder treten sie nur gelegentlich auf?"
- „Wie oft bekommen Sie diese Schmerzen?"
- „Wann kommen die Schmerzen und wann verschwinden sie wieder?"
- „Treten die Schmerzen plötzlich auf oder steigern sie sich langsam?"
- „Was taten Sie, als die Schmerzen aufgetreten sind?"

Einflussfaktoren

- „Gibt es etwas, das die Symptome verbessert oder verschlimmert?" (Zum Beispiel eine Körperhaltung, Bewegung, Essen usw.)
- „Haben Sie schon Medikamente dagegen probiert? Hat das etwas gebracht?"

Begleitbeschwerden

- „Haben Sie auch andere Beschwerden? Welche?"

LittleDoc meint
„Wie stark …?" frage ich in besonderen Fällen, z. B. bei Kopfschmerzen, da ist es mir sehr wichtig.
In anderen Fällen merke ich, wie sich die Patienten verhalten, und kann auch allein einschätzen, wie stark die Schmerzen sind. Das Schmerzempfinden ist sehr subjektiv. Ich zum Beispiel bin sehr sensibel und kann überhaupt keine Schmerzen ertragen. Ich weine schon, wenn ich nur vermute, dass Schmerzen kommen [mein Zahnarzt hasst mich …].

2.2.2 Kardiologie

- „Haben Sie Brustschmerzen oder ein Engegefühl in der Brust?"
- „Wo genau haben Sie die Schmerzen? Hinter dem Brustbein oder eher in der Magengrube?" (Epigastrisch.)
- „Strahlen die Schmerzen aus? Wohin?"
- „Seit wann haben Sie die Schmerzen?"
- „Treten die Schmerzen nur bei Belastung oder auch in Ruhe auf?" (Belastungsabhängig.)
- „Sind die Beschwerden mit dem Atmen verbunden? Also wenn Sie (tief) einatmen oder ausatmen?" (Atemsabhängig.)

- „Sind die Beschwerden mit dem Essen verbunden?" (Nahrungsabhängig.)
- „Sind die Beschwerden mit der Lage verbunden?" (Lageabhängig.)
- „Bekommen Sie schwer Luft?"
- „Haben Sie sich übergeben?"
- „Haben Sie ein Nitrospray benutzt? Haben sich die Beschwerden dadurch verbessert?"
- „Haben Sie Herzrasen bemerkt?" (Tachykardie.)
- „Haben Sie Herzklopfen bemerkt?" (Palpitationen.)
- „Haben Sie Herzstolpern bemerkt?" (Extrasystole.)
- „Ist Ihnen schwindelig geworden?"
- „Wird es Ihnen manchmal schwarz vor Augen, z. B. beim Aufstehen?"
- „Sind Sie schon einmal ohnmächtig geworden?"
- „Müssen Sie nachts Wasser lassen? Wie oft?"
- „Haben Sie geschwollene Beine bemerkt? Morgens oder abends?"
- „Wie weit können Sie laufen? Oder wie viele Treppen schaffen Sie am Stück? Also ohne Unterbrechung / Pause."
- „Wie viele Kissen nutzen Sie beim Schlafen?"

Risikofaktoren

- Diabetes mellitus
- aHT
- Rauchen, Drogen
- Hypercholesterinämie
- Herzfehler, Herzschrittmacher, Stentimplantation

2.2.3 Pneumologie

- „Haben Sie Probleme beim Atmen?"
- „Wenn ja, haben Sie eher Probleme beim Einatmen, ggf. beim tiefen Luftholen, oder eher beim Ausatmen?"
- „Wann treten die Beschwerden auf? Bei Belastung oder auch in Ruhe?"
- „Bekommen Sie auch Brust(korb)schmerzen beim Atmen? Wenn ja, eher beim tiefen Einatmen oder beim Ausatmen?"
- „Bekommen Sie diese Schmerzen nur bei Belastung?"
- „Wie viele Kissen nutzen Sie, wenn Sie schlafen?"
- „Klagt Ihr Partner / Ihre Partnerin, dass Sie Schnarchen?"
- „Ist es Ihnen passiert, dass Sie beim Schlafen Luftnot bekamen?"
- „Seit wann haben Sie Husten?"
- „Ist der Husten trocken oder haben Sie Auswurf bemerkt?" (= produktiv)
- „Welche Farbe und Konsistenz hat der Auswurf?" (Transparent, gelblich, grünlich, eitrig, blutig / nur mit Blutfäden, dünn, wässerig, schleimig, schaumig usw.)
- „Haben Sie etwas verschluckt?"
- „Sind Sie heiser?"

Risikofaktoren

- Rauchen
- Arbeit: Dämpfe, Schadstoffe (z. B. Asbest) usw.

2.2.4 Gastroenterologie

- „Leiden Sie an Übelkeit?"
- „Haben Sie sich erbrochen / übergeben? Wie oft? Wie viel? Wie sah es aus? Wie lange nach dem Essen war das?"
- „Geht es Ihnen besser, nachdem Sie sich erbrochen haben?"
- „Müssen Sie aufstoßen?"
- „Haben Sie Sodbrennen?"
- „Haben Sie Bauchschmerzen?" (Wenn ja → Schmerzanalyse)
- „Haben Sie ein Völlegefühl? Haben Sie das Gefühl, dass Sie viel schneller als früher satt werden?"
- „Essen Sie gerne Fleisch?"
- „Fühlen Sie sich aufgebläht?" (Meteorismus.)
- „Treten die Beschwerden nach dem Verzehr bestimmter Speisen auf?"
- „Was haben Sie in den letzten Stunden gegessen?"
- „Haben Sie Durchfall oder Verstopfung?"
- „Welche Farbe hat der Stuhl? Ist er blutig, teerschwarz, gelblich?"
- „Welche Konsistenz hat der Stuhl? Hart, fest, weich, schleimig, wässerig?"
- „Haben Sie manchmal das Gefühl, dass Sie zur Toilette müssen, aber da kommt eigentlich nichts?" (Tenesmen.)
- „Wann hatten Sie die letzte Magen- / Darmspiegelung? Was war das Ergebnis?" (Auch hinsichtlich Antikoagulation.)

2.2.5 Nephrologie

- „Haben Sie Probleme beim Wasserlassen?"
- „Müssen Sie häufig Wasser lassen? Wie viel? (Welche Menge?) Auch nachts?"
- „Welche Farbe hat Ihr Harn / Urin?"
- „Riecht er komisch?"
- „Haben Sie Schmerzen oder Brennen beim Wasserlassen?"
- „Haben Sie Augenschwellungen oder Gesichtsschwellungen bemerkt?"
- „Haben Sie Beinschwellungen bemerkt?"
- „Haben Sie Rückenschmerzen oder Bauchschmerzen?"

TIPP
Vergessen Sie nicht, danach zu fragen, ob / wohin die Nierenkolik ausstrahlt! Spezifisch!

2.2.6 Neurologie

- „Haben Sie Kopfschmerzen?"
- „Wo genau sind die Schmerzen?"
- „Sind die Schmerzen nur einseitig? Wenn ja, bleiben sie nur auf der linken / rechten Seite oder wechseln sie die Seite?"
- „Ist Ihnen während der Schmerzen übel oder müssen Sie sich übergeben?"
- „Haben Sie Probleme mit den Augen? Tragen Sie eine Brille?"
- „Haben Sie eine besondere Lichtempfindlichkeit während der Attacken bemerkt? Oder Lärmempfindlichkeit?"
- „Bekommen Sie Schwindel? Wann?"
- „Kommen die Kopfschmerzen plötzlich oder gibt es vorher Anzeichen? Spüren Sie Blitze oder ein Kribbeln in den Fingern oder im Gesicht?"
- „Haben Sie irgendwelche Begleitbeschwerden? Tränenfluss, Nasenverstopfung, Augenschmerzen usw.?"
- „Hatten Sie Bewusstseinsausfälle, eine Ohnmacht? Sind Sie ohnmächtig geworden?"
- „Erinnern Sie sich an etwas, das während, vor oder gleich nach diesen Ohnmachtsanfällen passiert ist?"
- „Lassen Sie unwillkürlich Wasser während dieser Episoden?"
- „Haben Sie sich während der Episoden irgendwie verletzt? Z. B. Kopfverletzungen, Zungenbiss?"
- „Haben Sie Kopfschmerzen oder Brechreiz vor oder nach diesen Episoden?"

2.2.7 Frauenheilkunde

- „Bekommen Sie Ihre Tage regelmäßig?"
- „Wie lange dauern sie?"
- „Wie stark blutet es? Wie viele Tampons oder Binden nutzen Sie pro Tag?"
- „Haben Sie einen Ausfluss aus der Scheide bemerkt? Welche Farbe und Konsistenz? Welcher Geruch? Seit wann?"
- „Haben Sie Schmierblutungen bemerkt?"
- „Sind Sie schon in den Wechseljahren?"
- „Hatten Sie Blutungen seitdem Ihre Periode aufgehört hat?"
- „Haben Sie Probleme beim Geschlechtsverkehr? Z. B. Blutungen danach?"
- „Ist Ihre Periode ausgeblieben?"
- „Kann es sein, dass Sie schwanger sind?"
- „Wie viele Schwangerschaften haben Sie gehabt?"
- „Gab es irgendwelche Probleme während der Schwangerschaft?"
- „Hatten Sie Fehlgeburten oder Abtreibungen?"
- „Wie weit in der Schwangerschaft sind Sie?"
- „Ist das Ihre erste Schwangerschaft? Wie viele Kinder haben Sie?"
- „Haben Sie normal entbunden oder via Kaiserschnitt?"
- „Haben Sie eine Schnittentbindung gehabt? Warum?"
- „Leiden Sie unter Kopfschmerzen? Sehen Sie Blitze? Hören Sie Klick-Geräusche?"

> **TIPP**
> aHT + Proteinurie → *Präeklampsie?* → Methyldopa.
> Ausschluss *HELLP* (Thrombozytopenie + hämolytische Anämie [Hb ↓ und Bilirubin ↑] + ↓ Haptoglobin + ↑ GOT, GPT, GGT) → Einleitung / Notsectio!

2.2.8 Sexualanamnese

- „Könnten Sie mir etwas über Ihre Beziehung erzählen?" (Mit einer offenen Frage anfangen.)
- „Wie oft haben Sie Geschlechtsverkehr?"
- „Wann hatten Sie das letzte Mal Geschlechtsverkehr?"
- „Wie viele Sexualpartner hatten Sie in letzter Zeit?"
- „Haben Sie vaginalen und / oder analen Geschlechtsverkehr und / oder Oralsex?"
- „Wie verhüten Sie? / Wie schützen Sie sich vor Geschlechtskrankheiten?"
- „Hatten Sie schon mal eine sexuell übertragbare Erkrankung?"
- „Haben Sie Blutungen bei / nach dem Geschlechtsverkehr?"
- „Erreichen Sie immer problemlos den Orgasmus?"
- „Haben Sie Schmerzen nach dem Orgasmus?"
- „Haben Sie Probleme, die Erektion zu halten?"

2.2.9 Hautheilkunde

- „Hatten Sie schon einmal einen Hautausschlag?"
- „Wo genau haben Sie den Hautausschlag?"
- „Juckt es?"
- „Tut es weh?"
- „Ist die Stelle größer geworden?"
- „Haben Sie so eine Veränderung / Verfärbung / einen Hautausschlag auch irgendwo anders?"
- „Wie sieht der Hautausschlag aus?"
- „Wie groß ist die Stelle, die von Hautausschlag betroffen ist? War das immer so? Wie sah es am Anfang aus?"
- „Ist der Ausschlag trocken oder eher nass?"
- „Welche Farbe hat er?"
- „Ist er schuppend?"
- „Haben Sie auch Bläschen bemerkt? Wie groß sind sie? Welche Farbe haben sie? Sind sie mit klarer Flüssigkeit oder mit etwas Eitrigem gefüllt?"
- „Seit wann haben Sie das … (Muttermal) hier?"
- „War es immer so groß / unregelmäßig …?"
- „Haben Sie eine Blutung bemerkt?"
- „Waren Sie schon mal bei der Hautkrebsvorsorge?"
- „Haben Sie Allergien?"
- „Haben Sie etwas draufgemacht / draufgeschmiert?"
- „Welche Medikamente nehmen Sie ein?"
- „Hat jemand in der Familie etwas Ähnliches im Moment?"

2.2.10 Orthopädie

- „Haben Sie ein Taubheitsgefühl / Schmerzen / Kribbeln in Ihrem …? Seit wann?"
- „Können Sie den … normal bewegen?"
- „Haben Sie bemerkt, ob Ihr … kälter oder blasser / wärmer oder bläulich wurde?"
- „Sind Sie gestürzt?"
- „Trugen Sie einen Helm?"
- „Sind Sie auf Erde, Sand, Asphalt, Zement usw. gestürzt?"
- „Auf welche Seite sind Sie gefallen?"
- „Sind Sie ohnmächtig geworden?"
- „Haben Sie auch andere Verletzungen, z. B. Abschürfungen?"

> **TIPP**
> *DMS nicht vergessen!*
> **D**urchblutung: Fragen Sie nach der Temperatur: „Haben Sie das Gefühl, dass Ihre … kälter sind?"
> **M**otorik: „Können Sie Ihren … normal bewegen?"
> **S**ensibilität: „Haben Sie Kribbeln / Schmerzen / … in Ihren …?"
> *+ spezifische Fragen, vom Fall abhängig.*

2.2.11 Hämatologie

- „Haben Sie Blutungen gehabt? Eventuell kleinere Mengen?"
- „Haben Sie Blut im Erbrochenen / Auswurf / Stuhl / Harn bemerkt? Welche Farbe? Eher schaumig, wässerig oder schleimig? Wie Kaffeesatz?"
- „Fühlen Sie sich müde?"
- „Haben Sie bemerkt, dass Sie blasser worden sind?"
- „Waren Sie in letzter Zeit häufiger erkältet?"
- „Haben Sie bemerkt, dass Sie in letzter Zeit leichter als üblich blaue Flecke bekommen?"
- „Haben Sie Fieber, Schüttelfrost oder Nachtschweiß bemerkt?"
- „Haben Sie ungewollt ab- oder zugenommen? Wie viel und in welchem Zeitraum?"

2.2.12 Onkologie

- „Wann haben Sie den … / diese Veränderung das erste Mal bemerkt?"
- „Hat er / sie sich vergrößert?"
- „Tut es weh beim Tasten?"
- „Können Sie den / die verschieben oder ist der / die fest?"
- „Haben Sie ungewollt ab- oder zugenommen? Wie viel und in welchem Zeitraum?"
- „Ist Ihr Appetit verändert?"

2.2.13 Infektiologie

TIPP
Falls meldepflichtige Krankheit (s. Anhang) → „Gesundheitsamt wurde informiert" im Arztbrief schreiben.
Der Patient wird isoliert!

„Seit wann haben Sie diese Beschwerden? Hatten Sie Fieber? Haben Sie das Fieber gemessen?"

MERKE
„Haben Sie … gemess**en**" ist richtig (nicht: „gemesst")!

- „Hat jemand in Ihrer Familie ähnliche Beschwerden gehabt?"
- „Haben Sie eine Reise ins Ausland gemacht?"
- „Arbeiten Sie mit vielen Menschen?"
- „Mit wie vielen Menschen sind Sie in letzter Zeit in Kontakt gekommen?"

2.2.14 Psychiatrie

- „Was führt Sie zu uns? Erzählen Sie einfach, bitte."

TIPP
Mit einer offenen Frage beginnen.

- „Wann hat alles begonnen?"
- „Was, glauben Sie, ist der Auslöser dafür?"
- „Okay, das wäre der Hauptgrund. Und was ist noch passiert?"
- „Und seitdem fühlen Sie sich deprimiert?"
- „Weinen Sie oft, auch scheinbar ohne Grund?"
- „Haben Sie Ängste (auch vor kleinen Sachen) oder machen Sie sich viele Sorgen?"
- „Ist es Ihnen schon mal passiert, dass Sie diese Ängste bekommen, auch wenn Sie in Sicherheit sind? Ist es eine diffuse / unbestimmte Angst?"
- „Haben Sie eine Panikattacke bekommen? Hatten Sie dabei das Gefühl, dass Sie schwer Luft bekommen, dass Sie Herzrasen oder Herzklopfen haben oder sogar dass Sie sterben werden?"
- „Ist es Ihnen während dieser Attacken passiert, dass Sie das Gefühl hatten, jemand würde Sie verfolgen oder jemand / etwas wäre in Ihrer Wohnung, der / das Sie verletzen möchte?"
- „Haben Sie schon mal das Gefühl gehabt, dass Sie Ihren Körper verlassen oder dass manche eigenen Körperteile Ihnen fremd sind?"
- „Haben Sie sich selbst verletzt? Wollen Sie sich verletzen? Wie?"
- „Können Sie sich gut konzentrieren? Um etwas zu lesen oder zu lernen?"
- „Fühlen Sie sich ruhelos?"
- „Leiden Sie an Einschlaf- oder Durchschlafstörungen?" (Wichtige Frage!)
- „Haben Sie an Selbstmord gedacht? Haben Sie einen Plan gemacht?"

LittleDoc meint

Seien Sie bitte vorsichtig, wenn Sie einen Verdacht auf eine infektiöse Krankheit haben. Der „Patient" sagt häufig in der Prüfung: „Okay, Frau / Herr Doktor, ich bleibe stationär … Aber bitte, bitte, würden Sie mir ein Zimmer mit einem netten Patienten geben? Sonst habe ich zu viel Angst … Und ich muss mit jemandem reden usw."
NEIN! Dem Patienten schön erklären, dass man zuerst einige Untersuchungen durchführen muss – erst danach wird entschieden, ob er allein oder mit einem anderen Patienten im Zimmer untergebracht wird.

2 Anamnese (Arzt-Patienten-Gespräch)

> **TIPP**
> Falls der Patient das bejaht → NOTFALL → bleibt stationär! Und Rücksprache mit dem OA folgt, aber nach der Anamnese (also nicht wie bei MI, Lungenembolie, Apoplex, GIB).

2.3 Handlungsplan im Notfall

Rasches Handeln und Entscheiden ist wichtig und rettet Leben!

In der FSP wird manchmal geprüft, ob Sie schnell und sicher reagieren, die Situation im Griff haben und Anweisungen geben können, wenn ein Notfall eintritt. Anders als im klinischen Alltag sollten Sie in der FSP aber zur „normalen" Anamnese zurückkehren, indem Sie die Situation souverän bei den Prüfern ansprechen.

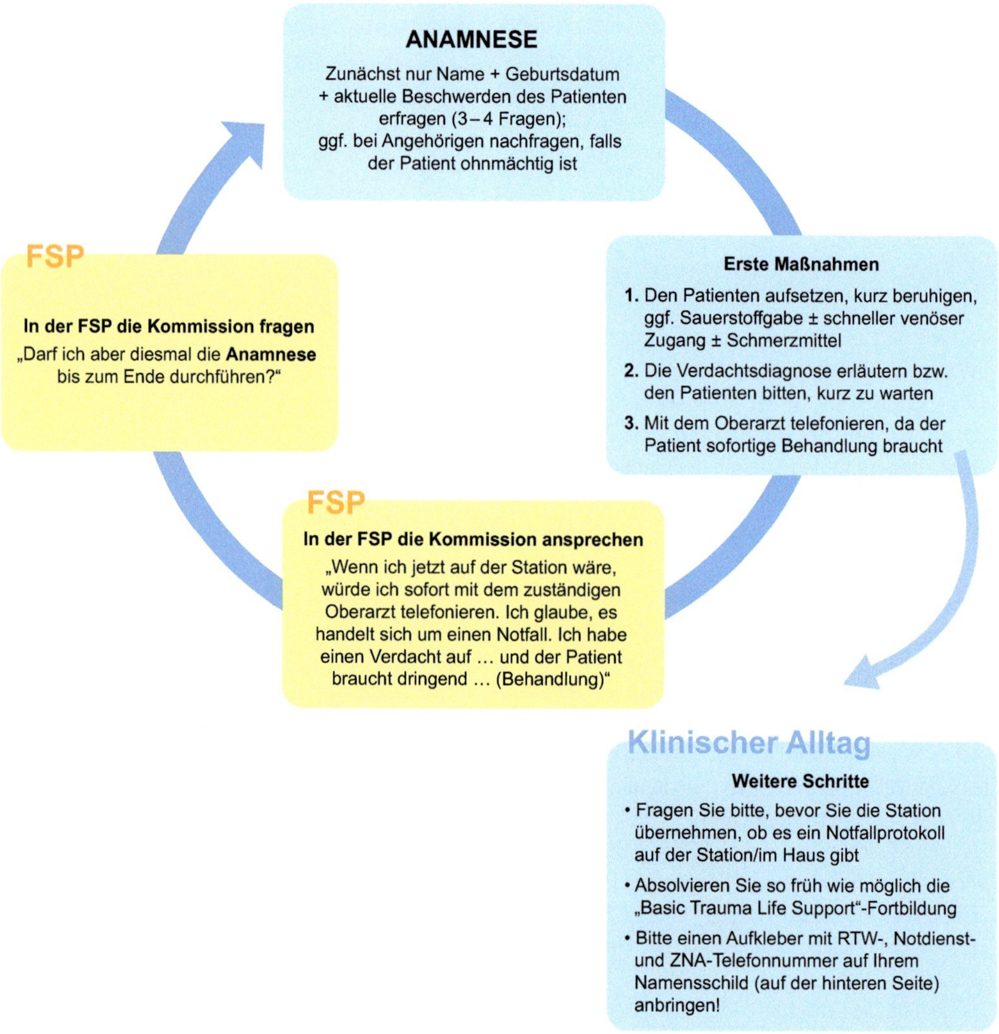

ANAMNESE
Zunächst nur Name + Geburtsdatum + aktuelle Beschwerden des Patienten erfragen (3–4 Fragen); ggf. bei Angehörigen nachfragen, falls der Patient ohnmächtig ist

FSP – In der FSP die Kommission fragen
„Darf ich aber diesmal die **Anamnese** bis zum Ende durchführen?"

Erste Maßnahmen
1. Den Patienten aufsetzen, kurz beruhigen, ggf. Sauerstoffgabe ± schneller venöser Zugang ± Schmerzmittel
2. Die Verdachtsdiagnose erläutern bzw. den Patienten bitten, kurz zu warten
3. Mit dem Oberarzt telefonieren, da der Patient sofortige Behandlung braucht

FSP – In der FSP die Kommission ansprechen
„Wenn ich jetzt auf Station wäre, würde ich sofort mit dem zuständigen Oberarzt telefonieren. Ich glaube, es handelt sich um einen Notfall. Ich habe einen Verdacht auf … und der Patient braucht dringend … (Behandlung)"

Klinischer Alltag – Weitere Schritte
- Fragen Sie bitte, bevor Sie die Station übernehmen, ob es ein Notfallprotokoll auf der Station/im Haus gibt
- Absolvieren Sie so früh wie möglich die „Basic Trauma Life Support"-Fortbildung
- Bitte einen Aufkleber mit RTW-, Notdienst- und ZNA-Telefonnummer auf Ihrem Namensschild (auf der hinteren Seite) anbringen!

Abb. 2.1 Notfall bei der Anamnese – Schritte in der FSP und im klinischen Alltag [M1025/L143]

2.4 Kommunikative Strategien

Nicht immer läuft die Anamnese reibungslos, nicht immer beantworten die Patienten brav alle Ihre Fragen – und das gilt ganz besonders in der Fachsprachprüfung! Die Prüfer testen, ob Sie als Arzt mit schwierigen Patienten in Stresssituationen gut umgehen können und rasch eine Antwort finden. Zeigen Sie, dass Sie das Gespräch steuern können.

In den folgenden Beispielen sehen Sie typische Problemsituationen – und mit welchen kommunikativen Strategien Sie diese lösen und entspannen.

2.4.1 Patient ist ohnmächtig

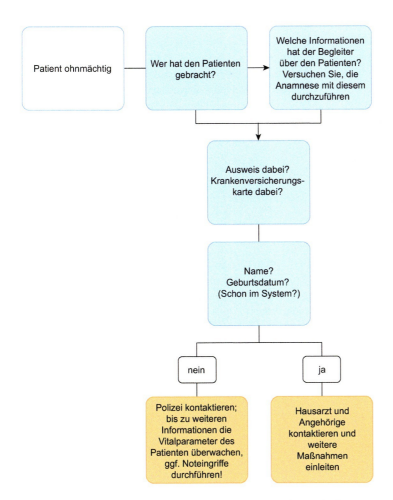

Abb. 2.2 Kommunikationswege, falls der Patient bei der Anamnese bewusstlos bzw. ohnmächtig ist [M1025/L143]

2.4.2 Patient zeigt keine Krankheitseinsicht

Der Patient habe angeblich „kein Problem" und wisse nicht, warum er hier sei.
- Wer hat ihn ins Krankenhaus gebracht? Wieso ist er da?
  - „Wer hat Sie hierhergebracht?" – „Wie sind Sie hierhergekommen?" – „Was kann ich für Sie tun?" – „Wieso sind Sie hergekommen?"
- Ort, Zeit, Person und Situation – orientiert?
  - „Wie heißen Sie? Können Sie mir Ihr Geburtsdatum nennen?" – „Können Sie mir das heutige Datum / den Wochentag / den Monat / die Jahreszeit nennen?" – „Wissen Sie, wo Sie hier sind?" – „Wissen Sie, warum Sie hier sind?"
- Beschwerden in letzter Zeit (auch wenn er zum jetzigen Zeitpunkt keine Beschwerden habe)?
  - „Hatten Sie in letzter Zeit Schmerzen?" – „Haben Sie sich in letzter Zeit unwohl gefühlt?" – „Litten Sie in den letzten Wochen an Übelkeit, mussten Sie sich übergeben?"
- Auffällige Ereignisse in letzter Zeit (mehrfach gestürzt, Amnesie, Aufmerksamkeitsprobleme)?
  - „Ist in letzter Zeit etwas Besonderes passiert?" – „Hatten Sie einen Unfall?" – „Hatten Sie Probleme, sich etwas zu merken / zu erkennen?"
- Konflikte am Arbeitsplatz / in der Familie? Stört ihn etwas im Moment?
  - „Ist bei Ihnen privat alles in Ordnung?" – „Gibt es Probleme am Arbeitsplatz?" – „Verstehen Sie sich gut mit Ihrer Familie?" – „Belastet Sie zurzeit etwas?"

2.4.3 Patient verweigert Zusammenarbeit mit Ihnen

Der Patient möchte lieber mit einem Oberarzt oder mit einem anderen Kollegen sprechen.
- Dem Patienten erklären, dass Sie Ihr Studium abgeschlossen haben und für das Aufnahmegespräch gut ausgebildet sind.
  - „Herr / Frau X, wenn ich die Ausbildung als Ärztin nicht hätte, dürfte ich Sie gar nicht fragen." – „Ich habe alle in Deutschland erforderlichen Qualifikationen / meine Qualifikationen sind in Deutschland anerkannt." – „Ich habe mein Studium mit guten / den besten Noten abgeschlossen und habe schon viele Aufnahmegespräche durchgeführt."
- Dem Patienten erklären, dass alle Entscheidungen danach zusammen mit einem Oberarzt getroffen werden.
  - „Aber keine Sorge, Herr / Frau X, nach diesem Gespräch bespreche ich alles mit dem Oberarzt. Die weiteren Entscheidungen werden wir zusammen treffen." – „Sie sind hier in besten Händen." – „Wir arbeiten im Team und alle Entscheidungen werden gemeinsam mit dem Oberarzt getroffen."
- Dem Patienten erklären, dass momentan nur Sie verfügbar sind / dass Sie für die Abteilung X zuständig sind.

- „Es tut mir leid, Herr / Frau X, aber im Moment sind alle anderen Kollegen auf Station / im OP / nicht verfügbar." – „Keine Sorge, Herr / Frau X, ich bin für die Station zuständig. Sie sind bei mir in guten Händen."
- Dem Patienten erklären, dass er, wenn er unbedingt zuerst mit einem Oberarzt sprechen möchte, warten muss und bis dahin keine Medikamente gegen seine Beschwerden bekommen kann.
  - „Okay, Herr / Frau X, ich sehe, was ich für Sie tun kann, und versuche, den Oberarzt schnellstmöglich zu erreichen. Die Medikamente können erst danach verabreicht werden." – „In Ordnung, Herr / Frau X, ich leite Ihren Fall an den Oberarzt weiter. Er wird Ihnen dann auch die Medikamente verabreichen."
- Dem Patienten erklären, dass er, wenn er unbedingt zuerst mit einem Oberarzt sprechen möchte, warten muss und sich sein Zustand verschlechtern kann / könnte.
  - „Wenn Sie zuerst mit dem Oberarzt sprechen möchten, darf ich Ihnen leider nicht sofort Medikamente gegen Ihre Beschwerden geben. Ich fürchte allerdings, dass sich Ihr Zustand dadurch verschlechtern könnte." – „Na schön, Herr / Frau X, nach unserem Gespräch könnte ich Ihnen die entsprechenden Medikamente verabreichen, sodass sich Ihr Zustand schnell verbessert. Aber okay, wenn Sie gern auf den Oberarzt warten möchten, müssen Sie Geduld haben – und ich weise Sie klar auf das Risiko hin, dass sich Ihr Zustand verschlechtern könnte."

2.4.4 Patient spricht nicht klar und deutlich

Der Patient spricht zu schnell.
- Dem Patienten erklären, dass Sie Notizen machen müssen, er deshalb bitte langsamer sprechen möge.
  - „Langsam bitte, Herr / Frau X, ich notiere mir alles." – „Sprechen Sie bitte etwas langsamer, damit ich alles genau notieren kann."

Der Patient spricht zu langsam.
- Dem Patienten höflich erklären, dass er ein bisschen Tempo machen solle, weil Sie schnellstmöglich mit der Behandlung beginnen wollen und die Zeit drängt.
  - „Geben Sie gern ein bisschen Gas, Herr / Frau X, damit wir schnell alle Fragen klären und mit der Behandlung beginnen können." – „Antworten Sie bitte gern kurz und knapp, denn wir wollen keine Zeit verlieren."

Der Patient spricht zu leise.
- Den Patienten einfach darum bitten, dass er etwas lauter spricht.
  - „Sprechen Sie bitte etwas lauter." – „Würden Sie bitte etwas lauter sprechen, sodass ich alles gut verstehen kann?"

Der Patient spricht im Dialekt.
- Den Patienten höflich bitten, er solle Hochdeutsch sprechen.

– „Würden Sie bitte Hochdeutsch sprechen?" – „Würden Sie dies bitte auf Hochdeutsch wiederholen?" – „Sie sprechen einen interessanten Dialekt, würden Sie das für mich auf Hochdeutsch wiederholen?"

Der Patient unterbricht Sie mit Fragen.
- Dem Patienten erklären, dass die Zeit knapp ist und Sie zuerst eine Diagnose stellen wollen, sodass Sie ihn schnell therapieren können; ankündigen, dass Sie danach alle Fragen beantworten werden.
    – „Lassen Sie mich bitte erst alle meine Fragen stellen, damit ich mir schnell ein Bild machen kann und wir mit der Behandlung beginnen können. Aber keine Sorge, Ihre Fragen werden nicht vergessen. Die stellen Sie, wenn wir einmal durch sind." – „Lassen Sie mich bitte aussprechen, Herr/Frau X, damit wir schnell durch das Aufnahmegespräch kommen und mit der Therapie beginnen können. Ihre Fragen stellen Sie bitte am Schluss."

Der Patient erzählt zu ausführlich.
- Dem Patienten eine effiziente Gesprächsstruktur vorschlagen.
    – „Alle diese Informationen sind wichtig, aber lassen Sie uns zuerst die jetzigen Beschwerden erklären. Bitte beantworten Sie meine Fragen, und zum Schluss werde ich Sie fragen, ob wir noch etwas vergessen haben." – „Ja, das sind sehr wichtige Informationen, Herr/Frau X. Wir wollen uns nun aber zuerst auf das Wesentliche konzentrieren/das Wichtigste herausfiltern. Am Schluss stellen Sie bitte alle Ihre Fragen."

2.4.5 Patient fordert sofortige Diagnose

Der Patient ist aufgeregt und fordert die sofortige Diagnosestellung.
(„Habe ich Krebs?" – „Was habe ich?" – „Brauche ich eine Operation?" usw.)
1. *Sie glauben nicht*, dass der Patient Krebs hat/eine Operation braucht usw.
    – „Herr/Frau X, wieso denken Sie gleich an das Schlimmste? Versuchen Sie bitte, sich ein bisschen zu beruhigen, sodass ich meine Fragen zu Ende führen kann. Ich glaube nicht, dass es sich bei Ihnen um … handelt, aber wir werden ein paar Untersuchungen durchführen, sodass wir sicher sein können, dass alles in Ordnung ist."
2. *Sie glauben*, dass der Patient Krebs hat/eine Operation braucht usw.
    – „Herr/Frau X, ich bitte Sie um ein bisschen Geduld. Im Moment kann ich leider noch nichts ausschließen. Wir werden jetzt dieses Gespräch zu Ende führen, danach werde ich einige Untersuchungen für Sie organisieren. Wenn dann alle Ergebnisse da sind, können wir uns besser orientieren und hoffentlich eine klare Diagnose stellen. Ich werde Ihnen alles Schritt für Schritt erklären, inklusive der Therapie." – „Herr/Frau X, ich glaube, eine Operation wird nötig sein. Aber versuchen Sie bitte, sich nicht so viele Gedanken zu machen. Die Kollegen hier sind sehr gut ausgebildet und solche Operationen werden bei uns routinemäßig durchgeführt. Sie sind hier in den besten Händen."

3. *Sie haben keine Ahnung,* was der Patient hat [und was Sie in dieser Prüfung überhaupt machen; Sie wollen den Rest Ihres Lebens Ziegen hüten…].
   – „Herr / Frau X, ich bitte Sie um ein bisschen Geduld. Im Moment kann man leider noch keine Diagnose stellen. Ich werde Ihren Fall mit dem Oberarzt besprechen und wir werden zusammen das weitere Vorgehen abstimmen. Ich werde Ihnen alles Schritt für Schritt erklären, inklusive der Therapie."

TIPP
Es ist nicht schlimm, wenn Sie in der FSP die Diagnose nicht stellen können. Schlimm wird es, wenn Sie gar nichts sagen. Vergessen Sie bitte nicht, dass Sie die Fallvorstellung vor einem Oberarzt / Chefarzt machen. Das heißt, er ist da, um Sie zu unterstützen und Ihnen zu helfen. Sie dürfen also Fragen stellen!

- Ein Arzt-Arzt-Gespräch enthält immer Fragen; das heißt, auch Sie können Fragen stellen oder um Rat / Mithilfe bitten.
  – „Ja, Herr Professor Y, genau das wollte ich mit Ihnen besprechen. Ich will ehrlich sein, ich bin mir nicht sicher, was der Patient hat. Deswegen möchte ich Sie um Ihren Ratschlag / Ihre Meinung zu … bitten."

2.4.6 Patient fordert sofortige Therapie

Der Patient ist ungeduldig und fordert sofortige Behandlung / Medikation.
- Dem Patienten erklären, dass Sie ihm nichts verabreichen können, bevor Sie nicht genau wissen, was er hat; dafür muss er ein paar Fragen beantworten; erst danach kann er die bestmögliche Therapie bekommen.
  – „Ich muss Sie noch um etwas Geduld bitten, Herr / Frau X. Wir müssen erst klären, was Ihnen genau fehlt. Dafür beantworten Sie bitte zuerst meine Fragen. Nur dann können wir sicherstellen, dass Sie die beste Therapie bekommen." – „Lassen Sie uns erst genau klären, was Ihnen fehlt. Dafür müssen Sie ein paar Fragen beantworten. Dann kann ich entscheiden, welche Therapie Ihnen am besten hilft."
- Wenn der Patient sehr aufgeregt ist, können Sie ggf. Sauerstoff verabreichen. *Doch erst dann*, wenn Ihnen klar ist, was er hat, geben Sie ihm auch ein Schmerzmittel.
  – „Herr / Frau X, ich verstehe Ihre Situation / dass Sie Angst / Schmerzen haben. Um Ihre Situation zu erleichtern / zu verbessern, bekommen Sie erst einmal etwas Sauerstoff. Es wird Ihnen dann schon etwas besser gehen. Ein Schmerzmittel darf ich Ihnen aber erst verabreichen, wenn Sie alle meine Fragen beantwortet haben."

KAPITEL 3
Arztbrief (Dokumentation)

Der Arztbrief dokumentiert im Klinikalltag fortlaufend die Ergebnisse – von der stationären Aufnahme bis zur Entlassung des Patienten. Er gibt einen Überblick über Krankheitsverlauf und Behandlungsmaßnahmen und ist zugleich die Basis für weitere Schritte der Therapie.

Die FSP-Kandidaten sollen einen Arztbrief an einen Kollegen schreiben, wobei das Gedankenspiel etwa Folgendes ist: Sie nahmen den Patienten gerade stationär auf. Sie haben nur die Anamnese und eine Verdachtsdiagnose. Ein Kollege sagt: „Ich möchte jetzt wissen, *welche Informationen* Sie in der Anamnese erhielten, *welche Verdachtsdiagnose* Sie haben, was die *Differenzialdiagnosen* sind und welche *Untersuchungen* notwendig sind, um diese Verdachtsdiagnose zu bestätigen. Wenn diese Diagnose bestätigt wird, möchte ich gern wissen, wie Sie *therapieren* würden und wie die *Prognose* für diesen Patienten ist."

Der Arztbrief in der FSP ist eine Kombination aus Epikrise, Verlegungsbrief, Entlassungsbrief und Hellsehen mit Kristallkugel. Eine Art Einhorn, wenn Sie so wollen. Trotzdem ist davon abzuraten, dass Sie in der FSP Laborwerte oder andere paraklinische Ergebnisse erfinden (dies gilt ebenso für das Arzt-Arzt-Gespräch).

LittleDoc meint
Im klinischen Alltag schreibt man Arztbriefe anhand wahrer Ereignisse und Ergebnisse. Dadurch ist alles viel deutlicher strukturiert. Wir bleiben aber hier bei unserem Einhorn-Arztbrief.

3.1 Kleine Tipps mit großer Wirkung

Konjunktiv I

Verwenden Sie im Arztbrief möglichst den Konjunktiv I, wenn Sie Informationen darstellen, die Sie vom Patienten erhalten haben, das heißt, wenn Sie die Äußerungen des Patienten in der Anamnese (Haupt- und Nebenbeschwerden, vegetative Anamnese, Vorerkrankungen, Voroperationen, Medikamentenanamnese, Allergien, Noxen, Familienanamnese, Sozialanamnese, s. Beispiele unten) wiedergeben.

Das Gleiche gilt bei der Fallvorstellung im Arzt-Arzt-Gespräch – wenn möglich auch dann im Konjunktiv I sprechen.

Passiv

Benutzen Sie Passiv-Konstruktionen, wenn Sie über die diagnostischen und therapeutischen Maßnahmen sprechen beziehungsweise darüber schreiben (s. Beispiele unten).

Brief-Formeln

Achten Sie bei der Anrede darauf, den Arztbrief formell zu beginnen:
- Sehr geehrte Frau Prof. / Dr. …
- Sehr geehrter Herr Prof. / Dr. …

Schließen Sie den Arztbrief auch formell ab:
- Für weitere Fragen stehen wir Ihnen gern zur Verfügung.
  Mit freundlichen kollegialen Grüßen
  AA / FA …

Verwenden Sie diese höflichen Formeln auch dann, wenn Sie in der Prüfung keine Zeit mehr haben, um z. B. über die Therapie zu schreiben. Wer das vergisst, [wird eine 7 Jahre dauernde Allergie auf Schokolade bekommen und] dem werden viele Punkte abgezogen. [Aber Schokolade ist wichtiger.]

3.2 Über die Anamnese berichten

3.2.1 Einleitung

LittleDoc meint
Wenn Sie die Anrede vergessen, kann es vielleicht sogar passieren, dass Sie die Prüfung NICHT bestehen [und eine Allergie gegen Schokolade bekommen]!

- Sehr geehrte Frau Prof. / Dr. X, / Sehr geehrte Frau Kollegin,
  Sehr geehrter Herr Prof. / Dr. Y, / Sehr geehrter Herr Kollege,
- wir berichten Ihnen nachfolgend über Frau / Herrn Z, geb. TT.MM.JJJJ, wohnhaft in (ggf. Straße, Hausnr., PLZ) Stadt, die / der sich am TT.MM. JJJJ in unserer Notaufnahme vorstellte.

MERKE
Nach der Anrede steht ein Komma, in der zweiten Zeile geht es klein weiter: „wir" soll hier mit kleinem „w" geschrieben werden!

3.2.2 Haupt- und Nebenbeschwerden

a. k. a. der „Dativ-Paragraf"
- Die Patientin / Der Patient befand sich in … AZ und … EZ. Sie / Er war zu Ort, Zeit, Person und Situation (voll) orientiert / desorientiert.
  AZ = Allgemeinzustand: gut, schlecht, schmerzbedingt, leicht/stark/deutlich reduziert …
  EZ = Ernährungszustand: schlank, mager, (prä-)adipös, kachektisch …
- Frau / Herr Z stellte sich **mit**$^{+Dativ}$ *seit*$^{+Dativ}$ … Minut**en** / Stund**en** / Ta**gen** / Monat**en** / Jahr**en** besteh**enden** stark**en** epigastrisch**en** Schmerz**en** (N-Deklination!) vor.
- Des Weiteren klagte sie / er über …
- Die Patientin / Der Patient gab noch an, dass …

MERKE
Man schreibt „des Weiteren" bzw. am Satzanfang „Des Weiteren" (NICHT: desweiteren / desweitere / Des weiteren …).

3.2.3 Vegetative Anamnese

- Die vegetative Anamnese sei unauffällig.
- Bis auf o. g. … sei die vegetative Anamnese unauffällig.
  o. g. = oben genannt
- Die Patientin / Der Patient leide unter A, B, C und E. Der Patient klagt über …

3.2.4 Vorerkrankungen

- Es bestehen keine Vorerkrankungen.
- Bis auf … und … bestehen keine anderen Vorerkrankungen.
- Die Patientin / Der Patient leide an X, Y, Z, M, N.

MERKE
Leiden an + Krankheit;
Leiden unter + Symptom.

3.2.5 Voroperationen, Chemotherapie, Strahlentherapie

- Z. n. Appendektomie **vor** x Jahren.
- Z. n. Chemotherapie bei X-Karzinom / -Sarkom / -Malignom usw. **vor** y Jahren.
- Z. n. Strahlentherapie bei Y-Karzinom / -Sarkom / -Malignom usw. **vor** z Jahren.
  Z. n. = Zustand nach
- Medikamentenanamnese
- Medikamentenanamnese (sei) unauffällig.
- Bis auf … X mg 0-1-0 / 1-1-1 usw. und … Y mg 1-1-0 / 0-1-0 usw. nehme die Patientin / der Patient keine weiteren Medikamente ein.
- Bis auf … X mg b. B. nehme die Patientin / der Patient keine weiteren Medikamente ein.
  b. B. = bei Bedarf
- Die Patientin / Der Patient nehme X, Y, Z ein. (Auch mit Dosierung und 0-0-0 bei jedem Medikament.)

LittleDoc meint
Die meisten Kandidaten neigen hier dazu, „seit" statt „vor" zu schreiben.
Dearies, glücklicherweise dauert keine Operation jahrelang!

MERKE
Medikament**e** (Akkusativ) einnehmen (NICHT: Medikamenten (Dativ));
übrigens genauso: Problem**e** (Akkusativ) haben (NICHT: Problemen (Dativ));
XY ei**nn**ehmen, aber: Er nehm**e** XY **e**in.

3.2.6 Allergien und Unverträglichkeiten

- Allergien wurden verneint / seien unbekannt.
- X-Allergie sei bekannt.
- Y-Unverträglichkeit sei bekannt.

3.2.7 Noxen

- Tabak- / Nikotinabusus wurde verneint.
- Tabakabusus wurde mit … py bejaht.
  py = (pro Tag gerauchte Zigarettenpackungen) × (Anzahl Raucherjahre) = Packungsjahr (engl.: pack year)
- Der Patient rauche 2 Zigaretten pro Tag seit 10 Jahren.
- Alkoholkonsum wurde verneint.
- Alkoholkonsum wurde mit 3 Flaschen Bier pro Tag bejaht. / Der Patient trinke 3 Flaschen Bier pro Tag.

TIPP
Wichtig: Alkohol**konsum** schreiben (NICHT: Alkoholabusus)!
Grund: Bei Alkohol ist umstritten, wo Konsum endet und Abusus beginnt …

- Drogenabusus wurde verneint.
- Drogenabusus wurde mit … bejaht.

3.2.8 Familienanamnese

- Familienanamnese sei unauffällig.
- Der Vater des Patienten leide an … / habe an … gelitten.
- Die Mutter der Patientin sei an den Folgen$^{+Genitiv}$ eines / einer … verstorben.

3.2.9 Sozialanamnese

- Die Patientin / Der Patient sei ledig / verheiratet / verwitwet / in einer Partnerschaft-lebend / geschieden.
- Sie / Er wohne allein / mit seiner Partnerien / ihrem Partner / Ehefrau / Ehemann in einer Wohnung / einem Haus usw., xy. Etage, mit / ohne Aufzug.
- Sie / Er habe ein Kind / xy Kinder.
- Sie / Er habe einen Hund.
- Frau / Herr X arbeite als …

3.2.10 Diagnose, Therapie, Prognose

- Die Anamnese deutet auf … **hin.**
- Zu **den** Differenzialdiagnos**en** gehören: … / Differenzialdiagnostisch kommen **in** Betracht: …
- Körperliche Untersuchung wurde durchgeführt. Der Patient w**u**rde stationär aufgenommen.
- Bei V. a. … w**u**rde Blut abgenommen (BB, CRP, BSG, GOT, GPT, GGT, Krea usw. – abhängig vom Verdacht). Urin- und Stuhlprobe wurden entnommen. EKG wurde **ge**schrieben. Röntgen-Thorax wurde angefertigt. CT-Thorax-Abdomen wurde geplant. Chirurgisches Konsil zur Mitbe-

urteilung / zur Optimierung der Therapie wurde angemeldet. Die Ergebnisse stehen noch aus.

V. a. = Verdacht auf

- X-Therapie wurde eingeleitet. N (Medikament) wurde verabreicht / **ver**schrieben. Sauerstoff-Gabe wurde angeordnet.
- X-Gelenk wurde fixiert.
- N-Operation wurde geplant. Der Patient wurde dafür aufgeklärt.
- Psychologisches Konsil wurde **an**gemeldet. Psychotherapie wurde geplant.
- Oder: Je nach **den** Ergebniss**en** der / des … wird eine passende Therapie eingeleitet.
- Empfehlungen: Wir empfehlen Ernährungsberatung, Patienten-Schulung, Gewichtsabnahme, regelmäßige Kontrolle usw.
- Medikation: …
- Ggf.: Der Patient wurde für xy Tage krankgeschrieben.

TIPP
Das sind nur Beispiele. Notieren Sie bitte keine Peinlichkeiten, wie z. B. „Röntgen-Thorax" bei einem verstauchten Knöchel oder „EKG" bei einem eingewachsenen Nagel.

- Prognose:
  - positiv.
  - negativ.
  - fraglich, abhängig von der Compliance de**s** Patient**en** / de**r** Patient**in.**

3.2.11 Schlussformeln

Tab. 3.1 Häufige Redemittel für den Arztbrief

Therapie (Medikamente, O₂ usw.)	eingeleitet.
	angeordnet.
	durchgeführt.
	verabreicht. (Oder: Der Patient wurde auf … eingestellt,)
	verschrieben.
	Die Therapie richtet sich nach den klinischen und apparativen Untersuchungen.
	Je nach den Ergebnissen der apparativen Untersuchungen wird eine passende Therapie eingeleitet / veranlasse ich bei Bestätigung der Verdachtsdiagnose …
Konsil oder Untersuchung	angemeldet.
	organisiert.
	geplant.
	durchgeführt.
	erbeten.
Bitte alle Konsile begründen: zur Mitbeurteilung / zur Optimierung der Therapie / der Nachbehandlung / des Pflegekonzeptes.	

LittleDoc meint
Wenn Sie diese Schlussformeln vergessen, werden Ihnen jede Menge Punkte abgezogen [und Sie bekommen eine Allergie auf Schokolade]!

- Für weitere Fragen stehen wir Ihnen gern zur Verfügung.
  Mit freundlichen kollegialen Grüßen
  AA / FA …

3.3 Typische Formulierungen

- Der Patient wurde (bei bekannten / em / er) … stationär aufgenommen.
- Bei Verdacht auf … wurde …
- Zum Ausschluss ein$^{+Genitiv}$ … wurde … (Untersuchungen / Konsile)
- Die Ergebnisse / Befunde stehen aus (= *pending*).
- Es erfolgte deutliche / rasche / leider keine Verbesserung.
- Zur weiteren Aufklärung wurde der Hausarzt kontaktiert.
- Wegen früherer Medikation / Vorerkrankungen / Voroperationen usw. wird der Hausarzt kontaktiert.
- Rücksprache mit dem Hausarzt wegen früherer Medikation / Vorerkrankungen / Voroperationen usw. folgt.
- Sie können bestimmte Blutwerte „nachbestellen" – das heißt, Sie haben die Röhrchen schon abgeschickt, aber etwas vergessen; Sie würden dann im Labor anrufen und etwas „nachbestellen".

> **MERKE**
> Medikamente werden **ver**schrieben. Ein EKG wird **ge**schrieben.
> *„Die Ergebnisse (der Untersuchungen) stehen noch aus"* – eine Ausrede, falls Sie keine Ahnung haben, was der Patient eigentlich hat. Vergessen Sie bitte nicht: Das Ziel der Prüfung ist Kommunikation. Auch in der Klinik wird es Ihnen passieren, dass Sie die Hilfe des Chefarztes / Oberarztes / Facharztes brauchen. Das ist völlig normal. Dafür stehen sie auch zur Verfügung.
> Bei Infektionen (s. Anhang, „Meldepflicht nach dem IfSG") schreiben Sie bitte: „*Gesundheitsamt wurde informiert.*"
> Bei Kindern / Angehörigen, die allein zu Hause geblieben sind und Hilfe brauchen, schreiben Sie bitte: „*Psychosozialer Dienst wurde kontaktiert.*"

KAPITEL 4
Fallvorstellung (Arzt-Arzt-Gespräch)

In der Fallvorstellung werden Sie den neuen Fall einem Kollegen oder Vorgesetzten vorstellen. Gesprächspartner ist ein Arzt, daher bitte *Fachsprache* benutzen. Zweck ist, dass Sie die wichtigsten Informationen über die Krankheit mitteilen, die Untersuchungen nennen, die Sie angemeldet haben, und die eventuelle Therapie präsentieren.

Die Prüfer werden Sie unterbrechen – das ist aber normal. *Sie dürfen auch Fragen stellen, wenn Sie etwas nicht wissen!* Es soll genau wie im Klinikalltag laufen: Sie stellen den Fall vor, erzählen, was Sie gemacht haben, und bekommen Empfehlungen oder Lösungen von Ihrem Kollegen, wenn diese nötig sind.

Es werden nicht die medizinischen Kenntnisse beurteilt, sondern Ihre Einstellung zum Klinikalltag, Ihre Reaktionen und kommunikativen Fähigkeiten. Erzählen, zuhören, Fragen stellen: „Das weiß ich leider nicht" und „Was meinen Sie, Frau / Herr X?" dürfen Sie ruhig sagen!

Die Fallvorstellung im Arzt-Arzt-Gespräch ist der dritte Teil der FSP a. k. a. „Kandidat versus Prüfer". [The ultimate battle.] Oder eher: Ihre *Chance* zu zeigen, dass Sie motiviert sind, Ihr Fach Medizin beherrschen und sich gut auf Deutsch verständigen können.

Sie werden nur Ihre Notizen aus der Anamnese vor sich haben (nicht den Arztbrief!). Deshalb ist mein Vorschlag für Vorbereitung und Training, dass Sie zuerst direkt die Fallvorstellung üben – und den Arztbrief am Ende schreiben.

LittleDoc meint

Wer einen Arztbrief schreiben kann, kann auch die Fallvorstellung meistern!
A simple piece of profound wisdom from LittleDoc ;-)

Das Arzt-Arzt-Gespräch könnte nach folgendem *Muster* verlaufen:

Guten Tag,
    Frau / Herr X,
    Frau / Herr Dr. X,
    Frau / Herr Prof. X,
wir haben einen neuen Patienten / eine neue Patientin, nämlich Herrn / Frau X, und ich würde über ihn / sie berichten. Darf ich? *(„Ja.")* Vielen Dank.
Herr / Frau X ist ein y-jähriger Patient / eine y-jährige Patientin, der / die sich in der Notaufnahme / auf unserer Station vor z Minuten vorstellte. Der Patient / Die Patientin befand sich in … AZ und … EZ. Er / Sie war zu Ort, Zeit und Person (voll) orientiert / desorientiert. Herr / Frau X stellte sich mit seit … Minuten / Stunden / Tagen / Monaten / Jahren bestehendem / er / em / en starkem / er / em / en … vor.

Des Weiteren klagte er / sie über … Der Patient / Die Patientin gab noch an, dass …
Bis auf … sei die vegetative Anamnese unauffällig. Der Patient / Die Patientin leide an A, B und C.
Z. n. … vor … Jahren.
Bis auf … mg b. B. nehme der Patient / die Patientin keine weiteren Medikamente ein. X-Allergie sei bekannt. Tabakabusus wurde mit … py bejaht. Alkoholkonsum wurde mit … pro … bejaht. Drogenabusus wurde verneint. Der Vater des Patienten / der Patientin habe an … gelitten.
Der Patient / Die Patientin sei verheiratet / verwitwet / in einer Partnerschaft lebend / geschieden usw. und wohne allein / mit seinem / ihrem Partner / Partnerin / Ehefrau / Ehemann in einer Wohnung / einem Haus, xy. Etage, mit / ohne Aufzug. Er / Sie habe ein Kind. Er / Sie habe einen Hund. Herr / Frau X arbeite als …
Die Anamnese deutet auf … hin. Differenzialdiagnostisch kommen in Betracht: …
Die körperliche Untersuchung wurde durchgeführt. Der Patient / Die Patientin wurde stationär aufgenommen.
Bei V. a. … wurde Blut abgenommen (BB, CRP, BSG, GOT, GPT, GGT, Krea usw.). Urin- und Stuhlprobe wurden entnommen. EKG wurde geschrieben. Röntgen-Thorax wurde angefertigt. CT-Thorax-Abdomen wurde geplant. Chirurgisches Konsil zur Mitbeurteilung / zur Optimierung der Therapie wurde angemeldet.
AA-Therapie wurde eingeleitet. BB wurde verabreicht. Sauerstoffgabe wurde angeordnet.
CC-Gelenk wurde fixiert.
DD-Operation wurde geplant. Der Patient / Die Patientin wurde darüber aufgeklärt.
Ein psychologisches Konsil wurde angemeldet. Die Psychotherapie wurde geplant.
Empfehlungen: Wir empfehlen Ernährungsberatung, Patientenschulung, Gewichtsabnahme, regelmäßige Kontrolle usw.
Der Patient wurde für … Tage krankgeschrieben.
Prognose: positiv.
Das war zunächst alles. Des Weiteren möchte ich den Fall gern mit Ihnen besprechen.

Darauf folgen die Fragen der Prüfer (vgl. Kap. „Prüfungssimulationen").

KAPITEL 5
Aufklärung über medizinische Maßnahmen

In der Anamnese (beim Arzt-Patienten-Gespräch) oder bei der Fallvorstellung (beim Arzt-Arzt-Gespräch) kommt es vor, dass die Prüfer den Ablauf der FSP unterbrechen und um Aufklärung bitten:

„Nun stopp! Erklären Sie dem Patienten, was eine xx (Untersuchung, OP-Methode) ist und welche Komplikationen dabei auftreten können. Machen Sie bitte eine Aufklärung der xx / Klären Sie uns bitte über xx auf."

Die Aufklärungen gehören nicht überall zum Studium, sind in Deutschland (und in der FSP) aber enorm wichtig! Es kann sein, dass das etwas Neues für einige von Ihnen ist. No biggie. Im Normalfall darf man nichts mit einem Patienten / einer Patientin tun, bevor man ihn / sie richtig aufklärt:

- Warum wird die Untersuchung gemacht?
- Welche Infos bringt die Untersuchung?
- Was bringt eine Operation?
- Wie wird die OP gemacht?
- Was sind die Risiken? Welche möglichen Komplikationen gibt es?
- Wie kann / soll sich der Patient darauf vorbereiten?

Achtung! Bevor Sie mit der Aufklärung beginnen, sprechen Sie kurz mit dem Patienten. Manche wollen nicht so viel über die Technik wissen – keep it simple. *Was Sie aber auf jeden Fall erklären müssen – egal ob der Patient es hören will oder nicht –, sind die Risiken und möglichen Komplikationen.*

In der Klinik werden Sie die Aufklärung meist auf einem Papierbogen durchführen. Sie können zusätzlich Notizen darauf machen und am Ende sollten Sie und der Patient (oder Betreuer, ggf. auch Zeuge) *unterschreiben*. Die Aufklärung wird normalerweise 24 Stunden vor der Operation / Untersuchung / Medikation-Gabe usw. gemacht – außer in *Notfällen!*

LittleDoc meint
Die Aufklärungen sollten Sie sehr gut trainieren.
Üben Sie damit Ihre Rolle als Arzt/Ärztin: Sie stehen unter Zeitdruck, steuern das Gespräch und müssen zugleich flexibel auf die Antworten des Patienten/ der Patientin reagieren. Also: Den Dialog mit den Patienten/ Patientinnen suchen!
Achten Sie auf die Details in den Aufklärungen. Notieren Sie am Rand die Besonderheiten. Wenn Sie Ihr Fachwissen auffrischen, die Prüfung simulieren und eine Maßnahme vorschlagen, wiederholen Sie am besten die komplette Aufklärung, bis Ihnen die Gesprächsführung ganz selbstverständlich ist.

5.1 Röntgen

Guten Tag Herr / Frau X,
ich habe gerade mit dem Oberarzt gesprochen: Bei Ihnen ist eine Röntgenuntersuchung nötig :-)
Ich versuche, Sie über alles aufzuklären. Wenn ich zu schnell spreche oder wenn Sie etwas nicht verstanden haben, sagen Sie mir bitte Bescheid, okay?

Wir werden einen Röntgenstrahl nutzen, um eine bildliche Darstellung Ihres Körperinneren bzw. von Körperteilen zu bekommen. Die Strahlenbelastung ist gering, daher ist die Röntgenuntersuchung ungefährlich.

LittleDoc meint
Lächeln Sie den Patienten an :-)

Sie werden auf jeden Fall eine Bleischürze oder Bleikapsel bekommen, sodass wir die anderen Körperregionen schützen.

Meine Kollegen werden Ihnen erklären, wie Sie stehen sollen. Aber am wichtigsten ist, dass Sie sich nicht bewegen, wenn wir unser „Fotoshooting" durchführen, okay? Alles klar.

Der Kollege wird Ihnen sagen: „Jetzt einatmen, ausatmen, Luft anhalten" usw. Seien Sie bitte aufmerksam, wir wollen tolle Bilder erhalten, ohne irgendwelche Verfälschungen oder Unschärfen.

Wissen Sie schon, ob Sie irgendwelche Allergien gegen Kontrastmittel (KM) haben? Wir können das vorher testen – und selbst wenn Sie allergisch reagieren, haben wir immer ein Gegenmittel.

Haben Sie bisher Fragen?

Gut. Dann machen wir weiter. Nämlich mit etwas, das Sie vermutlich lieber nicht hören würden, das ich aber dennoch mit Ihnen besprechen will: das Thema Komplikationen beim Legen eines venösen Zugangs und bei Kontrastmittel-Gabe. Das heißt nicht, dass wir Komplikationen erwarten, sie sind jedoch nicht gänzlich auszuschließen.

- Allergien und Unverträglichkeiten, falls wir ein KM benutzen: auf das KM, Betäubungs-, Desinfektionsmittel, Latex usw.
- Verletzungen und Durchstoßungen von Blutgefäßen – das kann bei aller Vorsicht passieren. Sie werden danach wahrscheinlich eine schöne blaue Verfärbung als Erinnerung bekommen.
- Nachblutungen sind selten – ich meine, nachdem wir den Zugang gelegt haben. Falls es zu stark blutet, werden Sie eine Bluttransfusion bekommen – und auch da gibt es ein ganz kleines Risiko: dass Sie eine HIV- oder HBV / HCV-Infektion bekommen. Klar, das Blut wird immer sehr gut untersucht … Aber da bleibt trotzdem ein Risiko … minimal! [Ich habe hier ein bisschen übertrieben, ich mach das manchmal.]
- Infektionen und Wundheilungsstörungen an der Einstichstelle sind auch möglich.
- Schilddrüsenüberfunktion wegen des KMs. Wir werden aber vorher einen Test durchführen (TSH-Spiegel).
- Nierenfunktionsstörungen wegen des KMs, die Sie aber wahrscheinlich nicht bemerken werden, sind häufig – nur dass Sie einmal davon gehört haben.
- Sonst sagen Sie uns bitte Bescheid, wenn Sie Übelkeit, Schwindel, Hautausschlag, Schmerzen, Fieber oder so etwas bekommen. Bleiben Sie aber ruhig, das habe ich bisher noch nie erlebt – nach einer Röntgenuntersuchung!

Haben Sie Fragen?

Gut, dann wäre meine Bitte, dass Sie einmal hier unterschreiben, dass Sie alles gehört haben und mit der Untersuchung einverstanden sind.

LittleDoc meint

Hier bitte aufpassen:
Wenn Sie eher ein ruhiger, schüchterner Typ sind, lassen Sie den Humor weg. Lieber darauf verzichten als zu klingen, als ob Sie einen Scherz auswendig gelernt hätten :-)
Oder finden Sie Ihre eigenen Witze – und bitte immer daran denken: Nicht alle Menschen haben den gleichen Humor wie Sie ;-)

5.2 Computertomografie (CT)

Guten Tag Herr / Frau X,
ich habe gerade mit dem Oberarzt gesprochen: Bei Ihnen ist eine Computertomografie nötig :-)
Ich versuche, Sie über alles aufzuklären. Wenn ich zu schnell spreche oder wenn Sie etwas nicht verstanden haben, sagen Sie mir bitte Bescheid, okay?

Mit CT-Bildern lassen sich Ort und Ausdehnung von ... (Körperregion / Organ) über Röntgenbilder messen. Wir machen viele, viele „Fotos" von einer gewissen Körperregion und die netten Kollegen in der Radiologie messen und rechnen dann alles aus und geben uns ihre Verdachtsdiagnose.
Was für Sie sehr wichtig ist: Falls Sie medizinische Ausweise / Pässe (z. B. Allergie, Röntgen, Diabetiker, Implantate) haben, bringen Sie die bitte mit. Ebenso wenn Sie Metformin einnehmen: Sagen Sie uns bitte Bescheid und nehmen Sie am Abend vor der Untersuchung die Tablette nicht mehr ein. Die Strahlenbelastung durch die Computertomografie ist höher als bei einer normalen Röntgenuntersuchung, aber auch nicht enorm.
Bitte am Vortag bis zu 2 Stunden vor dem Termin viel klare Flüssigkeit (z. B. Tee oder Mineralwasser), aber keine Milch und keinen Alkohol trinken. 4 Stunden vor dem Termin bitte nichts mehr essen und nicht mehr rauchen. So vermeiden wir Nierenschädigungen durch das KM.
Um alles sozusagen in „Ultra HD" zu sehen, werden Sie vor der Untersuchung Wasser mit einer Kontrastmittellösung zum Trinken bekommen. Was danach genau passiert: Sie werden in eine Röhre geschoben. Diese bewegt sich um Ihren Körper. So bekommen wir in Sekundenschnelle Querschnittsbilder. Manchmal machen wir die Untersuchung zweimal, einmal ohne und beim zweiten Mal mit KM. Sie brauchen also einfach nur ruhig liegen zu bleiben und können die Erfahrung genießen, wenn das geht :-) [In 10 bis 20 Minuten sind wir fertig mit dem „Fotoshooting".]
Wissen Sie schon, ob Sie irgendwelche Allergien gegen KM haben? Wir können das vorher testen – und selbst wenn Sie allergisch reagieren, haben wir immer ein Gegenmittel.
Haben Sie bisher Fragen?

Gut. Dann machen wir weiter. Nämlich mit etwas, das Sie vermutlich lieber nicht hören würden, das ich aber dennoch mit Ihnen besprechen will: das Thema Komplikationen beim Legen eines venösen Zugangs und bei Kontrastmittel-Gabe. Das heißt nicht, dass wir Komplikationen erwarten, sie sind jedoch nicht gänzlich auszuschließen.
- Allergien und Unverträglichkeiten, falls wir ein KM benutzen: auf das KM, Betäubungs-, Desinfektionsmittel, Latex usw.
- Verletzungen und Durchstoßungen von Blutgefäßen – das kann bei aller Vorsicht passieren. Sie werden danach wahrscheinlich eine schöne blaue Verfärbung als Erinnerung bekommen.

- Nachblutungen sind selten – ich meine, nachdem wir den Zugang gelegt haben. Falls es zu stark blutet, werden Sie eine Bluttransfusion bekommen – und auch da gibt es ein ganz kleines Risiko: dass Sie eine HIV- oder HBV / HCV-Infektion bekommen. Klar, das Blut wird immer sehr gut untersucht … Aber da bleibt trotzdem ein Risiko … minimal! [Ich habe hier ein bisschen übertrieben, ich mache das manchmal.]
- Infektionen und Wundheilungsstörungen an der Einstichstelle sind auch möglich.
- Schilddrüsenüberfunktion wegen des KMs. Wir werden aber vorher einen Test durchführen (TSH-Spiegel).
- Nierenfunktionsstörungen wegen des KMs, die Sie aber wahrscheinlich nicht bemerken werden, sind häufig – nur dass Sie einmal davon gehört haben.
- Sonst sagen Sie uns bitte Bescheid, wenn Sie Übelkeit, Schwindel, Hautausschlag, Schmerzen, Fieber oder so etwas bekommen. Bleiben Sie aber ruhig, das habe ich bisher noch nie erlebt – nach einer Röntgenuntersuchung!

Haben Sie Fragen?

Gut, dann wäre meine Bitte, dass Sie einmal hier unterschreiben, dass Sie alles gehört haben und mit der Untersuchung einverstanden sind.

5.3 Magnetresonanztomografie (MRT)

Guten Tag Herr / Frau X,
 ich habe gerade mit dem Oberarzt gesprochen: Bei Ihnen ist eine Kernspintomografie bzw. MRT nötig :-)
 Ich versuche, Sie über alles aufzuklären. Wenn ich zu schnell spreche oder wenn Sie etwas nicht verstanden haben, sagen Sie mir bitte Bescheid, okay?

Bei der Kernspintomografie (MRT) werden mit Radiowellen und Magnetfeldern Aufnahmen des ganzen Körpers oder bestimmter Körperregionen erstellt. Mit dieser Untersuchung kann man viele Veränderungen sehen, die man z. B. mit Röntgen, Computertomografie oder Angiografie schwerer erfassen kann.
 Was sehr wichtig ist: Sagen Sie uns bitte, ob Sie Ausweise / Pässe (z. B. Allergie-, Schrittmacher- / Implantat-, Diabetikerausweis, Röntgenpass etc.) haben.
 Haben Sie irgendwelche Tätowierungen am Körper? Permanentes Make-up zählt auch.
 Haben Sie metallische oder magnetische Implantate, Herzschrittmacher (je nach MRT-Gerät), Neurostimulatoren, automatische Insulinpumpen, Hörgeräte (z. B. Cochleaimplantat), Kriegsverletzungen (z. B. Granatsplitter)? All das müssen wir unbedingt wissen. Diese Teile werden beschädigt und Sie würden richtig verletzt werden, wenn Sie so was tragen und es uns vor der Untersuchung nicht sagen!

5.3 Magnetresonanztomografie (MRT)

Für Frauen: Tragen Sie eine Spirale? (IUP) – die könnte verrutschen, also wir empfehlen einen Ultraschall nach dieser Untersuchung.

So … Frau/Herr X, haben Sie so was? Gegenstände wie: Schmuck oder Piercings, Uhr, Brille, Zahnprothesen, Arm- oder Beinprothesen, Zahnspangen, Hörgeräte, Metallteile an der Kleidung, Handy – alles muss weg. Die Kreditkarten auch – die behalte ich gerne für Sie, auch langfristig, wenn Sie wollen.

Während der Untersuchung werden wir Sie über eine Videokamera überwachen. Bitte bleiben Sie ganz ruhig liegen. Sie werden auch Kopfhörer tragen und darüber erfahren, wann Sie ein- und ausatmen oder die Luft anhalten sollen. Diese Untersuchung ist leider sehr laut und manchmal unangenehm für jemanden, der Angst in engen Räumen bekommt – aber Sie scheinen sehr tapfer zu sein, oder irre ich mich? Das wird schon. Auf Wunsch bekommen Sie ein Beruhigungsmittel. Unser „Fotoshooting" dauert zwischen 15 und 30 Minuten, kann in seltenen Fällen ein bisschen länger dauern. Wir können es jederzeit abbrechen, wenn etwas sein sollte.

Wenn Sie ein KM über eine Kanüle in eine Armvene bekommen, bitte reichlich Alkoholfreies trinken (z. B. Tee, Mineralwasser, Saft).

Wissen Sie schon, ob Sie irgendwelche Allergien gegen KM haben? Wir können das vorher testen – und selbst wenn Sie allergisch reagieren, haben wir immer ein Gegenmittel.

Sie werden für diese Untersuchung in eine geschlossene Röhre geschoben. Dort wird das Gerät Bilder von Ihrem Körper erstellen, die auf den Computer übertragen werden und die wir danach beurteilen.

Haben Sie bisher Fragen?

Gut. Dann machen wir weiter. Nämlich mit etwas, das Sie vermutlich lieber nicht hören würden, das ich aber dennoch mit Ihnen besprechen will: das Thema Komplikationen beim Legen eines venösen Zugangs und bei Kontrastmittel-Gabe. Das heißt nicht, dass wir Komplikationen erwarten, sie sind jedoch nicht gänzlich auszuschließen.

- Allergien und Unverträglichkeiten, falls wir ein Kontrastmittel benutzen: auf das KM, Betäubungs-, Desinfektionsmittel, Latex usw.
- Verletzungen und Durchstoßungen von Blutgefäßen – das kann bei aller Vorsicht passieren. Sie werden danach wahrscheinlich eine schöne blaue Verfärbung als Erinnerung bekommen.
- Infektionen und Wundheilungsstörungen an der Einstichstelle sind auch möglich.
- Nierenfunktionsstörungen wegen des KMs, die Sie aber wahrscheinlich nicht bemerken werden, sind häufig – nur dass Sie einmal davon gehört haben.
- Sonst sagen Sie uns Bescheid, wenn Sie Übelkeit, Schwindel, Hautausschlag, Schmerzen, Fieber oder so etwas bekommen.

Haben Sie Fragen?

Gut, dann wäre meine Bitte, dass Sie einmal hier unterschreiben, dass Sie alles gehört haben und mit der Untersuchung einverstanden sind.

LittleDoc meint

Hier muss ich noch mal betonen: Auch wenn Sie merken, dass sich die Risiken und Komplikationen wiederholen und manchmal irrelevant erscheinen, bitte auf keinen Fall darauf verzichten! Die Patienten müssen sie verstehen!

5.4 Angiografie

Guten Tag Herr / Frau X,
   ich habe gerade mit dem Oberarzt gesprochen: Bei Ihnen ist eine angiografische Darstellung arterieller Blutgefäße nötig :-) Haben Sie davon schon mal gehört?
   Ich versuche, Sie über alles aufzuklären. Wenn ich zu schnell spreche oder wenn Sie etwas nicht verstanden haben, sagen Sie mir bitte Bescheid, okay?

Zuerst: Was Sie betrifft – Sie brauchen keine Angst zu haben. Sie bekommen eine lokale Betäubung und brauchen nur ruhig zu bleiben. Mehr nicht. Sie dürfen normal essen und trinken. Es wird ca. 30 Minuten dauern. Die Strahlenbelastung mit moderner Computertechnik ist gering.
   Über diese Untersuchung können wir beurteilen, ob Sie Gefäßerkrankungen, z. B. Aussackungen, Einengungen, Verschlüsse, und Verletzungen oder Tumoren haben.
   Sie bekommen eine schöne örtliche Betäubung an der Einstichstelle in der Leisten- oder Ellenbeuge, mal sehen, wo die Kollegen in der Radiologie es wollen. Dann wird eine Hohlnadel in eine Schlagader eingeführt. Durch diese Nadel wird ein Katheter an die Stelle geführt, die untersucht werden soll. Das machen wir unter Ultraschall- oder Röntgen-Kontrolle. Es wird auch ein Kontrastmittel gespritzt, sodass wir alles in „Ultra HD" sehen.
   Wissen Sie schon, ob Sie irgendwelche Allergien gegen KM haben? Wir können das vorher testen – und selbst wenn Sie allergisch reagieren, haben wir immer ein Gegenmittel.
   Haben Sie bisher Fragen?

Gut. Dann machen wir weiter. Nämlich mit etwas, das Sie vermutlich lieber nicht hören würden, das ich aber dennoch mit Ihnen besprechen will: das Thema Komplikationen beim Legen eines venösen Zugangs und bei Kontrastmittel-Gabe. Das heißt nicht, dass wir Komplikationen erwarten, sie sind jedoch nicht gänzlich auszuschließen.

- Allergien und Unverträglichkeiten: auf das KM, Betäubungs-, Desinfektionsmittel, Latex usw.
- Verletzungen und Durchstoßungen von Blutgefäßen – das kann bei aller Vorsicht passieren. Sie werden danach wahrscheinlich eine schöne blaue Verfärbung als Erinnerung bekommen.
- Nachblutungen sind selten. Falls es zu stark blutet, werden Sie eine Bluttransfusion bekommen – und auch da gibt es ein ganz kleines Risiko: dass Sie eine HIV- oder HBV / HCV-Infektion bekommen. Klar, das Blut wird immer sehr gut untersucht ... Aber da bleibt trotzdem ein Risiko ... minimal!
- Infektionen und Wundheilungsstörungen an der Einstichstelle sind auch möglich.
- Lösen sich Blutgerinnsel oder Teilchen von Ablagerungen an der Gefäßwand ab und verschließen sie ein Blutgefäß (das heißt Embolie in unserem „Fachchinesisch"), kann dies Durchblutungsstörungen zur Folge

LittleDoc meint
Lächeln Sie den Patienten an. Das entspannt die Situation und den Patienten :-)

haben. Dann würden Sie eine Behandlung benötigen – entweder medikamentös oder mit einer kleinen Gefäßoperation.
- Selten kommt es zu Haut-, Gewebe- und Nervenschäden mit dauerhaften Folgen: Schmerzen, Entzündung, Absterben von Gewebe, Narben, Empfindungs- und Funktionsstörungen, Lähmungen.
- Schilddrüsenüberfunktion wegen des KMs. Wir werden aber vorher einen Test durchführen (TSH-Spiegel).
- Störungen der Nierenfunktion wegen des KMs, von denen der Patient in der Regel kaum etwas bemerkt, sind häufig.
- Sonst sagen Sie uns Bescheid, wenn Sie Übelkeit, Schwindel, Hautausschlag, Schmerzen, Fieber oder so etwas bekommen.

Haben Sie Fragen?

Gut, dann wäre meine Bitte, dass Sie einmal hier unterschreiben, dass Sie alles gehört haben und mit der Untersuchung einverstanden sind.

5.5 Phlebografie

Guten Tag Herr / Frau X,
ich habe gerade mit dem Oberarzt gesprochen: Bei Ihnen ist eine Phlebografie nötig :-) Haben Sie davon schon mal gehört?
Ich versuche, Sie über alles aufzuklären. Wenn ich zu schnell spreche oder wenn Sie etwas nicht verstanden haben, sagen Sie mir bitte Bescheid, okay?

Die Phlebografie ist eine Röntgenuntersuchung, bei der die Venen und Venenklappen dargestellt werden. Durch die Untersuchung können Veränderungen der Gefäße, Blutgerinnsel, Krampfadern oder Gefäßmissbildungen erkannt werden. Man nutzt dazu auch ein KM, sodass man alles in „Ultra HD" sieht.
Was besonders wichtig ist: Sie sollten vier Stunden vor dem Eingriff nichts essen und eine Stunde vor dem Eingriff nicht mehr rauchen. Wenn möglich, nie wieder rauchen. Aber das besprechen wir separat. Danach sollten Sie ca. 30 Minuten gehen oder Fußbewegungen durchführen. Sie sollten viel trinken (z. B. Tee, Mineralwasser), sodass wir Nierenprobleme vermeiden.
Vor der Röntgenuntersuchung wird Ihnen durch einen Zugang ein jodhaltiges Kontrastmittel in eine Vene am Fußrücken eingespritzt. Und dann beginnt unser „Fotoshooting".
Haben Sie bisher Fragen?

Gut. Dann machen wir weiter. Nämlich mit etwas, das Sie vermutlich lieber nicht hören würden, das ich aber dennoch mit Ihnen besprechen will: das Thema Komplikationen beim Legen eines venösen Zugangs und bei Kontrastmittel-Gabe. Das heißt nicht, dass wir Komplikationen erwarten, sie sind jedoch nicht gänzlich auszuschließen.
- Allergien und Unverträglichkeiten: auf das KM, Betäubungs-, Desinfektionsmittel, Latex usw., Juckreiz, Hautausschlag.

- Verletzungen und Durchstoßungen von Blutgefäßen – das kann bei aller Vorsicht passieren. Sie werden danach wahrscheinlich eine schöne blaue Verfärbung als Erinnerung bekommen.
- Nachblutungen sind selten. Falls es zu stark blutet, werden Sie eine Bluttransfusion bekommen – und auch da gibt es ein ganz kleines Risiko: dass Sie eine HIV- oder HBV / HCV-Infektion bekommen. Klar, das Blut wird immer sehr gut untersucht … Aber da bleibt trotzdem ein Risiko … minimal!
- Infektionen und Wundheilungsstörungen an der Einstichstelle sind auch möglich.
- Lösen sich Blutgerinnsel oder Teilchen von Ablagerungen an der Gefäßwand ab und verschließen sie ein Blutgefäß (das heißt Embolie in unserem „Fachchinesisch"), kann dies Durchblutungsstörungen zur Folge haben. Dann würden Sie eine Behandlung benötigen – entweder medikamentös oder mit einer kleinen Gefäßoperation.
- Selten kommt es zu Haut-, Gewebe- und Nervenschäden mit dauerhaften Folgen: Schmerzen, Entzündung, Absterben von Gewebe, Narben, Empfindungs- und Funktionsstörungen, Lähmungen (z. B. an den Gliedmaßen).
- Schilddrüsenüberfunktion wegen des KMs. Wir werden aber vorher einen Test durchführen (TSH-Spiegel).
- Störungen der Nierenfunktion wegen des KMs, von denen der Patient in der Regel kaum etwas bemerkt, sind häufig.
- Sonst sagen Sie uns bitte Bescheid, wenn Sie Übelkeit, Schwindel, Hautausschlag, Schmerzen, Fieber oder so etwas bekommen.

Haben Sie Fragen?

Gut, dann wäre meine Bitte, dass Sie einmal hier unterschreiben, dass Sie alles gehört haben und mit der Untersuchung einverstanden sind.

5.6 Sonografie

Guten Tag Herr / Frau X,
    ich habe gerade mit dem Oberarzt gesprochen: Bei Ihnen ist eine Ultraschalluntersuchung bzw. eine Sonografie nötig :-) Haben Sie davon schon mal gehört?
    Ich versuche, Sie über alles aufzuklären. Wenn ich zu schnell spreche oder wenn Sie etwas nicht verstanden haben, sagen Sie mir bitte Bescheid, okay?

Wir werden Ultraschallwellen nutzen, mit denen wir Bilder aus Ihrem Körperinnern erstellen. Das Ultraschallgerät besteht aus einem Schallkopf und einem Computer, der die Bilder errechnet. Mithilfe des Schallkopfs werden Ultraschallwellen in den Körper gesandt und dann aufgenommen oder als „Echo" an den Computer zurückgeworfen. Weil unsere Organe den Schall unterschiedlich zurückwerfen, lassen sie sich auf den Bildern voneinander abgrenzen.

Was besonders wichtig ist: Vermeiden Sie bitte blähende Speisen am Tag vorher – keine leckeren Bohnen, keine Kohlrouladen und so etwas, Blumenkohl geht leider auch nicht. Die Harnblase soll gefüllt sein (Wasser, Tee trinken) und am allerbesten wäre es, wenn Sie vor der Untersuchung nichts essen würden.

Haben Sie bisher Fragen?

Gut. Dann machen wir weiter mit dem Thema Komplikationen. Glücklicherweise gibt es kaum Komplikationen. Es kann aber sein, dass Sie eine Hautallergie oder einen Juckreiz wegen des Ultraschallgels bekommen. Aber das wird in 1 bis 2 Tagen vorbei sein.

Haben Sie Fragen?

Okay, dann wäre meine Bitte, dass Sie einmal hier unterschreiben, dass Sie alles gehört haben und dass Sie mit der Untersuchung einverstanden sind.

LittleDoc meint
Ehrlich gesagt habe ich noch nie eine Ultraschallgel-Allergie gesehen. Sie ist aber in der Literatur erwähnt …

5.7 Kontrastmittelsonografie

Guten Tag Herr / Frau X,
ich habe gerade mit dem Oberarzt gesprochen: Bei Ihnen ist eine Kontrastmittelsonografie nötig :-) Haben Sie davon schon mal gehört?

Ich versuche, Sie über alles aufzuklären. Wenn ich zu schnell spreche oder wenn Sie etwas nicht verstanden haben, sagen Sie mir bitte Bescheid, okay?

Wir werden Ultraschallwellen nutzen, mit denen wir Bilder aus Ihrem Körperinnern erstellen. Das Ultraschallgerät besteht aus einem Schallkopf und einem Computer, der die Bilder errechnet. Mithilfe des Schallkopfs werden Ultraschallwellen in den Körper gesandt und dann aufgenommen oder als „Echo" an den Computer zurückgeworfen. Weil unsere Organe den Schall unterschiedlich zurückwerfen, lassen sie sich auf den Bildern voneinander abgrenzen.

Ein Ultraschall-Kontrastmittel wird uns dabei helfen, Raumforderungen genau zu erkennen und ihre Durchblutung in „Ultra HD" zu sehen. Manchmal kann man das sofort zuordnen (gutartig, bösartig, borderline). [Die Radiologen machen das, nicht ich – also von daher keine Sorge ;-)]

Das Kontrastmittel darf auch bei Nieren- oder Schilddrüsenfunktionsproblemen eingesetzt werden, also alles gut. Und es gibt auch keine Strahlenbelastung. Das klingt wie eine Werbung für Ultraschalluntersuchungen, aber, na ja, ist so!

Was ich nicht gesagt habe: Sie brauchen einen venösen Zugang fürs KM.

Nur bei instabiler Angina pectoris, Herzinfarkt oder bei schwerer Herz- oder Lungenerkrankung darf eine Kontrastmittelsonografie nicht durchgeführt werden. Vermeiden Sie bitte blähende Speisen am Tag vorher – keine leckern Bohnen, keine Kohlrouladen und so etwas, Blumenkohl geht leider auch nicht.

Die Harnblase soll gefüllt sein (Wasser, Tee trinken) und am allerbesten wäre es, um Ihre Gallenblase zu beurteilen oder falls wir auch eine Feinnadelpunktion machen, wenn Sie vor der Untersuchung nichts essen würden.

    Haben Sie bisher Fragen?

Gut. Dann machen wir weiter. Nämlich mit etwas, das Sie vermutlich lieber nicht hören würden, das ich aber dennoch mit Ihnen besprechen will: das Thema Komplikationen beim Legen eines venösen Zugangs und bei Kontrastmittel-Gabe. Das heißt nicht, dass wir Komplikationen erwarten, sie sind jedoch nicht gänzlich auszuschließen.

- Allergien und Unverträglichkeiten: auf das KM, Betäubungs-, Desinfektionsmittel, Latex, Ultraschallgel usw.
- Verletzungen und Durchstoßungen von Blutgefäßen – das kann bei aller Vorsicht passieren. Sie werden danach wahrscheinlich eine schöne blaue Verfärbung als Erinnerung bekommen.
- Nachblutungen. Falls es zu stark blutet, werden Sie eine Bluttransfusion bekommen – und auch da gibt es ein ganz kleines Risiko: dass Sie eine HIV- oder HBV / HCV-Infektion bekommen. Klar, das Blut wird immer sehr gut untersucht … Aber da bleibt trotzdem ein Risiko … minimal!
- Infektionen und Wundheilungsstörungen sind auch möglich.
- Lösen sich Blutgerinnsel oder Teilchen von Ablagerungen an der Gefäßwand ab und verschließen sie ein Blutgefäß (das heißt Embolie in unserem „Fachchinesisch"), kann dies Durchblutungsstörungen zur Folge haben. Dann würden Sie eine Behandlung benötigen – entweder medikamentös oder mit einer kleinen Gefäßoperation.
- Selten kommt es zu Haut-, Gewebe- und Nervenschäden mit dauerhaften Folgen: Schmerzen, Entzündung, Absterben von Gewebe, Narben, Empfindungs- und Funktionsstörungen, Lähmungen (z. B. an den Gliedmaßen).
- Bitte verständigen Sie sofort Ihre Ärztin / Ihren Arzt, wenn Übelkeit, Durchfall, Unwohlsein, Schwindel, Niesreiz, Hautausschlag, Schmerzen, Fieber (über 38 °C), Schüttelfrost oder andere Beschwerden während oder nach der Untersuchung auftreten. Bei erheblichen Beschwerden bitte den Notarzt rufen, falls Ihre Ärztin / Ihr Arzt nicht erreichbar ist.

Haben Sie Fragen?

Gut, dann wäre meine Bitte, dass Sie einmal hier unterschreiben, dass Sie alles gehört haben und mit der Untersuchung einverstanden sind.

5.8 Sonografisch gesteuerte Feinnadelpunktion

Guten Tag Herr / Frau X,

    ich habe gerade mit dem Oberarzt gesprochen: Bei Ihnen ist eine sonografisch gesteuerte Feinnadelpunktion nötig :-) Haben Sie davon schon mal gehört?

Wenn ich zu schnell spreche oder wenn Sie etwas nicht verstanden haben, sagen Sie mir bitte Bescheid, okay?

Eine Feinnadelpunktion wird durchgeführt, um Gewebe für eine Untersuchung mit dem Mikroskop zu gewinnen und damit z. B. die Herkunft von Tumoren zu klären. Das Ziel ist, dass wir eine klare Zuordnung der Raumforderung bekommen.

Was besonders wichtig ist: Wenn Sie Medikamente wie Aspirin, Marcumar oder Clopidogrel einnehmen, fragen Sie bitte Ihren Hausarzt, ob diese Medikamente pausiert werden können. Am Tag der Punktion müssen Sie nüchtern sein. Die Punktion ist in der Regel wenig schmerzhaft – nicht so wie beim Zuganglegen. Danach bleiben Sie für mindestens eine Stunde bei uns. Am Tag der Punktion und in den folgenden Tagen sollten Sie Sport vermeiden und nichts Schweres heben.

Es wird so sein: Örtliche Betäubung der Punktionsstelle, dann wird eine dünne Nadel unter Ultraschallkontrolle in das Zielgewebe geführt. So wird Gewebe entnommen, das dann zu den Pathologen geht. Abschließend wird ein Kontroll-Ultraschall zum Ausschluss einer Blutung durchgeführt.

Haben Sie bisher Fragen?

Gut. Dann machen wir weiter. Nämlich mit etwas, das Sie vermutlich lieber nicht hören würden, das ich aber dennoch mit Ihnen besprechen will: das Thema Komplikationen beim Legen eines venösen Zugangs und bei Kontrastmittel-Gabe. Das heißt nicht, dass wir Komplikationen erwarten, sie sind jedoch nicht gänzlich auszuschließen.

- Allergien und Unverträglichkeiten: auf das Betäubungs-, Desinfektionsmittel, Latex usw.
- Verletzungen und Durchstoßungen von Blutgefäßen – das kann bei aller Vorsicht passieren. Sie werden danach wahrscheinlich eine schöne blaue Verfärbung als Erinnerung bekommen.
- Nachblutungen sind selten. Falls es zu stark blutet, werden Sie eine Bluttransfusion bekommen – und auch da gibt es ein ganz kleines Risiko: dass Sie eine HIV- oder HBV / HCV-Infektion bekommen. Klar, das Blut wird immer sehr gut untersucht … Aber da bleibt trotzdem ein Risiko … minimal!
- Infektionen und Wundheilungsstörungen sind auch möglich.
- Lösen sich Blutgerinnsel oder Teilchen von Ablagerungen an der Gefäßwand ab und verschließen sie ein Blutgefäß (das heißt Embolie in unserem „Fachchinesisch"), kann dies Durchblutungsstörungen zur Folge haben. Dann würden Sie eine Behandlung benötigen – entweder medikamentös oder mit einer kleinen Gefäßoperation.
- Haut-, Gewebe- und Nervenschäden mit dauerhaften Folgen: Schmerzen, Entzündung, Absterben von Gewebe, Narben, Empfindungs- und Funktionsstörungen, Lähmungen (z. B. an den Gliedmaßen).
- Bitte verständigen Sie sofort Ihre Ärztin / Ihren Arzt, wenn Übelkeit, Durchfall, Unwohlsein, Schwindel, Niesreiz, Hautausschlag, Schmerzen, Fieber (über 38 °C), Schüttelfrost oder andere Beschwerden während oder

LittleDoc meint

Zum Thema „Stichkanal-Metastasen nach Feinnadel-Biopsieentnahme" gibt es verschiedene Meinungen. Je nachdem, was Ihre Erfahrung zeigt, erwähnen Sie diese Komplikation – oder eben nicht.

nach der Untersuchung auftreten. Bei erheblichen Beschwerden bitte den Notarzt rufen, falls Ihre Ärztin / Ihr Arzt nicht erreichbar ist.
Haben Sie Fragen?

Gut, dann wäre meine Bitte, dass Sie einmal hier unterschreiben, dass Sie alles gehört haben und mit der Untersuchung einverstanden sind.

5.9 Skelettszintigrafie

Guten Tag Herr / Frau X,
ich habe gerade mit dem Oberarzt gesprochen: Bei Ihnen ist eine Knochenszintigrafie nötig :-) Haben Sie davon schon mal gehört?
Ich versuche, Sie über alles aufzuklären. Wenn ich zu schnell spreche oder wenn Sie etwas nicht verstanden haben, sagen Sie mir bitte Bescheid, okay?

Mit dieser Untersuchung können Stoffwechselveränderungen am Skelettsystem untersucht werden. Das klingt jetzt sehr trendy. Ich meine, wir finden Krankheitsherde am Knochen früher als mit einem Röntgenbild.
Sie werden einen Zugang bekommen und über diesen Zugang wird ein radioaktiver Stoff injiziert. Dann warten wir etwa 20 Minuten. Danach benutzen wir eine sogenannte Gammakamera, um ein „Hightech-Fotoshooting" zu machen und die benötigten Messungen durchzuführen. Unser „Fotoshooting" dauert ca. 10 Minuten. Nehmen Sie zwischen den Messungen viel Flüssigkeit zu sich und versuchen Sie, oft Wasser zu lassen.
Das radioaktive Medikament ist gut verträglich. Nebenwirkungen und Wechselwirkungen mit anderen Medikamenten sind nicht bekannt.
Haben Sie bisher Fragen?

Gut. Dann machen wir weiter. Nämlich mit etwas, das Sie vermutlich lieber nicht hören würden, das ich aber dennoch mit Ihnen besprechen will: das Thema Komplikationen beim Legen eines venösen Zugangs und bei Kontrastmittel-Gabe. Das heißt nicht, dass wir Komplikationen erwarten, sie sind jedoch nicht gänzlich auszuschließen.
- Allergien und Unverträglichkeiten: auf den radioaktiven Stoff, auf das Betäubungs-, Desinfektionsmittel, Latex usw.
- Verletzungen und Durchstoßungen von Blutgefäßen – das kann bei aller Vorsicht passieren. Sie werden danach wahrscheinlich eine schöne blaue Verfärbung als Erinnerung bekommen.
- Nachblutungen sind selten. Falls es zu stark blutet, werden Sie eine Bluttransfusion bekommen – und auch da gibt es ein ganz kleines Risiko: dass Sie eine HIV- oder HBV / HCV-Infektion bekommen. Klar, das Blut wird immer sehr gut untersucht ... Aber da bleibt trotzdem ein Risiko ... minimal!
- Infektionen und Wundheilungsstörungen sind auch möglich.
- Lösen sich Blutgerinnsel oder Teilchen von Ablagerungen an der Gefäßwand ab und verschließen sie ein Blutgefäß (das heißt Embolie in

unserem „Fachchinesisch"), kann dies Durchblutungsstörungen zur Folge haben. Dann würden Sie eine Behandlung benötigen – entweder medikamentös oder mit einer kleinen Gefäßoperation.
- Selten kommt es zu Haut-, Gewebe- und Nervenschäden mit dauerhaften Folgen: Schmerzen, Entzündung, Absterben von Gewebe, Narben, Empfindungs- und Funktionsstörungen, Lähmungen (z. B. an den Gliedmaßen).
- Sonst sagen Sie uns bitte Bescheid, wenn Sie Übelkeit, Schwindel, Hautausschlag, Schmerzen, Fieber oder so etwas bekommen.

Haben Sie Fragen?

Gut, dann wäre meine Bitte, dass Sie einmal hier unterschreiben, dass Sie alles gehört haben und mit der Untersuchung einverstanden sind.

5.10 Schilddrüsenszintigrafie

Guten Tag Herr / Frau X,
ich habe gerade mit dem Oberarzt gesprochen: Bei Ihnen ist eine Schilddrüsenszintigrafie nötig :-) Haben Sie davon schon mal gehört?
Ich versuche, Sie über alles aufzuklären. Wenn ich zu schnell spreche oder wenn Sie etwas nicht verstanden haben, sagen Sie mir bitte Bescheid, okay?

Mit dieser Untersuchung kann man die Größe, Form und die Funktion der Schilddrüse beurteilen. Uns interessiert, ob Sie Knoten haben. Das könnte man auch mit einem Ultraschall sehen – wir wollen aber genau wissen, was das für Knoten sind. Wie funktionieren diese Knoten? Zellen mit hoher Stoffwechselaktivität nehmen mehr radioaktive Substanz auf (warme / heiße Knoten) als Zellen mit geringerer Aktivität (kalte Knoten).
Heiße Knoten können durch Jodmangel verursacht sein. Kein Jod bedeutet auch: keine oder weniger Schilddrüsenhormone. Deswegen steigern Wachstumsfaktoren die Aktivität der Schilddrüse und das Jod wird effektiver benutzt. Wenn das nur isoliert in der Schilddrüse passiert, dann hat man einen Knoten. Solche Knoten bilden manchmal sehr viele Hormone und sie werden zum autonomen Adenom, einem gutartigen Tumor, der aber manchmal viele Beschwerden verursacht.
Kalte Knoten sieht man bei einer Zyste oder einer Entzündung. Selten werden kalte Knoten auch bösartig, deshalb werden wir sie überwachen. Wie gesagt, das passiert aber selten – in 5 % der Fälle.
Sie werden einen Zugang bekommen und über diesen Zugang wird ein radioaktiver Stoff injiziert. Dann warten wir etwa 20 Minuten. Danach benutzen wir eine sogenannte Gammakamera, um ein „Hightech-Fotoshooting" zu machen und die benötigten Messungen durchzuführen. Unser „Fotoshooting" dauert ca. 10 Minuten. Nehmen Sie zwischen den Messungen viel Flüssigkeit zu sich und versuchen Sie, oft Wasser zu lassen.

Das radioaktive Medikament ist gut verträglich. Nebenwirkungen und Wechselwirkungen mit anderen Medikamenten sind noch nicht bekannt. Etwa 1 % der Stoffe erreicht die Schilddrüse, also keine Sorge.

Haben Sie bisher Fragen?

Gut. Dann machen wir weiter. Nämlich mit etwas, das Sie vermutlich lieber nicht hören würden, das ich aber dennoch mit Ihnen besprechen will: das Thema Komplikationen beim Legen eines venösen Zugangs und bei Kontrastmittel-Gabe. Das heißt nicht, dass wir Komplikationen erwarten, sie sind jedoch nicht gänzlich auszuschließen.

- Allergien und Unverträglichkeiten: auf den radioaktiven Stoff, auf das Betäubungs-, Desinfektionsmittel, Latex usw.
- Verletzungen und Durchstoßungen von Blutgefäßen – das kann bei aller Vorsicht passieren. Sie werden danach wahrscheinlich eine schöne blaue Verfärbung als Erinnerung bekommen.
- Nachblutungen sind selten. Falls es zu stark blutet, werden Sie eine Bluttransfusion bekommen – und auch da gibt es ein ganz kleines Risiko: dass Sie eine HIV- oder HBV / HCV-Infektion bekommen. Klar, das Blut wird immer sehr gut untersucht … Aber da bleibt trotzdem ein Risiko … minimal!
- Infektionen und Wundheilungsstörungen sind auch möglich.
- Lösen sich Blutgerinnsel oder Teilchen von Ablagerungen an der Gefäßwand ab und verschließen sie ein Blutgefäß (das heißt Embolie in unserem „Fachchinesisch"), kann dies Durchblutungsstörungen zur Folge haben. Dann würden Sie eine Behandlung benötigen – entweder medikamentös oder mit einer kleinen Gefäßoperation.
- Selten kommt es zu Haut-, Gewebe- und Nervenschäden mit dauerhaften Folgen: Schmerzen, Entzündung, Absterben von Gewebe, Narben, Empfindungs- und Funktionsstörungen, Lähmungen (z. B. an den Gliedmaßen).
- Sonst sagen Sie uns bitte Bescheid, wenn Sie Übelkeit, Schwindel, Hautausschlag, Schmerzen, Fieber oder so etwas bekommen.

Haben Sie Fragen?

Gut, dann wäre meine Bitte, dass Sie einmal hier unterschreiben, dass Sie alles gehört haben und mit der Untersuchung einverstanden sind.

5.11 Ösophago-Gastro-Duodenoskopie (ÖGD)

Guten Tag Herr / Frau X,

ich habe gerade mit dem Oberarzt gesprochen: Bei Ihnen ist eine Magenspiegelung (ÖGD) nötig :-) Haben Sie davon schon mal gehört?

Ich versuche, Sie über alles aufzuklären. Wenn ich zu schnell spreche oder wenn Sie etwas nicht verstanden haben, sagen Sie mir bitte Bescheid, okay?

5.11 Ösophago-Gastro-Duodenoskopie (ÖGD)

Bei der Magenspiegelung werden die Speiseröhre, der Magen und der Zwölffingerdarm untersucht.

Nach dem Abendessen am Vortag (spätestens um 20 Uhr) dürfen Sie keine Speisen mehr zu sich nehmen. In den letzten 4 Stunden vor der Untersuchung auch kein Wasser mehr trinken. Das heißt nicht, dass Sie stattdessen etwas anderes trinken dürfen. Nichts. Und bitte auch nicht rauchen.

Sie bekommen, wenn Sie das wünschen, eine leichte Narkose. Sie werden auf der linken Seite liegen und einen Zahnschutz im Mund behalten. Wir machen eine örtliche Betäubung im Rachen mit einem Spray und dann kann es losgehen.

Das Gerät sieht aus wie ein Schlauch, ist ganz dünn, mit einer Kamera am Ende. Es wird durch den Mund eingeführt und weiter bis zum Zwölffingerdarm geschoben. Wir werden auch ein bisschen Luft hineinblasen, sodass wir mehr Raum haben und alles in „Ultra HD" sehen. Also nicht wundern – am Ende werden Sie ganz elegant Luft aufstoßen. Wir können durch diesen „Schlauch" auch andere Geräte schieben, z. B. um Gewebeproben zu entnehmen, eine Blutung zu stillen oder Ausstülpungen zu entfernen usw.

Die Pathologie-Ergebnisse bekommt Ihr Hausarzt innerhalb einer Woche per Fax.

Wenn Sie die Narkose wünschen, dürfen Sie danach nicht Auto fahren, keine wichtigen Entscheidungen treffen und keine Verträge unterzeichnen. Eine Rückfahrt mit dem Taxi wird i. d. R. von der Krankenkasse erstattet. Bitten Sie den Fahrer, Sie bis zur Wohnungstür zu begleiten.

Haben Sie bisher Fragen?

Gut. Dann machen wir weiter. Nämlich mit etwas, das Sie vermutlich lieber nicht hören würden, aber es muss dennoch besprochen werden: das Thema Komplikationen. Das heißt nicht, dass wir Komplikationen erwarten, sie sind jedoch nicht gänzlich auszuschließen.

Schwierigkeiten und Komplikationen sind bei der Gastroskopie sehr selten – der diagnostische und therapeutische Gewinn ist um ein Vielfaches höher als das Risiko.
- Bei aller Vorsicht kann es zur Verletzung der benachbarten Organe oder dem Durchstechen der Wände des Verdauungstraktes kommen.
- Blutung nach Entnahme von Gewebeproben.
- Störung von Atmung, Herz und Kreislauf: Das werden Ihnen auch die Kollegen in der Anästhesie noch einmal erklären.
- Schäden am Gebiss.
- Infektionen.
- Allergische Reaktionen auf die Medikamente, Desinfektionsmittel, Handschuhe, Betäubungsmittel usw.
- Komplikationen durch den venösen Zugang, meistens als blaue Flecke, Infektionen, Blutungen, Gefäß- und Nervenverletzungen.
- Heiserkeit.

Wir haben also nur schöne Sachen mit Ihnen vor. Nein, im Ernst, man muss alles erwähnen, wir erwarten keine Komplikationen, Sie sollten aber darüber Bescheid wissen.

Sagen Sie es uns bitte, wenn Sie Übelkeit, Schwindel, Hautausschlag, Schmerzen, Fieber oder so etwas nach der Untersuchung bekommen.
Haben Sie Fragen?

Gut, dann wäre meine Bitte, dass Sie einmal hier unterschreiben, dass Sie alles gehört haben und mit der Untersuchung einverstanden sind.

> **LittleDoc meint**
> Vorsicht, Zungenbrecher! :-P

5.12 Endoskopisch retrograde Cholangiopankreatikografie (ERCP)

Guten Tag Herr / Frau X,
ich habe gerade mit dem Oberarzt gesprochen: Bei Ihnen ist eine Darstellung der Gallenwege und der Bauchspeicheldrüse mit Kontrastmittel nötig :-) Haben Sie davon schon mal gehört?
Ich versuche, Sie über alles aufzuklären. Wenn ich zu schnell spreche oder wenn Sie etwas nicht verstanden haben, sagen Sie mir bitte Bescheid, okay?

Die ERCP erlaubt es, Erkrankungen der Gallenwege und / oder der Bauchspeicheldrüse nachzuweisen und gegebenenfalls gleich zu behandeln.
Was für Sie besonders wichtig ist: Nach dem Abendessen am Vortag (spätestens um 20 Uhr) dürfen Sie keine Speisen mehr zu sich nehmen. In den letzten 2 Stunden vor der Untersuchung auch kein Wasser mehr trinken. Das heißt nicht, dass Sie stattdessen etwas anderes trinken dürfen. Nichts.
Sie bekommen eine Kurznarkose. Sie werden auf der linken Seite liegen und einen Zahnschutz im Mund behalten. Dann kann alles losgehen.
Das Gerät sieht aus wie ein Schlauch, ist ganz dünn, mit einer Kamera am Ende. Es wird durch den Mund eingeführt und weiter bis zur Mündung der Gallenwege und des Bauchspeicheldrüsenganges im Zwölffingerdarm geschoben. Wir werden auch ein bisschen Luft hineinblasen, sodass wir mehr Raum haben und alles in „Ultra HD" sehen. Also nicht wundern – am Ende werden Sie ganz elegant Luft aufstoßen. Wir können durch diesen „Schlauch" auch andere Geräte schieben, z. B. um Gewebeproben zu entnehmen, eine Blutung zu stillen, Ausstülpungen oder Gallensteine zu entfernen, Gallen- oder Bauchspeicheldrüsengang zu erweitern usw. Manchmal nutzt man auch ein Kontrastmittel und Röntgenstrahlen, um alles besser beurteilen zu können.
Die Pathologie-Ergebnisse bekommt Ihr Hausarzt innerhalb einer Woche per Fax.
Wegen der Narkose dürfen Sie danach nicht Auto fahren, keine wichtigen Entscheidungen treffen und keine Verträge unterzeichnen. Eine Rückfahrt mit dem Taxi wird i. d. R. von der Krankenkasse erstattet. Bitten Sie den Fahrer, Sie bis zur Wohnungstür zu begleiten.
Haben Sie bisher Fragen?

Gut. Dann machen wir weiter. Nämlich mit etwas, das Sie vermutlich lieber nicht hören würden, aber es muss dennoch besprochen werden: das Thema

Komplikationen. Das heißt nicht, dass wir Komplikationen erwarten, sie sind jedoch nicht gänzlich auszuschließen.

Schwierigkeiten und Komplikationen sind bei der Gastroskopie sehr selten – der diagnostische und therapeutische Gewinn ist um ein Vielfaches höher als das Risiko.
- Bei aller Vorsicht kann es zur Verletzung der benachbarten Organe oder dem Durchstechen der Wände des Verdauungstraktes kommen.
- Blutung nach Entnahme von Gewebeproben.
- Störung von Atmung, Herz und Kreislauf: Das werden Ihnen auch die Kollegen in der Anästhesie noch einmal erklären.
- Schäden am Gebiss.
- Infektionen.
- Allergische Reaktionen auf die Medikamente, Desinfektionsmittel, Handschuhe, Betäubungsmittel usw.
- Komplikationen durch den venösen Zugang, meistens als blaue Flecke, Infektionen, Blutungen, Gefäß- und Nervenverletzungen.
- Entzündung der Bauchspeicheldrüse.
- Gallenwegsinfektion.
- Heiserkeit.

Wir haben also nur schöne Sachen mit Ihnen vor. Nein, im Ernst, man muss alles erwähnen, wir erwarten keine Komplikationen, sie sollten jedoch darüber Bescheid wissen.

Sagen Sie es uns bitte, wenn Sie Übelkeit, Schwindel, Hautausschlag, Schmerzen, Fieber oder so etwas nach der Untersuchung bekommen.

Haben Sie Fragen?

Gut, dann wäre meine Bitte, dass Sie einmal hier unterschreiben, dass Sie alles gehört haben und mit der Untersuchung einverstanden sind.

5.13 Kapselendoskopie

Guten Tag Herr / Frau X,
ich habe gerade mit dem Oberarzt gesprochen: Bei Ihnen ist eine Kapselspiegelung nötig :-) Haben Sie davon schon mal gehört?

Ich versuche, Sie über alles aufzuklären. Wenn ich zu schnell spreche oder wenn Sie etwas nicht verstanden haben, sagen Sie mir bitte Bescheid, okay?

Mithilfe einer Videokapsel ist es möglich, den gesamten Verdauungstrakt zu spiegeln und ein schönes Video von Ihrem Dünndarm zu drehen. So kann man Entzündungen finden, Blutungen, Verengungen oder Tumore.

Ich muss übrigens etwas erwähnen: Verengungen mögen wir gar nicht, wenn wir die Kapsel nutzen. Ich erkläre gleich warum.

Die Minikamera ist so klein wie eine normale Tablette. Sie wird mit etwas Wasser eingenommen. Bitte beißen Sie nicht auf die Kamera. [Es tut ihr weh, die ist teuer und uns lieb.] Nach etwa 3 Tagen werden Sie ein *Ü-Ei* im Stuhl-

LittleDoc meint
Uns wurde so eine Kapsel im Studium gezeigt. Erst am Ende des Seminars hieß es: „Sie funktioniert: sie wurde schon benutzt." O.o

gang finden – unsere Minikamera. Die Kapsel brauchen wir nicht, die können Sie ruhig wegwerfen. Die Kamera ist aber wichtig.

Sie werden zudem Elektroden am Körper tragen – wie bei einem EKG. Das ist nicht immer angenehm, weil das System nicht wasserdicht ist. Diese Elektroden übertragen die Daten an einen Rekorder. Den tragen Sie auch immer bei sich. Während Sie den Rekorder tragen, dürfen Sie nicht duschen, baden oder schwimmen.

Haben Sie bisher Fragen?

Gut. Dann machen wir weiter. Nämlich mit etwas, das Sie vermutlich lieber nicht hören würden, aber es muss dennoch besprochen werden: das Thema Komplikationen. Das heißt nicht, dass wir Komplikationen erwarten, sie sind jedoch nicht gänzlich auszuschließen.

Es gibt wenige mögliche Komplikationen, diese sind jedoch ungünstig. Das größte Problem wären Verengungen. Es besteht die Möglichkeit, dass die Kapsel nicht auf natürlichem Wege ausgeschieden wird – das ist jedoch selten! In diesem Fall wird die Kapsel bei einer Spiegelung entfernt, manchmal muss sie sogar chirurgisch entfernt werden.

Haben Sie Fragen?

Gut, dann wäre meine Bitte, dass Sie einmal hier unterschreiben, dass Sie alles gehört haben und mit der Untersuchung einverstanden sind.

5.14 Koloskopie

Guten Tag Herr / Frau X,
   ich habe gerade mit dem Oberarzt gesprochen: Bei Ihnen ist eine Darmspiegelung nötig :-) Haben Sie davon schon mal gehört?
   Ich versuche, Sie über alles aufzuklären. Wenn ich zu schnell spreche oder wenn Sie etwas nicht verstanden haben, sagen Sie mir bitte Bescheid, okay?

Was für Sie besonders wichtig ist: 5 Tage vor der Untersuchung keine Speisen mehr, die schwer verdaulich sind – auch wenn Vollkornprodukte, faseriges Gemüse und kernhaltiges Obst sonst gesund sind: Bitte verzichten Sie darauf. Am Tag vor der Untersuchung bitte nur ein leichtes Frühstück zu sich nehmen, danach nur noch trinken. Am Tag der Untersuchung gar nichts zu sich nehmen, bitte. Sie bekommen auch ein Abführmittel von uns, das Sie bitte nehmen – schon 24 Stunden vor der Untersuchung.

Sie bekommen, wenn Sie das wünschen, eine leichte Narkose. Sie werden auf der linken Seite liegen und einen Zahnschutz im Mund behalten. Wir machen eine örtliche Betäubung im Rachen mit einem Spray und dann kann es losgehen.

Das Gerät sieht aus wie ein Schlauch, ist ganz dünn, mit einer Kamera am Ende. Es wird durch den After eingeführt und weiter bis zum Endteil des Dünndarms (terminales Ileum) geschoben. Wir werden auch ein bisschen Luft hineinblasen, sodass wir mehr Raum haben und alles in „Ultra HD" sehen. Also nicht wundern – am Ende werden Sie ganz elegant Luft aufstoßen. Wir können durch diesen „Schlauch" auch andere Geräte schieben, z. B. um Gewebeproben zu entnehmen, eine Blutung zu stillen oder Ausstülpungen zu entfernen usw. Diese Ausstülpungen (Polypen) können entarten und Dickdarmkrebs verursachen. Von daher versuchen wir, sofort alle zu entfernen. Wenn sie aber schon zu groß sind, brauchen Sie später leider eine Operation.

Die Pathologie-Ergebnisse bekommt Ihr Hausarzt innerhalb einer Woche per Fax.

Wenn Sie die Narkose wünschen, dürfen Sie danach nicht Auto fahren, keine wichtigen Entscheidungen treffen und keine Verträge unterzeichnen. Eine Rückfahrt mit dem Taxi wird i. d. R. von der Krankenkasse erstattet. Bitten Sie den Fahrer, Sie bis zur Wohnungstür zu begleiten.

Haben Sie bisher Fragen?

Gut. Dann machen wir weiter. Nämlich mit etwas, das Sie vermutlich lieber nicht hören würden, aber es muss dennoch besprochen werden: das Thema Komplikationen. Das heißt nicht, dass wir Komplikationen erwarten, sie sind jedoch nicht gänzlich auszuschließen.

Schwierigkeiten und Komplikationen sind bei der Gastroskopie sehr selten – der diagnostische und therapeutische Gewinn ist um ein Vielfaches höher als das Risiko.
- Bei aller Vorsicht kann es zur Verletzung der benachbarten Organe oder dem Durchstechen der Wände des Verdauungstraktes kommen.
- Blutung nach Entnahme von Gewebeproben.
- Störung von Atmung, Herz und Kreislauf: Das werden Ihnen auch die Kollegen in der Anästhesie noch einmal erklären.
- Infektionen.
- Allergische Reaktionen auf die Medikamente, Desinfektionsmittel, Handschuhe, Betäubungsmittel usw.
- Komplikationen durch den venösen Zugang, meistens als blaue Flecke [sodass Sie uns nicht vergessen], Infektionen, Blutungen, Gefäß- und Nervenverletzungen.

Wir haben also nur schöne Sachen mit Ihnen vor. Nein, im Ernst, man muss alles erwähnen, wir erwarten keine Komplikationen, Sie sollten jedoch darüber informiert sein.

Sagen Sie uns bitte Bescheid, wenn Sie Übelkeit, Schwindel, Hautausschlag, Schmerzen, Fieber oder so etwas nach der Untersuchung bekommen.

Haben Sie Fragen?

Gut, dann wäre meine Bitte, dass Sie einmal hier unterschreiben, dass Sie alles gehört haben und dass Sie mit der Untersuchung einverstanden sind.

LittleDoc meint

Die Patienten geraten manchmal schnell in Stress, besonders wenn es um eine Narkose geht. Sie können das Gespräch mit ein bisschen Humor auflockern, z. B.: „Wenn Sie die Narkose wünschen, dürfen Sie danach kein Auto fahren, keine wichtigen Entscheidungen treffen, keine Verträge unterzeichnen *und auf keinen Fall seiltanzen.*"

5.15 Laparoskopie

Guten Tag Herr / Frau X,
ich habe gerade mit dem Oberarzt gesprochen: Bei Ihnen ist eine *Bauchspiegelung* nötig :-) Haben Sie davon schon mal gehört?

Ich versuche, Sie über alles aufzuklären. Wenn ich zu schnell spreche oder wenn Sie etwas nicht verstanden haben, sagen Sie mir bitte Bescheid, okay?

Zur Untersuchung des Bauchraums wird kein Bauchschnitt durchgeführt, keine Sorge. In der Laparoskopie machen wir stattdessen üblicherweise 3 sehr kleine Schnitte – einen am Nabel und die anderen seitlich dazu. Durch diese kleinen Schnitte führen wir einen Schlauch mit einer Kamera am Ende und anderen Instrumenten in ihren Bauchraum ein. Bevor wir das aber machen, werden wir Ihren Bauch aufblasen, sodass wir alles gut sehen können und genug Platz zum Operieren haben. Das Gute an dieser Methode ist, dass die Heilung sehr schnell und mit wenig Schmerzen verbunden ist. Natürlich werden Sie aber – wie bei einer „klassischen" Operation – eine Narkose bekommen.

Üblicherweise bekommen die Patienten danach 2 Tage eine Drainage, das heißt einen sehr dünnen Schlauch, durch den krankhafte oder vermehrte Körperflüssigkeiten abgeleitet werden können. Das ist normal nach einer Operation. Nach 2 Tagen werden Sie sich viel besser fühlen. Doch auch wenn man von außen fast nichts sehen kann, vergessen Sie bitte nicht, dass es eine Operation war: Innerlich haben Sie noch Wunden, die heilen müssen. Schonen Sie sich daher einige Tage und übertreiben Sie es nicht mit Sport oder dem Heben schwerer Sachen.

Haben Sie bisher Fragen?

Gut. Dann machen wir weiter. Nämlich mit etwas, das Sie vermutlich lieber nicht hören würden, aber es muss dennoch besprochen werden: das Thema Komplikationen. Das heißt nicht, dass wir Komplikationen erwarten, sie sind jedoch nicht gänzlich auszuschließen.

Wie bei jeder anderen Operation können auch im Rahmen einer Laparoskopie Komplikationen auftreten.
- Man muss immer eine Thrombose oder Embolie in Betracht ziehen.
- Blutungen und Nachblutungen sind auch möglich. Falls es zu stark blutet, werden Sie eine Bluttransfusion bekommen – und auch da gibt es ein ganz kleines Risiko: dass Sie eine HIV- oder HBV / HCV-Infektion bekommen. Klar, das Blut wird immer sehr gut untersucht ... Aber da bleibt trotzdem ein Risiko ... minimal!
- Infektionen und Wundheilungsstörungen sind auch möglich.
- Der Schnitt wird ca. ... cm groß sein. Falls nötig, kann es sein, dass meine Kollegen den Schnitt erweitern müssen oder doch klassisch operieren, z. B. wenn etwas verletzt wird.
- Bei aller Vorsicht kann es zur Verletzung der Gefäße / Nerven oder der benachbarten Organe kommen. Ganz selten, aber es kann passieren.

- Es kann auch sein, dass Sie danach blaue Flecke haben.
- Und schließlich: Wir bemühen uns, die Naht immer unauffällig zu machen, aber manchmal sieht es am Ende nicht unbedingt perfekt aus. Also kosmetisch ungünstige Ergebnisse wären auch ein „Risiko".
- Wenn wir einen Tumor operieren und die Kollegen in der Pathologie nach der Untersuchung von Proben sagen, dass er bösartig war, muss man leider wieder operieren, um ihn vollständig zu entfernen (Re-Operation).

Haben Sie Fragen?

Gut, dann wäre meine Bitte, dass Sie einmal hier unterschreiben, dass Sie alles gehört haben und mit der Untersuchung einverstanden sind.

5.16 Allgemeine OP-Aufklärung

Guten Tag Herr / Frau X,
  Sie haben …
  Dafür ist leider eine Operation notwendig, nämlich eine sogenannte … Haben Sie davon schon mal gehört?
  Dann besprechen wir den ganzen Verlauf zusammen. Wenn ich zu schnell spreche oder wenn Sie etwas nicht verstanden haben, sagen Sie mir bitte Bescheid, okay?

So. Sie werden vor der Operation auf jeden Fall eine Narkose bekommen und darüber werden Sie auch mit den Kollegen in der Anästhesie noch einmal sprechen. Sie dürfen vor der Operation nichts essen oder trinken. Das ist uns ganz wichtig. Ich weiß, dass viele Patienten sich Sorgen machen, dass es wehtut oder dass es unangenehm ist – aber Sie werden schön „schlafen" und nichts mitbekommen.
  Wir werden auf … (Ort) einen Schnitt machen. Dadurch können wir die Organe sehen. Dann … *(hier 2–3 Sätze bzgl. der Technik nennen, wenn möglich).* Ich weiß, das klingt ganz schrecklich, aber es ist viel leichter getan als erklärt.
  Haben Sie bisher Fragen?

Gut. Dann machen wir weiter. Nämlich mit etwas, das Sie vermutlich lieber nicht hören würden, aber es muss dennoch besprochen werden: das Thema Komplikationen. Das heißt nicht, dass wir Komplikationen erwarten, sie sind jedoch nicht gänzlich auszuschließen.
- Man muss immer eine Thrombose oder Embolie in Betracht ziehen.
- Blutungen und Nachblutungen sind auch möglich. Falls es zu stark blutet, werden Sie eine Bluttransfusion bekommen – und auch da gibt es ein ganz kleines Risiko: dass Sie eine HIV- oder HBV / HCV-Infektion bekommen. Klar, das Blut wird immer sehr gut untersucht … Aber da bleibt trotzdem ein Risiko … minimal!
- Infektionen und Wundheilungsstörungen sind auch möglich.

LittleDoc meint

Die größte Angst einiger Patienten, wenn sie sehen, dass Sie die Aufklärung machen, ist, dass Sie auch (allein) operieren werden.
„Machen Sie sich keine Gedanken, Herr / Frau X. Auf keinen Fall werde ich die Operation (allein) durchführen. Nein, das machen die Oberärzte. / Nein, die Oberärzte sind immer dabei. Ich möchte mit Ihnen nur den Verlauf und die Risiken besprechen."

- Der Schnitt wird ca. … cm groß sein. Falls nötig, kann es sein, dass meine Kollegen den Schnitt erweitern müssen.
- Bei aller Vorsicht kann es zur Verletzung der Gefäße / Nerven oder der benachbarten Organe kommen. Ganz selten, aber es kann passieren.
- Wenn wir einen Tumor operieren und die Kollegen in der Pathologie nach der Untersuchung von Proben sagen, dass er bösartig war, muss man leider wieder operieren, um ihn vollständig zu entfernen (Re-Operation).
- Es kann auch sein, dass Sie danach blaue Flecke haben. Oder dass Sie Blutansammlungen oder andere Flüssigkeitsansammlungen nach der OP bekommen.
- Manchmal legen die Kollegen eine Drainage, das heißt einen sehr dünnen Schlauch, durch den krankhafte oder vermehrte Körperflüssigkeiten abgeleitet werden können. Das ist normal nach einer Operation. Die soll für ein paar Tage bleiben, also nicht wundern nach der OP: „Was ist das denn??"
- Und schließlich: Wir bemühen uns, die Naht immer unauffällig zu machen, aber manchmal sieht es am Ende nicht unbedingt perfekt aus. Also kosmetisch ungünstige Ergebnisse wären auch ein „Risiko".

So. Ich habe Sie genug erschreckt. Ach, das wird schon. Sie sind in guten Händen, das Team ist sehr gut.

Haben Sie Fragen?

Gut, dann wäre meine Bitte, dass Sie einmal hier unterschreiben, dass Sie alles gehört haben und dass Sie mit der Untersuchung einverstanden sind.

II Prüfungsrelevantes Fachwissen

6	Kardiologie und Gefäßmedizin	59
7	Atmungssystem und HNO	83
8	Gastroenterologie, Hepatologie und Infektiologie	103
9	Rheumatologie	157
10	Neurologie	175
11	Blut und lymphatisches System	193
12	Nephrologie	223
13	Endokrinologie und Stoffwechselerkrankungen	231
14	Chirurgie	255
15	Orthopädie und Traumatologie	263
16	Dermatologie	287
17	Pädiatrie	293
18	Ophthalmologie	301
19	Psychiatrie	305

KAPITEL 6 Kardiologie und Gefäßmedizin

6.1 Arterielle Hypertonie

- mindestens 3-malige Messung zu verschiedenen Zeitpunkten!
- an beiden Armen und Beinen
  - BD-Differenz zwischen Armen → Aortenbogensyndrom, Aortendissektion, Subclavia-Verschluss
  - BD-Differenz zwischen Armen und Beinen > 20 mmHg → Aortenisthmusstenose
- BD > 140/90 mmHg → ↑ kardiovaskuläres Risiko → antihypertensive Behandlung!
- „Fun Fact": der BD sinkt normalerweise nachts um etwa 10 mmHg
  - bei etwa ⅔ aller sekundären Hypertonieformen gibt es keine Blutdruckabsenkung (die Patienten heißen dann „Non-Dipper")

Tab. 6.1 Einteilung der arteriellen Hypertonie (adaptiert nach: Pottgießer, Ophoven 2015: 54)

	Systolischer BD (mmHg)	Diastolischer BD (mmHg)
optimal	< 120	< 80
normal	< 130	< 85
hochnormal	130–139	85–89
leichte Hypertonie (Grad I)	140–159	90–99
mittelschwere Hypertonie (Grad II)	160–179	100–109
schwere Hypertonie (Grad III)	≥ 180	≥ 110
isolierte systolische Hypertonie	≥ 140	< 90

6.1.1 Ätiologie

- essenzielle Hypertonie > 90 % der Fälle; multifaktoriell
- sekundäre Hypertonie:
  - *renale* Hypertonie: renoparenchymatöse oder renovaskuläre Erkrankungen, z. B. Glomerulonephritis, Nierenarterienstenose (Doppler?)
  - *endokrine* Funktionsstörungen: Hyperthyreose, Conn-Syndrom, Cushing-Syndrom, Akromegalie, Phäochromozytom

- *kardiovaskuläre* aHT: Aortenisthmusstenose (klinisch: RR-Seitendifferenz!)
- Schlafapnoe-Syndrom
- *Schwangerschaft*

CAVE!
Präeklampsie → Eklampsie//HELLP (s. Anamnese Frauenheilkunde)

- *Medikamente:* Steroide, Ovulationshemmer, GKK, NSAR, Cyclosporin A
- *Drogen:* Kokain, Amphetamine
- *Enzephalitis*
- *rheumatologische* Krankheiten: SLE, Vaskulitiden
- *Schmerzen*
- *Lakritz* → NaCl und Wasser-Retention

6.1.2 Diagnostik

- *Anamnese*
  - Risikofaktoren
    - Nikotinabusus
    - Adipositas
    - Hyperlipidämie
    - Diabetes mellitus
    - Medikamente
    - familiäre Disposition
    - Stress
    - hoher Alkohol-/Kaffeekonsum
    - hoher Salzkonsum
  - Klinik
    - Kopfschmerzen
    - Schwindel
    - Tinnitus
    - Nasenbluten
    - Belastungsdyspnoe
  - Familienanamnese
    - Herzkrankheiten
    - Nierenkrankheiten
    - Apoplex
    - aHT
- *körperliche Untersuchung*
  - BD-Messung (in Ruhe, im Seitenvergleich, richtige Manschettengröße, verschiedene Zeitpunkte), ggf. 24-Stunden-Blutdruckmessung
  - Pulsmessung (Pulsus durus)
  - Auskultation Herz, Gefäße, Nierenarterien
  - Augenhintergrund

> **LittleDoc meint**
> Bei keiner der in diesem Buch genannten Krankheiten werden Sie ALLE Symptome oder Risikofaktoren bei Ihrem FSP-Patienten antreffen! Und auch im Klinikalltag nicht …

- *Laboruntersuchung*
  - BB
  - Glukose
  - Krea
  - Elektrolyte – K ↓ (M. Conn?)
  - Harnsäure
  - Cholesterin und Triglyzeride
  - Urineiweiß (Mikroalbumin!)
  - Renin-Aldosteron Quotient – M. Conn? (sek. aHT)
  - Adrenalin, Noradrenalin – Phäochromozytom? (sek. aHT)
  - Kortisol / 24 Stunden Urin bzw. Dexamethason Hemmtest – M. Cushing? (sek. aHT)
- *Abdomen-Sonografie* – Nieren, Nebennieren beurteilen
- *Duplex Nierenarterien* – Aneurysma, Stenosen
- *EKG*
- *Echokardiografie*

6.1.3 Komplikationen

- *Gehirn*
  - Schlaganfall
  - Massenblutung
  - Mikroangiopathie / vaskuläre Demenz
- *Herz*
  - Linksherzhypertrophie
  - hypertensive Kardiomyopathie
  - KHK und Myokardinfarkt
  - Herzinsuffizienz
- *Gefäße*
  - pAVK
  - Aortendissektion
  - Bauchaortenaneurysma
- *Niere:* hypertensive Nephropathie → Niereninsuffizienz
- *Augen:* hypertensive Retinopathie (sehr gefährlich, wenn der diastolische BD > 100 mmHg!)

6.1.4 Therapie

- *Lebensstiländerung*
  - Kochsalzrestriktion max. 5–6 g pro Tag
  - Ø Lakritz
  - C_2 max. 20 g / d ♀, 30 g / d ♂
  - mehr Gemüse und Obst, Milchprodukte mit niedrigem Fettgehalt
  - Gewichtsreduktion BMI <25, Taillenumfang < 88 cm ♀ und < 102 cm ♂
  - 30 Minuten / d Bewegung
  - Nikotinkarenz

- *Antihypertensiva* – Ziel < 140 / 90 mmHg (bei DM < 140 / 80–85 mmHg)
  - Diuretika
  - ACE-Hemmer – nephroprotektiv (↓ vasonkonstriktorische Wirkung von Angiotensin II an der efferenten Arteriole + ↓ intraglomerulärer Kapillardruck → ↓ Proteinurie)
  - AT1-Rezeptorantagonisten (Sartane)
  - β-Blocker
  - Kalziumkanalblocker

MERKE
Asthma → Ø non-selektive β-Blocker
Gicht → Ø Diuretika, sonst ↑ Harnsäure
Niereninsuffizienz → Ø K⁺-sparende Diuretika
Herzinsuffizienz → Ø Kalziumantagonisten, weil inotrop neg.
KHK → Ø Dihydralasin, weil vasodilat
Schwangerschaft: ab 160/105 mmHg: Methyldopa oder selektive β-Blocker bis 150/100 mmHg; keine ACE-Hemmer und AT1-Rezeptorantagonisten

6.1.5 Hypertensiver Notfall

= **akuter Blutdruckanstieg + Schädigungen verschiedener Organe**

TIPP
Für die Diagnose sind die Organschädigungen entscheidend, nicht die Werte des BD!

- mögliche Komplikationen
  - Sehstörungen, frische Blutungen und Papillenödem (Augenhintergrund)
  - Hochdruck-Enzephalopathie, Bewusstseinsstörungen, intrakranielle Blutungen, Schwindel
  - Lungenödem
  - dissezierendes Aortenaneurysma
  - instabile Angina pectoris, Myokardinfarkt
- Therapie
  - Nitroglyzerin 1,2 mg Spray oder Kapsel
  - Nifedipin oder Nitrendipin nur wenn es keine instabile Angina pectoris ist
  - Uradipil 25 mg i. v.
  - Clonidin 0,075 mg i. v. langsam (nicht bei Enzephalopathie)

CAVE!
Zerebrale Minderperfusion Risiko → Blutdrucksenkung um ca. 25 % bzw. auf 100–110 mmHg diastolisch innerhalb von ≥ 2 Stunden.

6.2 Koronare Herzkrankheit

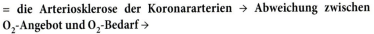

= die Arteriosklerose der Koronararterien → Abweichung zwischen O_2-Angebot und O_2-Bedarf →
- Angina pectoris
- Herzrhythmusstörung
- Myokardinfarkt

6.2.1 Ätiologie

- aHT
- Nikotinabusus
- Hyperlipoproteinämie
- DM

6.2.2 Klinik

Angina pectoris = retrosternaler Druckschmerz mit Ausstrahlung in den linken Arm, Unterkiefer, Epigastrium oder Rücken
- *stabile Angina pectoris*
  - Belastungsabhängig + sistiert in Ruhe oder Vasodilatatoren (Glycerol-trinitrat).
- *instabile Angina pectoris*
  - tritt auch in Ruhe auf
  - dauert > 10 Minuten
  - Vasodilatatoren haben Ø Effekt
  - primär = jede Erstangina
  - sekundär: ↑ Stärke und ↑ Frequenz → steigende Medikamentendosierungen nötig
- *Prinzmetal- oder vasospastische Angina*
  - koronarer Spasmus
  - reversible ST-Hebungen
  - Ø Troponin- und CK-Anstieg
  - Therapie: Nitraten und Kalziumantagonisten
  - ⊗ β-Blocker! (Vasokonstriktion)

6.2.3 Diagnostik

- Ruhe-EKG
- Belastungs-EKG
  - horizontale oder deszendierende Senkung der ST-Strecke ≥ 0,1 mV in den Extremitätenableitungen
  - horizontale oder deszendierende Senkung der ST-Strecke ≥ 0,2 mV in den Brustwandableitungen
  - ↑ der ST-Strecke ≥ 0,1 mV

- Perfusionsmyokardszintigrafie: invasiv, bei unklaren Belastungs-EKG-Befunden, in Ruhe und nach Belastung
  - belastungsabhängige Minderperfusion: reversible Aktivitätsminderung unter Ergometriebelastung; in Ruhe o. p. B.
  - Myokardnarben (Z. n. MI): irreversible Aktivitätsverminderung; auch in Ruhe pathologisch
- Stress-Echokardiografie oder Kardio-MRT: Wandbewegungsstörungen bei Belastung
- Koronarangiografie: *Goldstandard der Diagnostik,* invasiv, aber auch therapeutisch

6.2.4 Therapie

- Ziel: ↓ Sauerstoffverbrauch und ↑ Sauerstoffangebot
- Risikofaktoren ↓:
  - Nikotinkarenz
  - Gewichtsabnahme
  - körperliche Bewegung
  - fettarme, ballaststoffreiche Ernährung
  - kein Dysstress, mehr Eustress
  - LDL 70–115 mg/dl (abhängig von Risiko), HDL > 40 mg/dl, Triglyzeride < 200 mg/dl
- *stabile Angina pectoris*
  - Rekanalisation: PTCA / Stenting
  - Bypass-Operation: für koronare Dreigefäßerkrankung oder ↑ Syntax Score II (kann man mit einer Software oder App berechnen)
  - Vorteil: Restenosierung nach OP < Restenosierung nach interventionellen Verfahren
  - Medikamente
    - ASS 100 mg/d / Clopidogrel 75 mg/d
    - ACE-Hemmer
    - β-Blocker oder Kalziumkanalblocker Ivabradin oder Ranolazin (Piperazinderivat; selektiver Inhibitor des Natrium-Einstroms ins Myokard)
    - Nitrate (z. B. Isosorbiddinitrat 20–120 mg) oder Molsidomin (3 × 2 mg/d): keine Toleranzentwicklung
    - Statine – Ziel: LDL < 70–115 mg/dl (abhängig von Risiko)
- *instabile Angina pectoris:* s. Myokardinfarkt

6.3 Exkurs: Belastungs-EKG

- **Wichtig** für die Prognose und den Effekt der Therapie [und weil die Prüfer nach diesem Thema fragen]!

LittleDoc meint
Die Dosierungen der Medikamente sind nur zur Orientierung. Aber die LDL- und HDL-Normwerte sind wichtig!

6.3 Exkurs: Belastungs-EKG

6.3.1 Prozedere

- Körperliche Belastung + EKG-Schreiben + BD-Messung
- Man kann ein Fahrradergometer, ein Laufband und eine Kletterstufe einsetzen oder man kann Dobutamin, Adenosin oder Dypiridamol nutzen (bei Patienten mit lokomotorischen Beschwerden).
- Mit dem Fahrradergometer:
  - Zuerst wird in körperlicher Ruhe ein EKG geschrieben und der Blutdruck gemessen.
  - Dann beginnt die körperliche Belastung – zunächst mit einem geringen Widerstand, der in Watt gemessen wird. Am Anfang 50 (oder 25) Watt.
  - Nach jeder Minute: EKG mit schneller Registriergeschwindigkeit kurz schreiben + BD-Messung.
  - Alle 2–3 Minuten wird der Gegenstand um 25 Watt ↑, bis der Patient erschöpft ist, bis er Angina bekommt, bis man mindestens 70 % der maximalen Herzfrequenz erreicht oder wenn bestimmte krankhafte Veränderungen der EKG-Kurve oder Herzrhythmusstörungen auftreten:
    - ST-Elevation oder ST-Senkung > 0,2 mV
    - ventrikuläre oder bradykarde Herzrhythmusstörungen
    - systolischer BD > 240 mmHg oder diastolischer BD > 115 mmHg
    - Blutdruckabfall
    - Ø physiologischer Blutdruckanstieg
- Die maximale Herzfrequenz = 220 minus Lebensalter
- Am Ende schreibt man noch 3–5 Minuten ein EKG und misst minütlich den BD

6.3.2 Absolute Abbruchkriterien

- Erreichen der maximalen Herzfrequenz
- kein Frequenzanstieg
- Blutdruckabfall > 10 mmHg
- kein systolischer Blutdruckanstieg
- Blutdruck > 240 mmHg systolisch, > 115 mmHg diastolisch
- Arrhythmien, Blockierungen (AV oder Schenkelblock)
- körperliche Erschöpfung und / oder Atemnot, Zyanose, Schwindel, Kaltschweißigkeit, Bewegungsstörung

6.3.3 Auswertung

- *Normalbefund*
  - Tachykardie, regelmäßiger Herzrhythmus ± Extrasystolen
  - maximaler systolischer BD 260 mmHg
  - normale Luftnot
  - keine Beschwerden

- *pathologisch*
  - Herzrhythmusstörungen
  - mehrere direkt aufeinanderfolgende Extraschläge (*Salven* oder wenn > 7 direkt aufeinander = „ventrikuläre Tachykardie")
  - komplexe Arrhythmien
  - neu aufgetretene deszendierende oder horizontale ST-Senkungen ≥ 0,1 mV, 80 msec nach dem J-Punkt
  - weitere Absenkung um 0,1 mV bei ST-Senkungen auch im Ruhe-EKG
  - aszendierend verlaufende ST-Strecke mit einer Senkung ≥ 0,15 mV, 80 msec nach dem J-Punkt
  - ST-Hebungen ≥ 0,1 mV (aber: ST-Hebungen ≥ 0,1 mV sind häufig nach einem Q-Zacken-Infarkt nachweisbar und weisen dann nicht unbedingt auf eine Ischämie hin)
  - Angina pectoris

6.3.4 Normen

- PWC = Physical Work Capacity = Watt / Körpergewicht
- Man kann die letzten Werte des Patienten als Vergleich nehmen oder die normalen Werte in speziellen Tabellen ablesen → Prognose?

6.4 Akuter Myokardinfarkt

= Myokardnekrose aufgrund eines Koronararterienverschlusses
- akutes Koronarsyndrom = STEMI + non-STEMI + instabile Angina pectoris

LittleDoc meint
NOTFALL!
Siehe Prozedere im Kapitel „Handlungsplan im Notfall".

6.4.1 Ätiologie

- Arteriosklerose → Thrombose durch Plaque-Ruptur
- Koronarspasmus
- Koronariitis
- Embolie
- Risikofaktoren
  - nicht beeinflussbar
    - männliches Geschlecht
    - höheres Lebensalter
    - Familienanamnese
  - beeinflussbar
    - Nikotin
    - aHT
    - Hyperlipoproteinämie und Dyslipoproteinämie (LDL > 160 mg / dl und HDL < 35 mg / dl)
    - DM

- Adipositas
- Bewegungsmangel
- psychosoziale Faktoren

6.4.2 Klinische Einteilung

- *Typ 1:* spontan, wegen eines Thrombus in einer oder mehreren Koronararterien
- *Typ 2:* ischämiebedingt, mit Myokardnekrose, bei Embolien, Koronarspasmen, aHT, arterieller Hypotonie oder Anämie, Arrhythmien usw.
- *Typ 3:* klassische Symptome der Ischämie + EKG-Veränderungen, Kammerflimmern, schneller Exitus
- *Typ 4:* bei (oder nach) einer perkutanen Koronarintervention
- *Typ 5:* bei (oder nach) einem Koronararterienbypass

6.4.3 Klinik

- retrosternaler oder linksthorakaler Schmerz
- Ausstrahlung in den linken Arm, seltener in den Oberkiefer, in die Schulter oder das Epigastrium
- Unruhe
- Todesangst

TIPP
Patienten mit Diabetes mellitus → keine Schmerzen wegen einer Neuropathie → Diagnose aufgrund der vegetativen Symptome: Übelkeit, Erbrechen, starkes Schwitzen, Unruhe und Todesangst.

- Atemnot (Linkherzinsuffizienz)
- körperliche Untersuchung: Herzinsuffizienz (Ödeme, Rasselgeräusche), Perikardreiben, ↓ Atemgeräusch, akutes Abdomen?

6.4.4 Diagnostik

- 12-Kanal-EKG innerhalb von 10 Minuten
  1. *frischer MI*
     - R klein
     - starke ST-Hebung
     - T positiv
  2. *Zwischenstadium*
     - Tiefe Q-Zacke
     - R klein
     - ST-Strecke noch erhöht
     - T negativ

3. *Folgestadium*
   - Tiefe Q-Zacke
   - R klein
   - ST isoelektrisch
   - T negativ
4. *alter MI*
   - Q pathologisch = Pardee-Q > 40 ms oder > ¼ der Amplitude der folgenden R-Zacke
   - R normal
   - ST isoelektrisch
   - T positiv

- Herzenzyme: Gesamt-CK, CK-MB, GOT, LDH
- Myoglobin
- Troponin (falsch positiv bei Niereninsuffizienz)

LittleDoc meint
Diese Parameter werden Sie auch im Klinikalltag verfolgen – unabhängig von Ihrem Fachbereich!

CAVE!
EKG unauffällig + Labor unauffällig → instabile Angina pectoris
EKG unauffällig + Labor (Troponin) auffällig → NSTEMI
EKG auffällig + Labor auffällig → STEMI

Tab. 6.2 Myokardinfarkt-Lokalisation in den EKG-Ableitungen

Infarkt	Ableitungen
kompletter Vorderwandinfarkt	V_1-V_6, aVL, I
anteroseptaler Infarkt	V_1-V_4, aVL, I
Lateralinfarkt	I, aVL, V_5-V_6
Posterolateralinfarkt	II, III, aVF, V_{5-6}
Hinterwandinfarkt	V_7-V_9, aVF, III
inferiorer Hinterwandinfarkt	II, III, aVF
rechtsventrikulärer Infarkt	V_{3r}-V_{6r}, V_1

Zusätzlich nach der Revaskularisation:
- Röntgen-Thorax (Herzgröße, Lungenstauung, Pleuraerguss? → Herzinsuffizienz?)
- Echokardiografie (Herzinsuffizienz, Thromben, Herzwandaneurysma)

6.4.5 Differenzialdiagnosen

- Angina pectoris (< 5 min, ↓ Schmerzen in Ruhe und nach Glyceroltrinitrat)
- Perikarditis (Einatmen → ↑ Schmerzen)
- Lungenembolie (Husten, TVT)
- dissezierendes Aneurysma der thorakalen Aorta (Schmerzausstrahlung in den Nacken, den Rücken und die Beine)
- Pneumothorax
- Boerhaave-Syndrom (nach heftigem Erbrechen, z. B. bei Alkoholexzess, Schwangerschaft usw.)

6.4.6 Therapie

- den Patienten hinsetzen (Oberkörper-Hochlagerung), beruhigen
- venösen Zugang legen
- Glyceroltrinitrat-(Nitrolingual-)Spray 2 Hübe (↓ Schmerzen binnen 1–2 Minuten → Angina pectoris)
- Sauerstoff
- Morphin 3–5 mg i. v.
- Metoclopramid
- duale Thrombozytenaggregationshemmung: Acetylsalicylsäure 150–325 mg p. o. + $P2Y_{12}$-Hemmer (Clopidogrel 300 mg, Prasugrel 60 mg)
- Heparin 5000 IE i. v. bei typischen EKG-Veränderungen → Heparinperfusor (25 000 IE / d bis Verdoppelung der PTT) oder niedermolekulares Heparin (Enoxaparin)
- bei Bradykardie Atropin i. v., bei Tachykardie β-Blocker mit kurzer Halbwertszeit (z. B. Esmolol) i. v.
- ggf. Diazepam
- ggf. GPIIb / IIIa-Rezeptor-Antagonisten (z. B. Abciximab) → Hemmung der Thrombozytenaggregation
- STEMI → *Rekanalisation* durch Akut-PTCA und Stentimplantation binnen 90 Minuten *ODER Thrombolyse* mit Fibrinolytika (Streptokinase, Urokinase, rekombinanter Gewebeplasminogenaktivator [rt-PA]) – in Gegenden ohne rechtzeitig erreichbaren Herzkatheter
- Danach:
  - Normalisierung des BZ bei DM
  - Statine, β-Blocker und ACE-Hemmer
  - intensivmedizinische Überwachung

6.5 Globale Herzinsuffizienz

= akutes oder chronisches Unvermögen des Herzens, den Organismus ausreichend mit Blut zu versorgen

6.5.1 Ätiopathogenese

- *hypertensive Herzkrankheit*
  - Hypertrophie-Zeichen
  - Erregungsrückbildungsstörung im EKG
  - arterielle Hypertonie
  - nach links verlagerter hebender Herzspitzenstoß
  - verstärkter 2. Aortenton
- *koronare Herzkrankheit*
- *Vitium*
  - Systolikum bei der Auskultation über der Herzspitze → Mitralinsuffizienz

- Zeichen der Linksherzhypertrophie im EKG: Sokolow-Lyon-Index (S in V1 + R in V5 ≥ 3,5 mV) – meistens bei einer gleichzeitigen hypertensiven Herzkrankheit
- *Linksherzinsuffizienz – Ursachen*
  - Hypertonie
  - KHK
  - Herzrhythmusstörungen
  - Perikard Tamponade
  - Endo- oder Myokarditis
  - dilatative Kardiomyopathie Herzklappenfehler
- *Rechtsherzinsuffizienz – Ursachen*
  - chronische Linksherzinsuffizienz
  - durch Lungenembolien → BD ↑ im kleinen Kreislauf
  - chronische Lungenerkrankungen: Lungenfibrose, pulmonale Hypertonie oder COPD usw.

6.5.2 Klinik

- Linksherzinsuffizienz:
  - Leistungsminderung
  - Belastungsdyspnoe
- Bei Chronifizierung:
  - Müdigkeit
  - Flüssigkeitsretention
  - alte arterielle Hypertonie
  - zerebrale Funktionsstörungen
  - periphere Zyanose und zentrale Zyanose
  - kardiales Lungenödem → Dyspnoe
- Rechtherzinsuffizienz:
  - Nykturie durch Rückresorption der Ödeme in horizontaler Lage (nachts)
  - Halsvenenstauung (positiver hepatojugulärer Reflux)
  - Beinödeme bis zu Anasarka
  - Gewichtszunahme
  - Stauungsenteropathie mit Malabsorption (Medikamentenwirkung ↓)
  - stauungsbedingte Leberzirrhose (*Cirrhose cardiaque*)
- Bei Rückwärtsversagen mit Blutrückstau in das Lungengefäßbett:
  - feine Rasselgeräusche
  - Beinödeme
  - zentrale Zyanose
  - bläuliche Verfärbung von Wangen- und Zungenschleimhaut
  - Venenstauung an Zungengrund und Hals
  - Aszites
- *Kompensationsmechanismen*
  - Herzhypertrophie
    - Schlagvolumen ↑
    - Sauerstoffbedarf ↑
    - Koronardurchblutung ↓

- Sympathikusaktivierung
  - Herzfrequenz und Kontraktionskraft ↑
  - Umverteilung des Blutes zu lebenswichtigen Organen
  - Sauerstoffbedarf ↑
  - Koronardurchblutung ↓
- Aktivierung des Renin-Angiotensin-Aldosteron-Systems
  - Vorlast und Ventrikelvordehnung ↑ → Schlagvolumen ↑ (Frank-Starling-Mechanismus)
  - Nachlast ↑
  - Blutstau in den Lungen

Tab. 6.3 NYHA-Einteilung der Herzinsuffizienz (adaptiert nach: Pottgießer, Ophoven 2015: 23)

NYHA-Klassifikation	
NYHA I	Herzerkrankung ohne körperliche Limitation
NYHA II	leichte Einschränkung der körperlichen Leistungsfähigkeit und Beschwerden bei alltäglicher Belastung
NYHA III	↑ Beschwerden bei alltäglicher körperlicher Belastung und ↑ Einschränkung der körperlichen Leistungsfähigkeit, Ø Beschwerden in Ruhe
NYHA IV	Beschwerden in Ruhe

6.5.3 Diagnostik

- Röntgen-Thorax
  - Lungenerkrankung
  - Vitium (Herzkonfiguration und Größe)
  - Pleuraergüsse
  - Lungenstauung
- Echokardiografie
  - Linksherzhypertrophie
  - Vitiums (Systolikum)
  - Kontraktilitätsstörungen (alter MI?)
- Belastungs-EKG
- Brain natriuretic Peptide (BNP)
  - wenn normal (<100 pg/ml), kann eine Herzinsuffizienz ziemlich sicher ausgeschlossen werden
  - wenn > 400 pg/ml → Hinweis Herzinsuffizienz

6.5.4 Therapie

- kochsalzarme Kost
- Flüssigkeitsrestriktion (2–2,5 l pro Tag)
- *NYHA-Stadium I*
  - ACE-Hemmer, wenn MI
  - β-Blocker

- *NYHA-Stadium II*
  - ACE-Hemmers oder AT-II-Rezeptor-Antagonisten
- *NYHA III–IV*
  - Aldosteron-Antagonisten (Spironolacton, Eplerenon)
  - Ivabradin: blockiert If-Kanäle im Sinusknoten
- *bei ausgeprägten Ödemen und ab NYHA-Stadium III*
  - zusätzlich Diuretika
- *bei sehr schlechter Pumpfunktion*
  - Implantation eines Kardioverter-Defibrillators (ICD)
  - kardiale Resynchronisationstherapie mit biventrikulärer Stimulation / Schrittmacher (CRT)
- *Indikationen der kardialen Resynchronisationstherapie*
  - NYHA III, IV wo die Therapie Ø Erfolg hat
  - Ejektionsfraktion < 35 %
  - kompletter Linksschenkelblock (QRS Komplex > als 120 ms)
  - Stimulationsanteil > 40 % bei Schrittmacherversorgung
  - enddiastolische linksventrikuläre Dilatation > 55 mm
- *bei Vorhofflimmern oder -flattern*
  - Herzglykoside

6.6 Periphere arterielle Verschlusskrankheit (pAVK)

= **chronische Einengung des Lumens peripherer Arterien**
- am häufigsten sind die Beinarterien betroffen

Tab. 6.4 Die häufigsten Formen der pAVK

Beschwerden	Stenose	Typ
Gesäß, Hüfte, Oberschenkel	A. Aorta, A. iliaca	Beckentyp
Wade	A. femoralis, A. poplitea	Oberschenkeltyp
Fußsohle, Zehen	Unterschenkelarterien, Fußarterien	peripherer Typ

6.6.1 Ätiologie

- obliterierende Arteriosklerose

CAVE!
KHK- und Apoplex-Risiko ↑;
Alle Gefäße sind betroffen!

- Gefäßanomalien
- Gefäßspasmen

- Raynaud-Syndrom
- Vaskulitis (z. B. Panarteriitis nodosa)

6.6.2 Klinik

- stadienabhängig
- *Stadium I*
  - beschwerdefrei
  - trophische Störungen: Hautschuppung, lokaler Haarausfall, Nageldystrophie
- *Stadium II*
  - belastungsabhängiger Schmerz = Claudicatio intermittens – ab 75 % Verschluss des Gefäßes (ergo „*Schaufensterkrankheit*")
- *Stadium III*
  - meist nächtliche Ruheschmerzen
- *Stadium IV*
  - Nekrosen bzw. Gangrän (z. B. der Zehen)

LittleDoc meint
Bitte hier auch Ulcus cruris lesen!

Tab. 6.5 Klinische Stadieneinteilung der pAVK nach Fontaine (adaptiert nach: DGA 2015)

Stadien	Klinik
Stadium I	Beschwerdefreiheit
Stadium II	Claudicatio intermittens: a: schmerzfreie Gehstrecke > 200 m b: schmerzfreie Gehstrecke < 200 m
Stadium III	Ruheschmerz im Liegen
Stadium IV	nekrotische Veränderungen

6.6.3 Diagnostik

- Lagerungsprobe nach Ratschow: St. I, II, nicht III, IV – schwache hämodynamische Kompensation
  - Beine anheben und Kreise machen
  - bei pAVK Abblassen der Fußsohlen beim Abheben + verzögerte Rotfärbung der Füße nach Absenken der Beine
  - um den Erfolg der Therapie durch Kollateralgefäßbildung zu überprüfen
- DM-Einstellung (HbA1c, BZ, Urineiweiß)
- Bestimmung von Cholesterin, HDL, LDL und Triglyzeriden
- 24-Stunden-Blutdruckmessung
- Laufbandtest zur Objektivierung der Gehstrecke
- Messung des Doppler-Verschlussdrucks an beiden Füßen und Armen in Ruhe und bei Belastung → Arm-Bein-Index → Durchblutungsstörung?
  - ABI: normal > 1 (0,9–1,2)
  - Wenn < 0,9 → pAVK

- leicht: 0,9–0,75
- mittelschwer: 0,75–0,5
- schwer: < 0,5 (kritische Ischämie)
- Bei DM: Hydroxylapatitkristalleinlagerung in den Gefäßwänden →
  - ↓ Elastizität = *Mönckeberg-Mediasklerose* → falsche Messungen (ABI ↑)
  - transkutaner Sauerstoffpartialdruck: normal ~ 60 mmHg, pathologisch < 30 mmHg
  - Doppler-Sonografie: Lokalisation und Schweregrad der Gefäßstenose
  - Farbduplexsonografie: Lokalisation, Ausdehnung, Morphologie und Schweregrad der Gefäßstenose
  - MR-Angiografie (oder CT-Angiografie)
  - arterielle digitale Subtraktionsangiografie (DSA)

6.6.4 Differenzialdiagnosen

- Phlebothrombose
- Gelenkarthrose
- degenerative Wirbelsäulen-Erkrankungen

6.6.5 Therapie

- *Stadium I*
  - 100 mg ASS / d
  - Verminderung der Risikofaktoren
  - regelmäßige Bewegung
- *Stadium II*
  - Gehtraining 1–2 Stunden / d
  - passendes Schuhwerk
  - regelmäßige Fußpflege
  - ggf. Revaskularisation (Katheter-Angioplastie oder Operation)
- *Stadium III*
  - Revaskularisation: perkutane transluminale Angioplastie (PTA), oder Rotablation oder Laser-Angioplastie
  - große Gefäße (A. iliaca, A. femoralis): Thrombendarteriektomie oder Bypass-OP
  - ggf. i. v. Prostanoiden zur Bildung von Kollateralen
- *Stadium IV*
  - Revaskularisation (s. oben)
  - Wund- und Infektbehandlung: Nekrosen Sanierung
  - Amputation

6.7 Akuter peripherer Arterienverschluss

= **plötzlicher Verschluss einer peripheren Arterie**

6.7.1 Ätiologie

- Embolie – die häufigste Ursache
  - kardial: Herzrhythmusstörungen, am häufigsten Vorhofflimmern, Klappenfehler z. B. Mitralklappenstenose, MI, Aneurysma
  - Atheromatose (Atheroembolie)
  - andere Typen von Embolien (Thrombus, Luft, Fruchtwasser, Fremdkörper, Fett usw.)
- lokale arterielle Thrombosen + Atherosklerose
- Tumoren → Kompression
- Verletzungen

6.7.2 Klinik

- Spezifisch sind die 6 P:
  - Pain (Schmerz)
  - Parasthesia (Parästhesie)
  - Pulselessness (Pulslosigkeit)
  - Palor (Blässe)
  - Paralysis (Lähmung)
  - Prostration (Entkräftung)

6.7.3 Diagnostik

- Duplexsonografie
- Angiografie, ggf. mit Lyse

6.7.4 Therapie

- Tieflagerung des Beins
- Analgetika – Opioide
- Infusionstherapie
- Vollheparinisierung
- bei komplettem Verschluss: sofort Revaskularisation
- bei inkomplettem Verschluss: Untersuchung, dann Lyse oder Thrombektomie

TIPP
Bitte keine i.a. oder i.m. Spritzen (Fibrinolyse nötig!)

6.8 Tiefe Venenthrombose (TVT)/ Phlebothrombose

= akuter Verschluss einer tiefen Vene durch einen Thrombus
- 90 % Becken- oder Beinvenen
- links häufiger – A. iliaca überkreuzt die V. iliaca
- in den Armen (Paget-von-Schroetter-Syndrom) – i. d. R. iatrogen nach einer ZVK-Anlage oder beim Thoracic-outlet-Syndrom

6.8.1 Ätiologie

- angeborene Gerinnungsstörung: Faktor-V-Leiden-Mutation, Fibrinolyse-Defekte, Hyperhomocysteinämie, Protein-C- oder -S-Mangel, AT-III-Mangel usw.
- lange, große Operationen, z. B. TEP
- Östrogen, orale Kontrazeptiva
- Nikotin
- Medikamente, Noxen
- aHT
- Immobilisierung, wegen Krankheit oder z. B. bei langen Reisen („Flugthrombose", „Economy Class Syndrome")
- Strahlenbelastung
- Malignome
- starke Dehydrierung → erhöhte Zellzahl → erhöhte Blut-Viskosität → Hyperkoagulabilität
- immunologische Reaktionen, z. B. nach Transplantaten
- Antiphospholipid-Syndrom (Antikörperbildung gegen Thrombozyten und Gerinnungsfaktoren)
- *Virchow-Trias:* Gefäßwand-/Endothelschädigung + Stase + Hyperkoagulabilität

6.8.2 Klinik

- Schwellung der Extremität (Seitenvergleich!)
- lokale Zyanose, Glanzhaut
- lokale Schmerzen
- Körperliche Untersuchung:

6.8 Tiefe Venenthrombose (TVT) / Phlebothrombose

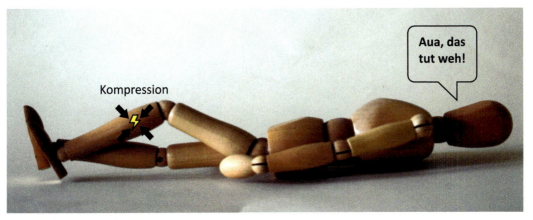

Abb. 6.1 Meyer-Zeichen: Wadenkompressionsschmerz [M1025]

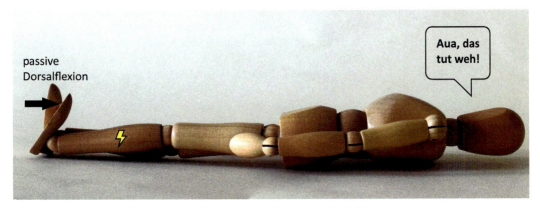

Abb. 6.2 Homans-Zeichen: Wadenschmerz bei Dorsalflexion im Sprunggelenk [M1025]

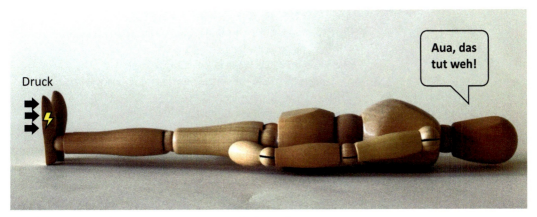

Abb. 6.3 Payr-Zeichen: Schmerz bei Druck auf die Fußsohle [M1025]

6.8.3 Diagnostik

- Wells-Score (adaptiert nach: Wells et al. 2003) – 1 Punkt für jeden Parameter:
  - aktives Malignom
  - Lähmung / Immobilisation der unteren Extremitäten
  - Bettlägerigkeit > 3 Tage oder eine große OP in den letzten 12 Wochen
  - Schmerzen / Verhärtung entlang der tiefen Venen
  - Schwellung im gesamten Bein
  - Unterschenkelumfang-Unterschied > 3 cm
  - eindrückbares Ödem, aber nur am betroffenen Bein
  - sichtbare Kollateralvenen (und nicht im Rahmen vorbekannter Varizen)
  - TVT in der Anamnese
    → bei Verdacht auf eine andere Diagnose, die mindestens genauso wahrscheinlich wie TVT ist, werden am Ende 2 Punkte abgezogen
- Auswertung:
  - < 2 Punkte: TVT-Wahrscheinlichkeit nicht hoch
  - ≥ 2 Punkte: TVT-Wahrscheinlichkeit hoch
- D-Dimere
  - wenn negativ, Phlebothrombose kann ziemlich sicher ausgeschlossen werden
  - wenn positiv → nicht 100 %ig Phlebothrombose (Differenzialdiagnosen: Malignom? Z. n. OP? Rheumatische Erkrankungen?)
- Phlebosonografie (Farbduplex-Kompressionssonografie): man merkt eine unvollständige Komprimierbarkeit der Venen – *Goldstandard*
- ggf. Angio-CT oder MRT: Beckenvenenthrombose?

LittleDoc meint
Ich empfehle, hier auch das Kapitel „Ulcus cruris" zu lesen.

6.8.4 Therapie

- Akuttherapie
  - Vollheparinisierung: fraktioniertes Heparin s. c.
  - Fibrinolyse bei hämodynamisch instabilen Patienten
  - Thrombektomie bei: Phlegmasia coerulea dolens = arterielle Perfusion ↓ wegen starker Schwellung
  - lokale Kompression (Wickel und dann Strümpfe)
- Nach stattgehabter Lungenembolie: Phenprocoumon (Marcumar®) mit Ziel-INR 2–3 oder Rivaroxaban (Xarelto®)
  - 3 Monate, wenn die Ursache bekannt ist
  - 6 Monate, wenn die Ursache unklar bleibt

6.9 Chronisch venöse Insuffizienz (CVI)

= **Symptome einer chronischen venösen Abflussstörung**

6.9.1 Ätiopathogenese

- Venenklappeninsuffizienz (↑ Varikose)
- TVT in den Vorerkrankungen → postthrombotisches Syndrom
- genetische Disposition
- Adipositas
- Abflussstörung → ↑ p(h) → Extravasat → Ödem
- wenn p(h) ↑ ↑ → Extravasat + Erythrozyten → Hämosiderose
- wenn Ödem ↑ ↑ → Ø O_2 → Atrophie ± Depigmentierung (Atrophie blanche) → Dermatitis ggf. Liposklerose → Ulzeration

6.9.2 Klinische Klassifikation

Einteilung in Stadien nach Widmer (adaptiert nach: Protz 2012)
- *Stadium I*
  - Erweiterung der Hautvenen (Corona phlebectatica) am medialen und lateralen Fußrand
  - leichte perimalleoläre Ödeme (reversibel)
- *Stadium II*
  - ↑ Ödeme
  - Purpura, Hämosiderose oder Atrophie blanche ± Dermatitis
  - (Lipo-)Dermatosklerose
  - Stauungsekzem mit Juckreiz und allergischen Reaktionen
- *Stadium III*
  - Ulcus-cruris-Narbe oder florid

6.9.3 Diagnostik

- Duplexsonografie
- Farbduplexsonografie: Thrombus-Morphologie
- Phlebografie – selten nötig

6.9.4 Therapie

- regelmäßige Bewegung → ↑ Muskelpumpe und Ø längeres Sitzen oder Stehen
- Kompressionsstrümpfe
- Varikose: Varizenstripping
- Ulzera: Zinkpaste lokal ± Wickel (ohne Wickel keine Heilung!)

6.9.5 Differenzialdiagnose Beinödeme

- Rechtsherzinsuffizienz
  - beidseits
  - dunkel, hart
  - ↓ beim Beinehochlegen
- Eiweißmangelödem (Leber- / Niereninsuffizienz)
  - beidseits
  - weiß, weich, eindrückbar (Delle bleibt)
- Lymphödem
  - teigig
  - Stemmer-Zeichen: Hautfalte über der zweiten und dritten Zehe verbreitert, tief, Haut nicht abhebbar
- Lipödem
  - Ober- und Unterschenkel bds., ohne Fuß
  - nicht eindrückbar
- Gelenkerguss
  - Schmerzen
  - Bewegungseinschränkung

6.10 Thrombophlebitis

= **Entzündung des oberflächliches Venensystems**

6.10.1 Klinik

- Schmerzen
- Rötung
- harter Venenstrang palpabel
- ggf. Fieber

6.10.2 Therapie

- falls thrombotisches Material da → entfernen
- Kompression, Bewegung
- V. Safena Magna → Heparinisierung
- Pat. immobilisiert → Heparinisierung

6.11 Ulcus cruris

= ein bis in das Corium reichender Hautdefekt

6.11.1 Ätiologie

- meistens Venenerkrankung
- Arterienerkrankung
- rheumatoide Arthritis
- DM, Gicht
- Hautmalignome
- Vaskulitiden
- eine Kombination mehrerer Faktoren

6.11.2 Pathogenese

- venöse Ätiologie: TVT → Klappenschädigung → tiefe Venenektasie und Insuffizienz → Varikose → Blutstauung → ↑ p(h) → Ödem, Hyperpigmentierung, Atrophie, Gefäß-Sklerosierung → trophische Störungen → Ulkus
- arterielle Ätiologie: Verschluss einer Beinarterie → Nekrose (meist trockene Gangrän, Raucherbein) → Ulkusbildung
- Ulcus cruris mixtum: chronisch venöse Insuffizienz + pAVK
- DM: Polyneuropathie + Mikro- und Makroangiopathie + Stoffwechselstörungen + viel Zuckergehalt im Interstitium → bakterielle Infektion → feuchte Gangrän → Malum perforans, meistens auf der Planta (Druckulkus)

6.11.3 Klinik

- tiefer Substanzdefekt im Bereich des Unterschenkels
- Lokalisation
  - venös – meist retromalleolär am Innenknöchel
  - arteriell – meist Zehen, Fußrücken, Malleolus lateralis, Tibiakante
  - arteriovenös – meist prätibial, Fuß
  - DM – meist plantar
- arteriell: schmerzhaft!

6.11.4 Diagnostik

- Fotodokumentation + Wundbeschreibung (s. Kap. „Wundbeschreibung")
- (Farb-)Dopplersonografie

- Phlebografie
- Angiografie
- ggf. Röntgen, wenn die Knochen betroffen sind
- ggf. Abstrich zur mikrobiologischen Untersuchung, wenn V. a. Infektion
- ggf. Biopsie, Gewebe entnehmen, wenn atypisch (Malignom?)

6.11.5 Therapie

- silberhaltige Auflagen, ggf. Silber-Alginat bei Infektzeichen
- Polyacryl-Schaumeinlage zur Defektfüllung (Zinkpaste trocknet die Haut, ist obsolet)
- Sanierung erkrankter Venen, chirurgische Abtragung von Nekrosen und Fibrinbelägen, Spülung
- Kompressionstherapie bei venöser Ätiologie
- ggf. Rheologika (Pentoxyfillin) oder PG bei pAVK
- DM: BZ-Einstellung
- Amoxicillin + Clavulansäure bei Infektzeichen Penicillin V oder Cephalosporinen bei V. a. beginnendes Erysipel
- ggf. Mesh-Graft-Transplantation
- Amputation als Ultima Ratio
- **Prognose**
    - abhängig von der Compliance des Patienten
    - ¾ venöser Ulzera heilen

KAPITEL 7

Atmungssystem und HNO

7.1 Sinusitis

= **Nasennebenhöhlenentzündung = akute oder chronische Entzündung der Nasennebenhöhlen**
- Sinusitis maxillaris: Entzündung der Kieferhöhlen
- Sinusitis frontalis: Entzündung der Stirnhöhlen
- Sinusitis ethmoidalis: Entzündung der Siebbeinzellen
- Sinusitis sphenoidalis: Entzündung der Keilbeinhöhlen
- Pansinusitis: Kombi oder alle Entzündungen

7.1.1 Einteilung

- akute Sinusitis < 8 Wochen und ≤ 4 Mal pro Jahr
- chronische Sinusitis: > 8 Wochen oder ≥ 4 Mal pro Jahr
- rezidivierende akute Sinusitis < 8 Wochen, aber ≥ 4 Mal pro Jahr

7.1.2 Ätiologie

- *Viren:* Rhino-, Influenza-, Parainfluenzaviren
- *Bakterien:* Pneumokokken, *Haemophilus influenzae, Chlamydophila pneumoniae,* Mykoplasmen, *Staphylococcus aureus*
  - Zahnentzündungen der Oberkieferzähne
  - rhinogene Sinusitis
  - Allergien
  - Barosinusitis

7.1.3 Klinik

- Schmerzen beim Vorbeugen des Kopfes
- Gesichtsschmerzen
- Ohrenschmerzen
- Augenschmerzen
- Fieber
- Stauungsgefühl
- Nasenkongestion
- eitriger Schnupfen

- Anosmie, Hyposmie oder Kakosmie
- Foetor
- Zahnschmerzen
- Husten

Rhinoskopie

- ↑ Schmerzen beim lokalen Drücken, Perkussion
- Schleimstraße an der Rachenwand
- Nasenpolypen
- Schwellung der Nasenmukosa

7.1.4 Diagnostik

- Rhinoskopie
- Labor: BSG, CRP, BB (Leukos ↑)
- bildgebende Verfahren
    - Diaphanoskopie (veraltet)
    - Röntgen: okzipitodentale Aufnahme für die Kieferhöhlen und okzipitofrontale Aufnahme für die Stirnhöhlen
    - CT, MRT besonders für die Weichteile
    - Sonografie: A-, B-Scan

7.1.5 Komplikationen

- Osteomyelitis (Stirnbein!)
- Sinusthrombose
- Augenlid Ödem
- Chronifizierung
- Orbital- und Periorbitalphlegmone (Kinder!)
- Dacryocystitis
- Meningitis, Abszessbildung, Enzephalitis
- Pott's Puffy Tumor bei Sinusitis frontalis = Osteomyelitis + subperiostaler Abszess (Kinder und Jugendliche!)

7.1.6 Therapie

LittleDoc meint
Hier sind die Allgemeinmaßnahmen sehr wichtig!

- *konventionell*
    - Dampfbad (Kamillentee), heiße Duschen, Nasenspülungen mit isotonen oder hypertonen Lösungen
    - nicht schnäuzen, sondern hochziehen
    - kein Tauchsport
    - viel Flüssigkeit zu sich nehmen
    - Ruhe

- *medikamentös*
  - abschwellende Nasentropfen (Xylometazolin)
  - lokale Steroide
  - Mukolytika
  - Antihistaminika
  - Antibiotika: Amoxicillin / Cephalosporinen usw.
- *operativ*
  - bei Komplikationen
  - bei Polypen

7.2 Tonsillitis

= Mandelentzündung

7.2.1 Einteilung

- akut
- chronisch
- rezidivierend

7.2.2 Ätiologie

- *Viren* (z. B. Adenoviren)
- *Bakterien* (besonders bei der chronischen Mandelentzündung)
  - Beta-hämolysierende Streptokokken, meistens *S. pyogenes*
  - Staphylokokken, Pneumokokken, *Haemophilus influenzae* usw.
  - Mundflora

7.2.3 Klinik

- Schwellung und Rötung der Gaumenmandeln
- Schluckbeschwerden
- Eiter- oder Fibrinbelag, Detritus
- Foetor
- Lymphknotenschwellung
- Fieber
- scarlatiniformes Exanthem

Aspekte

- katarrhalisch – typisch
- follikulär: Stippchen auf den Krypten

- lakunär: mit Belägen
- eitrig
- nekrotisierend

7.2.4 Komplikationen

- Abszess
- Sepsis
- rheumatisches Fieber
- Endokarditis, Myokarditis, Perikarditis
- Glomerulonephritis

7.2.5 Diagnostik

- Abstrich + Kultur + ggf. Antibiogramm
- Streptokokken-Schnelltest
- Antistreptolysin-Titer (später im Verlauf!)

7.2.6 Differenzialdiagnosen

- Diphtherie
- Mononucleosis infectiosa
- Scharlach
- Herpangina
- Angina Plaut-Vincent
- Karzinom

7.2.7 Therapie

- Antibiotika (Penicillin), Analgetika
- lokale Spülungen und Gurgeln mit Desinfektionsmitteln
- Antiseptika-Pinselung
- ggf. Tonsillektomie bei chronischem Verlauf / Komplikationen

7.3 Akute Pneumonie

= **Lungenentzündung**

7.3 Akute Pneumonie

7.3.1 Ätiologie

- Bakterien, Viren, Pilze, Parasiten
  - ambulant erworbene alveoläre Pneumonie: *Streptococcus pneumoniae*
  - ambulant erworbene interstitielle Pneumonie: *Mycoplasma pneumoniae*
  - Neugeborene: *Chlamydia trachomatis* und *B-Streptokokken*
  - Kinder: *Respiratory Syncitial Virus, Mycoplasma pneumoniae, Haemophilus influenzae*
  - beatmete Patienten: gramnegative Keime
  - Aspirationspneumonie: anaerobe Keime
  - DM: Pneumokokken, *Staphylococcus aureus*
  - C_2 - Abusus: *Klebsiella pneumoniae*
  - COPD: *Haemophilus influenzae, Moraxella catarrhalis*
  - Splenektomie: Pneumokokken, *Haemophilus influenzae*
  - Immunsuppression: *Koch-Bazillus, Pneumocystis jirovecii, Cryptococcus neoformans*
- Aspiration von Magensaft
- Einatmen von ätzenden Dämpfen oder Gasen

LittleDoc meint
Ruhig bleiben, Sie brauchen nicht alle Keime auswendig zu lernen!

Risikofaktoren

- Alter über 60 Jahre oder unter 1 Jahr
- Immunschwäche
- DM
- Herzinsuffizienz
- COPD, Alpha-1-Antitrypsinmangel
- Malignom
- C_2-Abusus
- lange Bettlagerung
- eingeschränkte Zilienfunktion (Zigarettenrauchen, Mukoviszidose)
- Aspiration
- Bronchitis
- Splenektomie

7.3.2 Einteilung

- *nach Lokalisation*
  - alveoläre Pneumonie – häufig bakteriell
  - interstitielle Pneumonie – häufig viral oder wegen Noxen-Inhalation (z. B. Rauch)
- *nach dem Röntgenbild*
  - Bronchopneumonie – multifokal, diffus
  - Lobärpneumonie – auf einem Lappen begrenzt
  - Pleurapneumonie – mit Pleuritis
- *nach Verlauf*
  - akut
  - chronisch

- *nach Ätiologie*
  - ambulant erworbene Pneumonie: Community Acquired Pneumonia (CAP)
  - nosokomial erworbene Pneumonie: Hospital Acquired Pneumonia (HAP)
  - beatmungsassoziierte Pneumonie: Ventilator Associated Pneumonia (VAP)
- *nach klinischem Verlauf*
  - typisch, i. d. R. alveolär
  - atypisch, i. d. R. interstitiell

7.3.3 Klinik

- Atemnot
- Fieber
- Husten
  - bei alveolären Pneumonien produktiv
  - bei interstitiellen Pneumonien trocken
- Herpes labialis oder nasalis
- Pleuritis: ↑ ↑ Schmerzen beim Einatmen
- akuter Beginn bei typischen Pneumonien und subakuter, langsamer Beginn mit Subfebrilität bei atypischen Pneumonien
- Auskultation: feuchte Rasselgeräusche
- Perkussion: Klopfschalldämpfung
- Stimmfremitus und Bronchophonie ↑ ↑

LittleDoc meint
Eine *unkomplizierte* akute Pneumonie verursacht i.d.R. keine Schmerzen! Pleuritis ist schon eine Komplikation.

7.3.4 Diagnostik

- Sputumkultur
- Bronchialsekret
- Blut- und Urin-Serologie
- Röntgen-Thorax, ggf. CT bei unklaren Befunden
- ggf. Blutkultur
- ggf. Pleurapunktion
- CRB-65-Index = Confusion, Respiratory Rate (≥ 30 / min), BD (d ≤ 60 mmHg oder s < 90 mmHg), Patient ≥ 65 Jahre
  - 0 Punkte = ambulante Behandlung
  - 1–2 Punkte = stationäre Aufnahme
  - 3–4 Punkte = intensiv-stationäre Aufnahme

7.3.5 Therapie

Allgemeine Maßnahmen

- Bettruhe, ggf. mit Thromboseprophylaxe
- Infusionstherapie
- Antipyretika
- Mukolytika

- Inhalation, ggf. O$_2$
- physikalische Therapie und Atemübungen

Gezielte Therapie

- *bei bakteriellen Pneumonien* breit wirksame Antibiotika, ggf. mit Umstellung nach Antibiogramm, wenn es Ø Verbesserung gibt
- *bei viralen Pneumonien* allgemeine Maßnahmen und symptomatische Behandlung; bei ↑↑↑ Entzündungsparametern kann eine prophylaktische Antibiotherapie eingeleitet werden

7.3.6 Differenzialdiagnosen

- TB
- Bronchialkarzinom
- atypische Pneumonie
- grippaler Infekt

7.4 Chronisch obstruktive Lungenerkrankung (COPD)

- **chronische Bronchitis** = Husten und Auswurf ≥ 3 Monate, 2 aufeinanderfolgende Jahre + permanente Bronchialobstruktion = chronisch obstruktive Bronchitis
- **COPD** = progrediente, nicht vollständig reversible Bronchialobstruktion auch nach Gabe von Bronchodilatatoren oder GKK, mit chronischer Bronchitis oder Lungenemphysem

7.4.1 Ätiologie

- Nikotinabusus
- Noxen im Beruf, z. B. Getreidestäube
- rezidivierende Atemwegsinfektionen
- Antikörpermangelsyndrome, α$_1$-Antitrypsinmangel, angeborene Störung der mukoziliären Clearance

7.4.2 Klinik

- AHA-Symptome: Atemnot, Husten, Auswurf
- Husten: produktiv; Auswurf: zäh, weißlich; Belastungsdyspnoe
- Lippenzyanose
- entweder exspiratorisches Giemen oder Silent Chest

- verlängertes Exspirium
- Atemwegsinfekte

7.4.3 Komplikationen

- Lungenemphysem
- Pneumothorax
- Cor-pulmonale-Hypertrophie und / oder Dilatation des rechten Ventrikels
- pulmonalarterielle Hypertonie ≥ 25 mmHg in Ruhe durch Euler-Liljestrand-Mechanismus = reflektorische Verengung der Pulmonalarterien
- Endothelin ↑, Prostazyklin ↓ → Endothelzellen Hyperplasie in den Pulmonalarterien → pulmonalarterielle Hypertonie
- respiratorische Globalinsuffizienz (pO_2 ↓ und pCO_2 ↑) bis zu Hyperkapnie und Koma

7.4.4 Einteilung

2 Typen von Patienten

1. **"Emphysematiker"** oder „Pink Puffers" oder „Fighters"
   - kachektisch, blass
   - Reizhusten, trocken
   - ↑↑↑ Dyspnoe (ergo Fighters)
   - respiratorische Partialinsuffizienz (pO_2 ↓ und pCO_2 normal oder ↓)
   - häufigste Komplikation: Cor pulmonale
   - Silent Chest = keine Atemgeräusche
2. **"Bronchitiker"** oder. „Blue Bloater" oder „Non-Fighters"
   - Übergewicht
   - Husten, produktiv
   - leichte Dyspnoe (ergo Non-Fighters)
   - ↑↑ Zyanose und Polyglobulie
   - respiratorische Globalinsuffizienz (pO_2 ↓ und pCO_2 ↑)
   - Giemen, feuchte Rasselgeräusche
   - Polyglobulie, Digiti hippocratici, Cor pulmonale

LittleDoc meint
Es wäre hier sinnvoll, wenn Sie die Parameter wie FEV1, FVC, TV, MEFxx usw. (aus der Spirometrie) wiederholen.

COPD-Schweregrade nach GOLD-Klassifikation

- *Obstruktion:* $FEV_1 / FVC < 0{,}7$
- *Parameter*
  - Symptomatik:
    - CAT-Score = Fragebogen für Patienten mit COPD
    - mMRC = Einteilung der Dyspnoe (Atemnot) von COPD-Patienten; 4 mögliche Grade, je nachdem wie viel Belastung die Patienten ertragen können, ohne dass sie Dyspnoe bekommen
  - Anzahl der Exazerbationen und stationäre Aufenthalte pro Jahr

Tab. 7.1 Die GOLD-Klassifikation für COPD-Schweregrade (adaptiert nach: Lungeninformationsdienst.de 2019)

	GOLD A	GOLD B	GOLD C	GOLD D
Symptomatik	wenig	stark	wenig	stark
Risiko	niedrig	niedrig	hoch	hoch
Exazerbationen	≤ 1 / Jahr	≤ 1 / Jahr	≥ 2 / Jahr oder 1 Jahr mit Krankenhausaufenthalt	≥ 2 / Jahr oder 1 Jahr mit Krankenhausaufenthalt
CAT	< 10	≥ 10	< 10	≥ 10
mMRC	0–1	≥ 2	0–1	≥ 2

7.4.5 Diagnostik

- BGA: p_aO_2 < 72 mmHg p_aCO_2 > 45 mmHg, respiratorische Azidose; CO-Hb ↑ bei Rauchern
- $α_1$-Antitrypsinmangel bei Patienten < 50 Jahre alt
- Lungenfunktionstest
  - Bronhospasmolysentest: Gabe von SABA zur Differenzierung von Asthma bronchiale und COPD; FEV1Messung vor und nach SABA-Gabe:
    - FEV1 steigt < 200 mL oder < 12 % vom Ausgangswert: Ireversibilität → COPD wahrscheinlich
    - FEV steigt > 200 mL oder > 12 % vom Ausgangswert, erreicht aber die Normwerte nicht (≥ 70 % von FVC): Teilreversibilität → COPD möglich
    - FEV1 normalisiert sich: Reversibilität → Asthma bronchiale
  - MEF_{25-75} ↓: Obstruktion der kleinen Atemwege
  - CO in Ausatemluft: < 5 ppm bei Nichtrauchern, > 50 ppm bei Rauchern
- Röntgen-Thorax in 2 Ebenen: Lungenemphysem, Bronchial-Ka, Cor pulmonale
- Bodyplethysmografie: Lungenüberblähung, Atemwegsobstruktion

7.4.6 Therapie

Allgemeinmaßnahmen

- Tabakkarenz
- Patientenschulung
- Schutzimpfungen: Influenza 1× Jahr, Pneumokokken 1× 6 Jahre
- *GOLD A:* kurz wirkendes inhalatives Anticholinergikum oder β2-Mimetikum (z. B. Salbutamol) bei Bedarf
- *GOLD B:* lang wirkendes Anticholinergikum oder β2-Mimetikum (z. B. Salmeterol) als Dauertherapie
- *GOLD C:* inhalative Glukokortikoide und ein lang wirksames Anticholinergikum oder β2-Mimetikum

- *GOLD D:* inhalative Glukokortikoide und ein lang wirksames Anticholinergikum und / oder β2-Mimetikum; Sauerstofflangzeittherapie

Zusätzlich kann man noch nutzen

- Terbulatin
- Roflumilast (PDE-4-Inhibitor)
- Sekretolytika, ggf. mit Antibiotikum (Makrolide)
- Antitussiva

7.4.7 Differenzialdiagnosen

- Asthma bronchiale: anfallsartige Dyspnoe; Husten hinein (bei COPD hinaus)
- Asthma-COPD Overlapping Syndrome
- TBC
- Bronchiektasen
- Lungenembolie
- Refluxkrankheit
- Bronchialkarzinom
- Fremdkörperaspiration

7.5 Asthma bronchiale

= anfallsartige Atemnot, wegen einer obstruktiven Ventilationsstörung bei einem hyperreagiblen Bronchialsystem

7.5.1 Ätiologie

- extrinsisch / allergisch: Nachweis von IgE + Allergiesymptomatik meistens gegen Umweltallergene (Pollen, Tiere, Waschmittel)
- intrinsisch / nicht allergisch:
  - Atemwegsinfektionen
  - pseudoallergische Reaktion (Analgetikaintoleranz), z. B. gegen ASS (NSAR); häufig neben Asthma auch Polyposis nasi und Rhinopathie → Samter-Trias
  - Refluxkrankheit
  - somatische oder psychische Anstrengung
  - Tabakrauch
  - Ozon oder Nitrosegase
  - kalte Luft oder Nebel
- Pathogenese – 3 Säulen: bronchiale Entzündung, bronchiale Hyperreaktivität und endobronchiale Obstruktion

7.5.2 Klinik

- Dyspnoe oder Orthopnoe, die in Anfällen auftreten
- Tachykardie und aHT während des Anfalls
- Giemen (Keuchen, Wheezing) und Brummen
- allergische Rhinokonjunktivitis
- Urtikaria

Tab. 7.2 Asthma bronchiale nach Schweregraden (adaptiert nach: Morris, Pearson, Mosenifar 2019)

	intermittierend	mild persistierend	moderat persistierend	schwer persistierend
Attacken: Husten, Giemen, Dyspnoe	< 2 / Woche	3–6 / Woche, wobei die Attacken die Leistungsfähigkeit beeinflussen können	täglich, wobei die Attacken die Leistungsfähigkeit beeinflussen können	permanent
nächtliche Symptomatik	<2 / Monat; symptomfrei zwischen Attacken	3–4 / Monat	≥ 5 / Monat	häufig
FEV1	≥ 80 %	≥ 80 %	60 % – 80 %	≤ 60 %
PEF-Variabilität	von Morgen zu Morgen, Morgen zu Abend, Tag zu Tag < 20 %	< 20–30 %	> 30 %	> 30 %

7.5.3 Diagnostik

- allergologische Diagnostik, globale Hauttestung: Intrakutantest, Prick-Test, Karenzversuch mit Reexpositionstest
- Labor: BB (↑ Eosinophilen!), IgE, IgE gegen spezifische Stoffe via RAST (Radioallergosorbent-Test), Histaminfreisetzungstest aus basophilen Granulozyten
- inhalativer Allergen-Provokationstest – immer im Notfall Bereitschaft!
- Bronchospasmolysentest oder Methacholin-Provokationstest (bei normalem FEV_1 und V. a. Asthma bronchiale)
- Peak-Flow-Protokoll > 2 Wochen messen: tägliche Schwankungen > 10 %
- Anstieg der Lungenfunktion nach 4 Wochen mit antiphlogistischer Therapie

7.5.4 Differenzialdiagnosen

- COPD: negativ bei Metacholin-Provokationstest, Bronchospasmolysentest
- Asthma cardiale: Zeichen der Linksherzinsuffizienz (feuchte RG, bräunliches Sputum mit Herzfehlerzellen, Röntgen-Thorax auffällig: ↑ vergrößertes Herz und Lungenstauung, EKG)

LittleDoc meint
Wenn Sie in der Prüfung COPD/Asthma bronchiale „bekommen", dann sind die Unterschiede in der Differenzialdiagnose zwischen den beiden sehr wichtig! Hinweis: Lungenfunktionstest :-)

- Lungenembolien
- Stimmbanddysfunktion (Vocal Cord Dysfunction)

7.5.5 Therapie

Stufentherapie

- *Stufe I:* kurz wirksame β_2-Sympathomimetika (SABA) b. B. + niedrig dosierte inhalative Kortikosteroide (ICS)
- *Stufe II:* ICS, niedrig bis mittelhoch dosiert als Dauermedikation; oder Montelukast (Leukotrien-Rezeptor-Antagonist), Theophyllin
- *Stufe III:* ICS mittelhoch dosiert + lang wirksame β_2-Sympathomimetika (LABA) als Dauermedikation; oder Montelukast (Leukotrien-Rezeptor-Antagonist), Theophyllin
- *Stufe IV:* ICS/LABA-Kombination + Tiotropium (Anticholinergikum); oder hoch dosiertes ICS ± LABA ± Tiotropium ± Montelukast
- *Stufe V:*
  - bei allergischem Asthma zusätzlich Omalizumab (anti-IgE)
  - bei eosinophilem Asthma Mepolizumab (anti-IL-5)
  - ggf. ergänzend Glukokortikoide oral als Dauermedikation

Asthmaanfall

- den Patienten beruhigen, sitzende Körperhaltung
- O_2 2–4 l/min
- kurz wirksames inhalatives β_2-Sympathomimetikum (2–4 Hübe)
- GKK (50–100 mg Prednisolon i. v.)
- ggf. Theophyllin 200 mg i. v.
- ggf. Magnesiumsulfat i. v.

7.6 Bronchialkarzinom (Lungenkrebs)

7.6.1 Ätiologie

- Rauchen 90–95 %: Nikotin + die anderen kanzerogenen Substanzen
- genetische Prädisposition
- Passivrauchen
- Umweltnoxen, Industrie- und Verkehrsabgase
- Berufliche Exposition auf Karzinogene (z. B. Asbest)
- Radon
- Lungennarben

7.6 Bronchialkarzinom (Lungenkrebs)

7.6.2 Histopathologie

- kleinzelliges Bronchialkarzinom (*SCLC* = Small Cell Lung Cancer; Oat Cell Carcinoma – die Zellen ähneln Haferkörnern)
  - die schlechteste Prognose
  - schnelle Fernmetastasierung
  - meistens zentral
  - paraneoplastische Phänomene
- nicht-kleinzelliges Bronchialkarzinom (*NSCLC* = Non Small Cell Lung Cancer)
  - 85 % der Fälle
    - Plattenepithelkarzinom
    - Adenokarzinom
    - großzelliges Karzinom

LittleDoc meint
Wie immer bei solchen Fällen: Empathie zeigen! Bitte niemals so etwas wie „YIPPIE, ich weiß, was Sie haben!" ausrufen. O.o

Einteilung

- *zentral* – meist kleinzelliges Karzinom oder Plattenepithelkarzinom
- *peripher*
- *diffus* – Alveolarzellkarzinom → Krebspneumonie; meist inoperabel; Reizhusten + schleimig-wässriger Auswurf

7.6.3 Klinik

- Husten + Hämoptysen
- Atemnot
- atemabhängiger Pleuraschmerz (Invasion) → Pleuraexsudat + Pleuritis carcinomatosa
- Müdigkeit
- Gewichtsverlust
- rezidivierende Pneumonien
- Rekurrenzparese → Heiserkeit
- Phrenikuslähmung

7.6.4 Paraneoplastische Syndrome

- Pancoast-Syndrom: Bronchialkarzinom der Lungenspitze
  - Claude-Bernard-Horner-Syndrom (Miosis, Ptosis, Enophthalmus, hemifaziale Hypohidrose) und ggf. Arm-Lymphödem
  - Pourfour-du-Petit-Syndrom (reverses Horner-Syndrom): Mydriasis, obere Augenlidretraktion, hemifaziale Hyperhidrosis
- Syndrom der inadäquaten ADH-Sekretion: Sekretion ADH-ähnlicher Substanzen = SIADH = Schwartz-Bartter-Syndrom
  - Wasserretention und Verdünnungshyponatriämie
  - erniedrigtes Serumnatrium

- hyperosmolarer Urin
- Übelkeit und Kopfschmerzen → Koma
- **Therapie**
  - Therapie der Grunderkrankung
  - Flüssigkeitsrestriktion
  - Vasopressin-Antagonisten (Vaptane)
  - Bei einer lebensbedrohlichen Wasserintoxikation: hypertone NaCl-Infusion und Furosemid

CAVE!
Den Serumnatriumspiegel um nicht mehr als max. 1 mmol in 1 h in den ersten Stunden, dann 6–8 mmol in 24 h anheben – Gefahr pontine Myelinolyse!

- Sekretion parathormonähnlicher Substanzen → Hyperkalzämie
- ACTH-ähnliche Substanzen → Cushing-Syndrom
- Pierre-Marie-Bamberger-Syndrom – eher beim nicht-kleinzelligen Bronchialkarzinom = Schwellungen im diaphysären Bereich der langen Röhrenknochen + Digiti hippocratici (Trommelschlegelfinger, Kolbenfinger)

7.6.5 Diagnostik

- Anamnese
- Röntgenthorax
- CT-Thorax-Abdomen + CCT / CMRT
- Bronchoskopie mit Bronchiallavage und Biopsie oder Ultraschall- oder CT-gesteuerte transthorakale Punktion oder Mediastinoskopie oder VATS oder Thorakotomie
- zytologische Untersuchung des Sputums (Tumorzellen?)
- Labor: BB, Leber-, Nierenwerte, Elektrolyte, ADH, ACTH, PTH usw.
- Lungenfunktionstests, BGA, EKG → Operabilität?
- Pleurapunktion
- Tumormarker
  - NSE bei SCLC
  - CEA bei Adenokarzinom
  - CYFRA 21–1 bei Plattenepithelkarzinom
  - proGRP
- Lungenszintigrafie und Skelettszintigrafie
- PET-CT
- genetische Diagnostik bei NSCLC: EGFR Mutation, EML4-ALK Fusionsonkogene
- Metastasen
  - Leber
  - Gehirn
  - Nebennieren
  - Wirbelsäule

7.6.6 Therapie

TIPP
Die Therapie-Entscheidung fällt immer interdisziplinär im Rahmen einer Tumorkonferenz!

- Resektion
- Chemotherapie
- Radiotherapie
- Radiochirurgie (CyberKnife®)
- SCLC
  - CHT ± prophylaktische Herd- und Schädelbestrahlung
  - Ggf. Resektion, außer wenn ↑↑ Begleiterkrankungen oder anatomische Inoperabilität oder ↑ Fernmetastasen
- NSCLC
  - Lobektomie, Pneumektomie oder Segmentresektion
  - adjuvante CHT
  - wenn inoperabel: RT

TIPP
Psychologische Unterstützung empfehlen!

- *Prognose*
  - negativ
  - bei neu diagnostiziertem Bronchialkarzinom: die 5-Jahres-Überlebensrate – 5 %.
  - ⅔ schon bei der Diagnostik inoperabel

7.7 Lungenembolie

7.7.1 Ätiologie

LittleDoc meint
NOTFALL!
Siehe Kapitel „Handlungsplan im Notfall".

= **der Verschluss der arteriellen Lungenstrombahn** durch
- einen Thrombus (TVT – meistens)
- Zellen, Tumorzellen
- Luft (Taucherkrankheit)
- Fetttropfen (Operationen, Frakturen, Trauma)
- Knochenmark
- Fruchtwasser
- Fremdkörper
- Herzklappenvegetationen (Endokarditis)

7.7.2 Risikofaktoren

- längere Immobilität (Krankheit, Operationen, Flugreise)
- ♀ Schwangerschaft, Östrogene, orale Kontrazeptiva

LittleDoc meint
Bitte hier auch das Kapitel „TVT" lesen.

- Rauchen
- Adipositas
- Lebensalter ↑
- Varikose
- Exsikkose
- Tumoren
- Thrombophilie
- + s. o. *Ätiologie TVT*
- Virchow-Trias!

7.7.3 Klinik

- oft keine Symptome
- Dyspnoe, Tachypnoe
- akuter Thoraxschmerz
- Husten ± Hämoptoe
- Todesangst, Schweiß, Schwindel
- Zyanose
- Jugularvenenstauung
- ggf. Schock
- TVT – nicht immer nachweisbar!

7.7.4 Diagnostik

- Echokardiografie: Rechtsherzbelastung?
- Labor:
  - Gerinnungsparameter
  - D-Dimere: wenn negativ, Lungenembolie unwahrscheinlich, aber nicht 100%ig ausgeschlossen
  - Troponin
- BGA
- EKG: Cor-pulmonale-Zeichen: p pulmonal, $S_I Q_{III}$ Typ – McGinn-White-Syndrom, ST-Hebung in V3, T neg. – Veränderungen treten aber nicht immer auf!
- Thorax-Spiral-CT (oder Angio-CT): *Goldstandard*
- Kompressionssonografie der Beinarterie
- Lungenventilationsszintigrafie: Lungenembolie, Atelektasen, Gefäße usw.
- Rechtsherz-Katheterisierung – Pulmonalis-Arterie Druck-Messung (↑)

Tab. 7.3 Wells-Score für Lungenembolie (adaptiert nach: MDCalc 2015)

Kriterium	Punkte
positive Zeichen von TVT	3
andere Diagnosen unwahrscheinlich	3
Herzfrequenz > 100/min	1,5
Immobilisation > 3 Tage oder Operation in den letzten 4 Wochen	1,5
Lungenembolie oder TVT in der VE	1,5
Hämoptyse	1
Malignom	1

> 6 Punkte → hohes Risiko für Lungenembolie
2–6 Punkte → mittelgradiges Risiko für Lungenembolie
0–1 Punkt → niedriges Risiko für Lungenembolie

7.7.5 Differenzialdiagnosen

- akutes Koronarsyndrom
- Pneumonie mit Pleuritis
- Asthmaanfall / COPD-Exazerbation
- Spontanpneumothorax
- Aortendissektion
- psychogene Hyperventilation

7.7.6 Therapie

- Oberkörperhochlagerung
- O_2
- Vollheparinisierung 5000 IE Heparin Bolus, dann Marcumar 6 Monate (INR 2–3) oder direkt Faktor-X-Inhibitoren (Rivaroxaban)
- ↑↑↑ Lungenembolie → Immobilisierung + Fibrinolyse (rt-PA); oder Embolektomie
- Analgesie: Pethidin, Morphin
- ggf. Sedierung (Dormicum®)
- Antithrombosestrümpfe als Prophylaxe

CAVE!
Bitte nichts intramuskulär verabreichen → Einblutungsgefahr falls Lyse!

7.8 Pneumothorax

= **Luftansammlung im Pleuraspalt → Kollaps der Lunge (partiell oder komplett)**

7.8.1 Ätiologie

- *primärer Pneumothorax*
- *sekundärer Pneumothorax*
  - *Spontanpneumothorax* bei Lungenerkrankungen: COPD, TB, Asthma bronchiale, Lungenabszess, Lungentumoren, Pleuratumoren, Lungenfibrose, Lungenemphysem, Mukoviszidose
  - *traumatischer Pneumothorax* entweder iatrogen oder nach Thoraxtrauma, Rippenfraktur (manchmal Hämothorax)

Risikofaktoren für primären Spontanpneumothorax

- ♂
- Alter: 20–40 Jahre
- schlank, groß
- häufiger rechts

7.8.2 Pathogenese des Spannungspneumothorax

- Ventilmechanismus = bei der Inspiration tritt Luft in den Pleuraspalt ein, kann aber bei der Exspiration nicht mehr austreten → die intrapleurale Luftansammlung ↑ immer mehr → der intrapleurale Druck ↑ → Mediastinum wird kontralateral verschoben → Kompression auch der anderen Lunge + der V. cava.

7.8.3 Klinik

- manchmal symptomlos: „Mantelpneumothorax"
- akute einseitige, stechende, atemabhängige Thoraxschmerzen
- Dyspnoe, Zyanose
- Halsvenenstauung
- Schockzeichen
- Klopfschall ↑ + Atemgeräusch ↓

7.8.4 Diagnostik

- Röntgen-Thorax in 2 Ebenen

7.8.5 Therapie

- *kleiner Pneumothorax*
  - Bettruhe
  - O_2
  - Analgetika ggf. Antitussiva
  - Röntgen-Thorax
- *großer Kollaps*
  - idem 1
  - Pleurakatheter zur Dauerabsaugung (Thorax- oder Bülau-Drainage = Saug-Drainage) – Medioklavikularlinie, 2. – 3. ICR, Oberrand der unteren Rippe (*Cave:* Nerven und Gefäße!) → Röntgen zur Kontrolle
- *Rezidiv*
  - idem 1
  - Saug-Drainage bleibt ein paar Stunden → wieder Röntgen-Kontrolle, dann ggf. Ziehen der Drainage.
  - ggf. Operation (Emphysemblasenresektion)
- *Spannungspneumothorax*
  - Pleurapunktion notfallmäßig, dann Saug-Drainage
  - idem 1
- *Thoraxtrauma*
  - Thorax-Drainage (Hämothorax?)
  - ggf. Operation

KAPITEL 8

Gastroenterologie, Hepatologie und Infektiologie

8.1 Akute gastrointestinale Blutung

8.1.1 Begriffe

- **Hämatemesis** = Bluterbrechen = manchmal „Kaffeesatzerbrechen"
  - *Diagnostik:* ÖGD (+ ggf. Blutstillung, Biopsie usw.)
  - *Differenzialdiagnose:* Hämoptoe (Blut hellrot und schaumig), Epistaxis, Gingivorrhagie
- **Meläna** = „Teerstuhl" = nach 6–10 Stunden vom Beginn der Blutung = übel riechender, weicher und glänzender dunkel schwarz gefärbter Stuhl wegen Blutbeimengungen → das Blut wurde in diesem Fall verdaut; wenn Hämoglobin in Kontakt zur Magensäure kommt → Oxidation des Eisens → die schwarze Farbe + bakterieller Abbau von Blut im Kolon
  - *Diagnostik:*
    - Guajak(-Harz)-Test (Hämoccult-Test) = Guajak fäkaler okkulter Bluttest = gFOBT (*Cave:* falsch positiv nach dem Verzehr von rohem Fleisch, Blumenkohl, Rettich; falsch negativ nach Vitamin-C-Einnahme) *oder*
    - immunochemischer fäkaler okkulter Bluttest = iFOBT (weniger Verfälschung, reagiert nur mit menschlichem Blut), Koloskopie, selten Doppelballon-Enteroskopie, selektive Arteriografie, Kapselendoskopie
  - *Differenzialdiagnose:* Rote-Bete-, Blaubeeren-Verzehr, Eisen- und Wismutpräparate, Kohletabletten-Einnahme
- **Hämatochezie** = frisches Blut im Stuhl; bräunlich vom re. Kolon, rötlich vom li. Kolon
  - *Diagnostik:* Koloskopie (+ ggf. Blutstillung, Biopsie, Polypenresektion usw.)
- **Rektorrhagie** = Blutung aus dem Rektum, entweder als große Mengen im Stuhl oder ohne Stuhlgang
  - *Diagnostik:* rektale Fingeruntersuchung, Prokto-Rektoskopie

8.1.2 Ätiologie

- **obere Gastrointestinalblutung** = oberhalb der Flexura duodenojejunalis (Treitz-Flexur): Hämatemesis ± Meläna oder okkultes Blut im Stuhl; wenn die OGIB stark ist, kann man sogar eine gleichzeitige Hämatochezie bekommen

- Refluxösophagitis
- rupturierte Ösophagusvarizen
- rupturierte Fundusvarizen
- Dieulafoy-Läsion
- Boerhaave-Syndrom
- Mallory-Weiss-Syndrom
- Gastritis oder Ulcus ventriculi / duodeni
- Angiodysplasien
- Magenkarzinom
- Fremdkörper

> **LittleDoc meint**
> Die Einteilung in obere und untere Gastrointestinalblutung ist wichtig! Nicht nur für die FSP!

- **untere Gastrointestinalblutung** = unterhalb der Flexura duodenojejunalis (Treitz-Flexur): Hämatochezie oder Rektorrhagie
  - Analfissur
  - Hämorrhoiden
  - Divertikel
  - Polypen
  - infektiöse und ischämische Kolitis
  - Mesenterialinfarkt
  - Rektokolitis ulcerosa
  - Karzinom
  - Proktitis
  - Angiodysplasien
  - Fremdkörper

8.1.3 Forrest-Klassifikation

Tab. 8.1 Forrest-Klassifikation der Aktivität oberer gastrointestinaler Blutungen (adaptiert nach: Antolovič, Van Aken 2014)

Forrest I: Läsion mit aktiver Blutung	
Ia	arterielle (spritzende) Blutung
Ib	venöse Sickerblutung
Forrest II: Läsion mit Zeichen der stattgehabten Blutung	
IIa	sichtbarer Gefäßstumpf
IIb	Läsion von Koagel bedeckt
IIc	Läsion von Hämatin bedeckt
Forrest III: Läsion ohne Blutungszeichen	

8.1.4 Glasgow-Blatchford-Bleeding-Score

- 0 Punkte = Low-Risk → kann ambulant behandelt werden (Komplikationen 0,5 %)
- > 0 Punkte → stationäre Aufnahme, Bluttransfusion, Endoskopie, OP

Tab. 8.2 Glasgow-Blatchford-Bleeding-Score zur Bestimmung, ob der Patient eine Bluttransfusion, OP oder endoskopische Hämostase braucht (stationäre Aufnahme nötig?) (adaptiert nach: Budimir et al. 2017)

Harnstoff im Serum (mmol/l)	Punkte
≥ 6,5 < 8	2
≥ 8 < 10	3
≥ 10 < 25	4
≥ 25	6
Hämoglobin (g/l), Männer	
≥ 12 < 13	1
≥ 10 < 12	3
< 10	6
Hämoglobin (g/l), Frauen	
≥ 10 < 12	1
< 10	6
Systolischer Blutdruck (mmHg)	
100–109	1
90–99	2
< 90	3
Sonstige	
Puls ≥ 100 (per min)	1
Meläna	1
Synkope	2
Lebererkrankung	2
Herzinsuffizienz	2

8.1.5 Therapie im Notfall

- Anlage von 2 großlumigen peripheren Venenzugängen
- Kreislaufsituation: Hypotonie? Tachykardie? Schwindel? (ca. 10–20 % Blutverlust) hämorrhagischer Schock?
- Patient nüchtern lassen (OP? Endoskopie?)
- Volumensubstitution: kristalloide Lösungen
- PPI hoch dosiert i.v.
- Terlipressin (senkt den Pfortaderdruck und den Blutzufluss in die Varizen)
- Labor: Hb (sofort!), Blutgruppe, Kreuzbluttest, Krea, Gerinnung, Thrombozyten, Elektrolyte
- ggf. Bluttransfusion
- Ösophagogastroduodenoskopie: Diagnostik ± Therapie
  - Unterspritzung mit Adrenalin
  - lokale Kompression mit Hämoclips
  - Fibrinkleber
  - Varizen-Gummibandligatur oder -sklerosierung / Kompression für 24–48 Stunden mit der Sengstaken-Blakemore-Sonde für Ösophagusvarizen

– Linton-Nachlas-Sonde für Fundusvarizen
– OP
- Propranolol, Carvedilol oder Terlipresin als Prophylaxe bei Ösophagusvarizen die durch portale Hypertension (Pfortaderdruck > 12 mmHg, Normal 3–6 mmHg) verursacht wurden.

EURO-Konzept

- **E**ndoskopieren
- **U**nterspritzen / Fibrinkleber / Clipping
- **R**ezidivgefahr abschätzen
- **O**perieren

8.2 Achalasie

= **funktionelle Obstruktion des Ösophagus = neuromuskuläre Krankheit der glatten Ösophagusmuskulatur**
- keine reflektorische Erschlaffung des unteren Ösophagussphinkters beim Schlucken
- keine propulsive Peristaltik

8.2.1 Ätiologie

- Degeneration der Plexus-myentericus-Neuronen (immunologisch) – 90 % Fälle
- Ösophaguskarzinom
- Chagas-Krankheit
- Triple-A-Syndrom (Achalasie-Addisonismus-Alakrimie-Syndrom, Allgrove-Syndrom)

8.2.2 Klinik

- Dysphagie (Schwierigkeit beim Schlucken) – am Anfang nur für Flüssigkeit (feste Nahrung ist „hart genug", um den Ösophagus zu „dilatieren"), im Verlauf aber auch für feste Nahrung (Differenzialdiagnose Tumor – zuerst feste Nahrung Dysphagie, dann Flüssigkeit – es gibt am Anfang noch genug „Platz" für Flüssigkeit)
- häufiges Verschlucken
- Regurgitation unverdauter Nahrung
- nächtliche Aspirationen → Aspirationspneumonie bis zum Mendelson-Syndrom
- (Reiz-)Husten
- Odynophagie (Schmerzen beim Schlucken)
- Gewichtsabnahme
- rezidivierende Ösophagitiden

8.2.3 Diagnostik

- Endoskopie ± Biopsie → Ausschluss Ösophaguskarzinom, Ösophagitis, Divertikel, Tonsillitis, Hypopharynxkarzinom, Mundbodenphlegmone
- Endosonografie → Ausschluss intraparietal wachsender Tumor
- Ösophagusmanometrie
  - unzureichende Erschlaffung des unteren Ösophagussphinkters
  - pathologische simultane Kontraktionen in der Speiseröhre → keine Peristaltik
- Ösophagusbreischluck
  - Sektglasform
  - keine Magen-Luftblase

8.2.4 Differenzialdiagnosen

- diffuser Ösophagusspasmus: die Funktion des unteren Ösophagussphinkter ist nicht gestört
- Nussknackerösophagus: die Kontraktionen laufen peristaltisch ab, sind aber deutlich verstärkt
- Sklerodermie (Glasrohr-Ösophagus, klaffender Ösophagus)
- Polymyositis
- Dermatomyositis
- Myastenia gravis
- Apoplex

8.2.5 Therapie

- endoskopische Ballondilatation und Myotomie
- Botulinumtoxininjektion in den unteren Ösophagussphinkter – nach 6 Monaten Wiederholung
- Operation – longitudinale Myotomie nach Gottstein-Heller + Fundoplicatio zum Schutz vor Reflux

8.3 Refluxkrankheit

= **symptomatischer Rückfluss des Mageninhalts in den Ösophagus wegen einer unteren Ösophagussphinkterinsuffizienz**
- GERD = Gastroesophageal Reflux Disease – mit erosiven Veränderungen = Refluxösophagitis

- NERD = ohne erosive Veränderungen

8.3.1 Ätiopathogenese

= gestörter Verschluss des unteren Ösophagussphinkters

Risikofaktoren

- ↑ intraabdomineller Druck: Adipositas, Schwangerschaft, Tumor, Husten – COPD!, Obstipation
- Nikotin-, Alkoholabusus
- fettreiche, säurereiche Nahrung, Gewürze
- Medikamente, die den UÖS-Druck ↓: Kalziumantagonisten, Nitrate, Anticholinergika
- Hiatushernie
- Ösophagus- und Magenmotilitätsstörungen

> **LittleDoc meint**
> Zum (hier: ersten und) letzten Mal: Refluxösophagitis und Ösophagusvarizen sind ganz verschiedene Sachen! So unterschiedlich wie Lakritz und Schokolade! ;-)

8.3.2 Klinik

- retrosternales Brennen („Sodbrennen"), besonders im Liegen und nachts
- Odynophagie
- manchmal auch pektanginöse Beschwerden: refluxbedingte Reizung des Vagus → Ösophagus-Spasmus
- Reizhusten → Aspirationspneumonie → Mendelson-Syndrom
- Warnsymptome: Schluckstörungen, Gewichtsverlust, Inappetenz, Foetor oris

8.3.3 Diagnostik

- probatorische Therapie mit PPI
- Nitratgabe – Differenzialdiagnose Angina pectoris
- Gastroösophagoskopie: Refluxösophagitis – Stadieneinteilung, Ausschluss Differenzialdiagnosen
- Langzeit-pH-Metrie – für NERD

Tab. 8.3 Stadieneinteilung der Refluxösophagitis nach Savary und Miller (adaptiert nach: Amboss.com, Gastroösophageale Refluxkrankheit, 2020)

	Befunde
Stadium **0**	normale Mukosa
Stadium **I**	vereinzelte Schleimhautläsionen, nicht konfluierend
Stadium **II**	konfluierende, aber nicht komplett zirkuläre Erosionen
Stadium **III**	zirkulär konfluierende Schleimhautläsionen
Stadium **IV**	Strikturen, Ulzera, Barrett-Ösophagus

Tab. 8.4 Los-Angeles-Klassifikation der Refluxösophagitis (adaptiert nach: Amboss.com, Gastroösophageale Refluxkrankheit, 2020)

	Befunde
Stadium **A**	≥ 1 Läsion < 0,5 cm; die Läsionen greifen nicht über die Spitzen von 2 Mukosalängsfalten
Stadium **B**	≥ 1 Läsion > 0,5 cm; die Läsionen greifen nicht über die Spitzen von 2 Mukosalängsfalten
Stadium **C**	die Läsionen überschreiten mehrere Mukosalängsfalten, aber ≤ 75 % des Gesamtumfangs des Ösophagus = nicht zirkulär
Stadium **D**	zirkuläre Läsionen, ≥ 75 % des Gesamtumfangs des Ösophagus

- pH ↓ ≤ 4 während > 3 % der Messungszeit beim Liegen und > 3 % der Messungszeit in aufrechter Haltung

Differenzialdiagnosen (Beispiele)

- MI, besonders bei ♀
- Soorösophagitis: durch den Pilz Candida albicans
- Herpesösophagitis: durch Herpes simplex
- eosinophile Ösophagitis: Trachealisierung des Ösophagus; > 5 Eosinophile pro Gesichtsfeld bei Histologie; Therapie: Budenosid lokal
- chemische oder idiopatische (durch Sonde) Ösophagitis
- Karzinom

> **MERKE**
> Das Plattenepithelkarzinom ist die wichtigste Komplikation und gleichzeitig die wichtigste DD!

8.3.4 Therapie

- Allgemeinmaßnahmen
- Tabak und Alkoholkarenz
- Gewichtsreduktion, mehr Bewegung
- nicht zu viel essen, sich nicht hinlegen nach dem Essen
- 2 Kissen beim Schlafen (Oberkörper hoch)
- PPI 4–6 Wochen, ggf. langfristig in reduzierter Dosis, ggf. + Prokinetika
- Ultima Ratio oder bei ↑ Hiatushernie Fundoplikatio nach Nissen

8.3.5 Komplikationen

- Strikturen
- Barrett-Ösophagus = Endobrachyösophagus = Zylinderepithelmetaplasie im Ösophagus (Ersatz des Plattenepithels durch Zylinderepithel) – besonders bei Patienten mit Long-Segment-Barrett (> 3 cm) und High-Grade Dysplasien!

- Short-Barrett-Ösophagus = zungenartige Ausläufer der Magenschleimhaut im Ösophagus
- **Risiko:** Adenokarzinom → alle Patienten mit einem Barrett-Ösophagus: mindestens 1/Jahr Endoskopie + Biopsie und Langzeittherapie mit PPI; Chromoendoskopie: Auftragen von Essigsäure oder Methylenblau auf die Schleimhaut → dysplastische Areale sichtbar → gezielte Biopsien möglich

8.4 Ösophaguskarzinom

LittleDoc meint
Das Ösophaguskarzinom ist eine der häufigsten Krebsarten in Asien: Essen/Tee werden sehr heiß und schnell gegessen/getrunken, manchmal ohne effizientes, genügendes Kauen.

= **Malignom von den Ösophagusdrüsen oder vom Plattenepithel des Ösophagus**

8.4.1 Ätiologie und Pathogenese

- Barrett-Ösophagus
- Alkohol- und Tabakabusus
- Folsäure- oder Eisenmangel (→ Plummer-Vinson-Syndrom?)
- extrem heiße Getränke oder Nahrung (chronisch), nitrosaminhaltige Nahrung
- Häufigste Lokalisation
  - Ösophaguseingang
  - Trachealbifurkation
  - Hiatusenge

8.4.2 Klinik

- Dysphagie = ⅔ des Lumens schon verlegt; zuerst feste Nahrung und dann auch Flüssigkeit
- Odynophagie
- rascher Gewichtsverlust
- Inappetenz
- Foetor oris

8.4.3 Diagnostik

- Ösophagoskopie mit Biopsie
- Endosonografie: intramurale Ausbreitung oder intramukös wachsende Tumoren, die bei der Endoskopie nicht sichtbar sind.

Staging

- CT-Thorax-Abdomen: lokale Infiltration, Metastasen?
- Endosonografie: lokale Ausbreitung, Lymphknotenstatus?

- Abdomensonografie: Metastasen? Leber
- Skelettszintigrafie: Metastasen?
- Röntgen-Thorax: Metastasen? Lungen

8.4.4 Therapie

- T1a: endoskopische Mukosaresektion mit anschließender Radiofrequenzablation
- T_1N_0 bis T_2N_0: Ösophagusresektion mit Lymphadenektomie
- Ab T_1N_1: neoadjuvante Radiochemotherapie, dann Ösophagusresektion mit Lymphadenektomie
- $T_xN_xM_1$: palliativ – Chemotherapie, Metallstents, endoskopische Bougierung, Lasern von Tumoranteilen → Aufrechterhaltung oder Wiederherstellung des Schluckvermögens; alternativ: perkutane endoskopische Gastrostomie (PEG)

TIPP
Psychologische Unterstützung empfehlen!

8.5 Ulcus ventriculi et duodeni

- Ulkus = Schleimhautdefekt über die Muscularis mucosae
- Erosion = nur die Mukosa ist betroffen, die Muscularis mucosae ist intakt
- Ulcus duodeni häufiger als Ulcus ventriculi – besonders Bulbus duodeni – Hinterwand (wenn HW + AW = „kissing ulcer")
- Ulcus ventriculi: i. d. R. kleine Kurvatur, Antrum, Angulusfalte; falls Korpus / Fundus: Karzinom? → Wiederholung der Endoskopie nach 6 Wochen
- rezidivierende Ulzera = Ulkuskrankheit

8.5.1 Ätiopathogenese

Ungleichgewicht

1. **zwischen protektiven Faktoren …**
   - Durchblutung
   - Tight-Junctions-Mukosabarriere
   - PG
   - Bikarbonat-Ionen
2. **… und schädigenden Faktoren**
   - H. pylori
   - Säure
   - Gallenreflux
   - Schleimhauthypoxie

Risikofaktoren

- Gastritis
- H.-pylori-Infektion
- NSAR
- „Stress" → Mikrozirkulationsstörung (OPs, Polytrauma, Verbrennungen = Curling Ulcera, Schädel-Hirn-Trauma = Cushing Ulcera usw.)
- ↑ Vagustonus
- Zollinger-Ellison-Syndrom

8.5.2 Einteilung der chronischen Gastritiden

- **A** = Autoimmungastritis → Autoantikörper gegen magenspezifische Schleimhautzellen
  - häufig auch megaloblastäre Anämie durch Autoantikörper gegen Parietalzellen und Intrinsic-Faktor
  - atrophische Areale → intestinale Metaplasie → Dysplasie → Entartung → Adenokarzinom
  - selten Ulkus, weil Atrophie → Ø Belegzellen → Achlorhydrie → Ø Säure → Ø Ulkus
- **B** = bakterielle Gastritis – Helicobacter pylori → Ulkuskrankheit, Morbus Ménétrier (Riesenfaltengastritis), gastrale MALT-Lymphome, idiopathische thrombozytopenische Purpura, selten Karzinom
- **C** = chemisch induzierte Gastritis-NSAR

8.5.3 Klinik

- epigastrische Schmerzen: bei UD „Hungerschmerzen" – nach ca. 3–4 Stunden nach dem Essen und nachts; bei UV gleich nach dem Essen, manchmal verbessern sich die Schmerzen nach dem Erbrechen
- Übelkeit, Erbrechen
- Inappetenz
- bei Komplikationen: Hämatemesis, Meläna, akutes Abdomen

8.5.4 Komplikationen

- Blutung
- Penetration (in benachbarte Organe → Pankreatitis, Einbruch in die Aorta?)
- Perforation (in die Bauchhöhle → Röntgen-Abd.: Luft?)
- Stenose
- Magenkarzinom

8.5.5 Diagnostik

- Medikamentenanamnese – NSAR? Früher solche Beschwerden?
- Endoskopie ggf. mit Biopsie (auch vom „gesunden" Gewebe!)
- Für HP:
  - Biopsie + histologische Untersuchung
  - Urease-Schnelltest – Bedside-Test bei Gastroskopie
  - C13-Atemtest
  - IgG-AK-Nachweis im Serum (*Cave:* falsch positive Ergebnisse nach Eradikation)
  - HP-Antigenbestimmung im Stuhl

8.5.6 Differenzialdiagnosen

- MI, besonders bei ♀
- Gastritis
- Refluxkrankheit
- Reizmagensyndrom (eigentlich eine Ausschlussdiagnose)
- Magenkarzinom
- Achalasie
- symptomatische Cholezystolithiasis
- Pankreatitis
- Ileus
- Mesenterial-Infarkt
- Zollinger-Ellison

> **LittleDoc meint**
> Hier auf die Unterschiede in den Differenzialdiagnosen zwischen den Formen Ulcus ventriculi vs. Ulcus duodeni aufpassen!

8.5.7 Therapie

- Eradikation – immer wenn HP positiv
  - bei Ulkuskrankheit
  - bei MALT-Lymphom
  - bei Gastritis B
  - bei M. Ménétrier
  - bei NSAR-Langzeittherapie
  - bei Blutungen
  - *französisches Quadruples-Schema – 7 Tage*
    - PPI (Pantozol 40 mg, Lansoprazol 30 mg, Omeprazol 20 mg): 2× Standarddosis
    - Clarithromycin 2× 500 mg
    - Amoxicillin 2× 1000 mg
    - Bismuth
  - *italienisches Quadruples-Schema – 7 Tage*
    - PPI 2× Standarddosis
    - Clarithromycin 2× 250 mg
    - Metronidazol 2× 400 mg
    - Bismuth

- Step-down-Therapie
  - PPI × vierfache Standarddosis für 6 Wochen → PPI × zweifache Standarddosis für 6 Wochen → PPI × 1 Standarddosis für 6 Wochen → PPI × 1 Standard-Tagesdosis alle 2 Tage → PPI b. B.
- Ultima Ratio: selektive proximale Vagotomie

8.6 Magenkarzinom

8.6.1 Ätiologie

- chronische Gastritis A (s. Pathogenese bei Ulcus ventriculi et duodeni)
- HP-Infektion, ggf. bei Gastritis B
- Ménétrier
- Magenpolypen
- Magenresektion

Risikofaktoren

- geräucherte Nahrung → ↑ ↑ Nitratgehalt → Nitrit (durch Bakterien) → Nitrosamine
- Alkohol
- Rauchen

8.6.2 Einteilung

- Adenokarzinome (papillär, tubulär, muzinös)
- Siegelringzellkarzinome
- Plattenepithelkarzinome
- undifferenzierte Karzinome
- Selten:
  - MALT-Lymphom
  - Sarkom (z. B. Kaposi-Sarkom bei AIDS)
  - Metastasen

8.6.3 Klinik

- fehlt i. d. R. oder tritt zu spät auf
- diffuse epigastrische Schmerzen
- Abgeschlagenheit
- Übelkeit
- Appetitlösigkeit
- frühes Sattigungsgefühl oder rezidivierendes Erbrechen (wegen einer Stenosierung)

- Gewichtsabnahme
- Lokalisation
  - Antrum
  - Korpus
  - Kardia

8.6.4 Diagnostik

Gastroskopie mit Biopsie

- **Histologie**
  - Carcinoma in situ = rein epithelial, Basalmembran intakt → kann nicht metastasieren
  - Magenfrühkarzinom = unter Mukosa und Submukosa = nicht mehr intakt → kann metastasieren
- **Klassifikation nach Laurén**
  - *intestinaler Typ:* die beste Prognose, häufig heilbar; Aspekt: polypös, gut begrenzt; späte Metastasierung
  - *diffuser Typ:* schlechte Prognose, i. d. R. keine Heilung; Aspekt: diffus infiltrativ, schlecht abgegrenzt. LK-Metastasen früh
  - *Mischtyp*

Endosonografie für die lokale Ausbreitung (Infiltration)

- **Staging**
  - Sonografie Abd. – Lebermetastasen
  - CT Abdomen – Metastasen (Leber, LK usw.), Infiltration
  - MRT des Schädels: Hirnmetastasen
  - Röntgen-Thorax: pulmonale Metastasen
  - Skelettszintigrafie: Knochenmetastasen
- **Tumormarker:** CEA, CA 72–4 oder CA 19–9 – nur für Restaging, nicht für Diagnostik
- **Metastasierungswege**
  - lymphogen: LK der großen und kleinen Kurvatur, paraaortal und mesenterial Truncus coeliacus, Ductus thoracicus → linke supraklavikuläre Lymphknotenstation = *Virchow-Drüse*
  - lokale Infiltration: Ösophagus, Duodenum, Kolon, Pankreas und Peritoneum (Nabelmetastase: *Sister-Mary-Joseph-Knoten*)
  - hämatogen: Leber, Lunge, Skelett, Gehirn
  - Abtropfmetastasen: Ovarien = Krukenbergtumoren beim Siegelringkarzinom

8.6.5 Therapie

- laparoskopische Mukosaresektion: nicht metastasiertes, intramukosales Magenfrühkarzinom

- Gastrektomie und Lymphadenektomie (ggf. + Omentektomie und Splenektomie) ± neoadjuvante Chemotherapie
- palliative Resektion von Tumorteilen
- endoskopisch: Laserkoagulation von Stenosen, Anlage von Ernährungssonden

TIPP
Psychologische Unterstützung empfehlen!

8.6.6 Komplikationen

- **Früh-Dumping-Syndrom**
  - kleiner Magen → der hyperosmolare Nahrungsbrei erreicht den Darm zu schnell → Hyperosmolarität → Flüssigkeit tritt in den Darm ein → Hypovolämie → nach 30 Minuten nach dem Essen:
    - starker Schweißausbrüch
    - Herzrasen
    - Schwindel
    - Übelkeit
- **Spät-Dumping-Syndrom**
  - kleiner Magen → schnelle Passage der Kohlenhydrate → ↑↑↑ Insulin wird freigesetzt → Hypoglykämie → nach 2–4 Stunden nach dem Essen:
    - Schwitzen
    - Schwäche
    - Akathisie
    - Heißhunger

8.7 Chronisch entzündliche Darmerkrankungen

LittleDoc meint
Meine „Lieblings-Quäl-Quelle" für die FSP-Kandidaten ^_^

= **Colitis ulcerosa, Morbus Crohn**
- intestinale TB, mikroskopische Kolitis (Kollagenkolitis, lymphozytäre Kolitis), Diversion-Kolitis (nach Ileostoma, Kolostoma, Neovagina über Kolo-Kolpopoese), Morbus Behçet, Colitis indeterminata

8.7.1 Ätiopathogenese

- Ätiologie: unbekannt. Autoimmunerkrankungen?
- M. Crohn: genetische Prädisposition – Variationen im NOD2-Gen

8.7.2 Klinik

Colitis ulcerosa

- Diarrhö mit Schleim und Blut – bis zu 20 Mal pro Tag!

8.7 Chronisch entzündliche Darmerkrankungen

> **TIPP**
> Bei der FSP: Wenn Sie „Blut im Stuhl" hören, sagen Sie bitte eher „Colitis ulcerosa", wenn Sie einen V. a. chronisch entzündliche Darmerkrankung haben. Bei Crohn ist Blut im Stuhl eher nicht so spezifisch. Sonst wäre Kolonkarzinom die erste Wahl.

- Tenesmen
- krampfartige Abdominalschmerzen – meistens diffus
- extraintestinale Manifestationen
  - Gelenke: asymmetrische Oligoarthritis, vor allem großer Gelenke, Differenzialdiagnose Morbus Bechterew, weil sehr ähnlich (Sakroiliakalgelenke + Wirbelsäule, HLA-B27 +)
  - Augen: Episkleritis, Iridozyklitis
  - Haut: Erythema nodosum, Pyoderma gangraenosum
  - Leber: primär-sklerosierende Cholangitis
  - Lunge: fibrosierende Alveolitis
  - Herz: Perimyokarditis
  - Blut: autoimmunhämolytische Anämie
  - systemisch: Amyloidose

Tab. 8.5 Schweregrad der Colitis ulcerosa nach Truelove and Witts (adaptiert nach: Andus, Messmann 2012)

	mild	mittelgradig	schwer
Stuhlgänge / d	< 4	4–6	> 6
Blut im Stuhlgang	intermittent	häufig	bei jedem Stuhlgang
Temperatur	< 37.5 °C	≤ 37.8 °C	> 37.8 °C
Herzfrequenz	< 90 / min	≤ 90 / min	> 90 / min
Hämoglobin	> 11.5 g/dL	≥ 7.5 g/dL	< 7.5 g/dL
BSG	< 20 mm/h	≤ 30 mm/h	> 30 mm/h

Morbus Crohn

- Diarrhö – manchmal Schleim oder Eiter, aber ohne / sehr selten Blut!
- krampfartige Abdominalschmerzen – manchmal Differenzialdiagnose Appendizitis wegen Lokalisation (Fossa iliaca dextra)
- tastbare abdominelle Resistenzen
- Fieber
- extraintestinale Manifestationen
  - Gelenke: asymmetrische Oligoarthritis
  - Augen: Episkleritis, Iridozyklitis
  - Haut + Schleimhäute: Pyoderma gangraenosum (meistens Beine), Aphten, Fisteln Darm-Haut oder Darm-Blase, Darm-Vagina, perianal, Anal-Fissuren, Abszesse
  - Lunge: fibrosierende Alveolitis
  - Herz: Perimyokarditis
  - Blut: autoimmunhämolytische Anämie
  - systemisch: Amyloidose

Tab. 8.6 Crohn's Disease Activity Index nach Best (adaptiert nach: MDCalc 2016)

	Einschätzung durch den Patienten	Multiplikationsfaktor
Durchfälle (in den letzten 7 Tagen)	(Anzahl)	× 2
Abdominalschmerzen (in den letzten 7 Tagen)	0 = keine 1 = leichte 2 = mittelschwere 3 = schwere	× 5
Allgemeinzustand (in den letzten 7 Tagen)	0 = gut 1 = leicht beeinträchtigt 2 = schlecht 3 = deutlich schlecht 4 = extrem schlecht	× 7
extraintestinale Symptome oder Zeichen*	0 = nein 1 = ja	× 20 je Symptom
Antidiarrhoikum (in den letzten 7 Tagen)	0 = nein 1 = ja	× 30
	Einschätzung durch den Arzt (und Laborwerte)	Multiplikationsfaktor
Abdomen-Resistenz	0 = nein 2 = fraglich 5 = sicher	× 10
Hämatokrit (Normwert)	♂ 47 % ♀ 42 %	× 6
Gewicht (% unter Standard)	(Standardgewicht − Patientengewicht) / (Standardgewicht × 100)	× 1

* CDAI <150 Remission; CDAI >450 schwere Krankheit (schwerer Schub)

> **LittleDoc meint**
> Die Differenzialdiagnose ist in der FSP sehr wichtig! Die Tabelle „Colitis ulcerosa versus Morbus Crohn" sollte gut gelernt werden!

8.7.3 Colitis ulcerosa versus Morbus Crohn

Tab. 8.7 Colitis ulcerosa und Morbus Crohn im Vergleich

	Colitis ulcerosa	Morbus Crohn
Lokalisation	Rektum, Kolon, terminales Ileum („Backwash Ileitis")	ganzer Gastrointestinaltrakt
Ausbreitung	kontinuierlich vom Rektum nach Ileum	diskontinuierlich, beginnt an verschiedenen Stellen im Gastrointestinaltrakt
Sonografie, ggf. mit oralem KM (Polyethylene Glycol)	*Alle Befunde sind kontinuierlich!* • Verdickung der Darmwand • Entzündung, besonders links: entspricht dem Schweregrad der Krankheit	*Alle Befunde sind diskontinuierlich, nicht homogen!* • Verdickung der Darmwand • Entzündung, besonders rechts, Fossa iliaca dextra • totaler oder partialer Verlust des Mehrschichtmusters der Darmwand • Stenosen • Fisteln • Abszesse • entzündliche Massen, LK ↑

Tab. 8.7 Colitis ulcerosa und Morbus Crohn im Vergleich *(Forts.)*

	Colitis ulcerosa	Morbus Crohn
Endoskopie	• kontinuierliche Schleimhautentzündung • Kontaktvulnerabilität (d.h., die Mukosa blutet, wenn man sie leicht mit dem Endoskop stößt) • unscharf begrenzte Ulzerationen • Pseudopolypen	• diskontinuierlicher Befall • Aphthen • „Pflastersteinrelief", Aspekt der Wand • längliche, gut begrenzte Ulzera, sehen wie „Schneckenspuren" aus • kleine Einblutungen (Pinpoint-Lesions) • Abszesse • Stenosen • Fisteln
Röntgen	• ↓↓ Haustren (Darm sieht wie ein „Fahrradschlauch" aus)	• Stenosen • Pflastersteinrelief
Histologie	• Entzündung der Darmwand: *nur* Schleimhaut • Kryptenabszesse • Becherzellverlust • später im Verlauf: Atrophie + Epitheldysplasie → Karzinom	• Entzündung der Darmwand: transmural (also alle Schichten, sogar Fisteln zur Haut möglich) • Epitheloidzellgranulome • mehrkernige Riesenzellen • Wand-Fibrosierung • LK-Hyperplasie
extraintestinale Manifestationen (häufiger bei M. Crohn)	• Augen • Gelenke • Haut • Schleimhäute • Lunge • Herz • Leber • Blut: autoimmunhämolytische Anämie • systemisch: Amyloidose	• Augen • Gelenke • Haut • Schleimhäute • Lunge • Herz • Blut: autoimmunhämolytische Anämie • systemisch: Amyloidose
Komplikationen	• toxisches Megakolon • Blutungen • kolorektales Karzinom	• Ileus wegen Stenosen • Malabsorptionssyndrom • Fisteln • Abszesse usw.

8.7.4 Diagnostik

s. oben +
- Labor
  - Enzündungsparameter: CRP, BSG
  - Stuhl: Calprotectin und Lactoferrin – Entzündung? (*Cave:* falsch negative Befunde, wenn nur der Dünndarm betroffen ist)
  - ggf. Stuhlprobe + Kultur
- Doppelballon-Enteroskopie
- Hydro-MRT – Dünndarm?
- Kapselendoskopie – Dünndarm? Bei Crohn: Gefahr Ileus wegen Stenosen!
- bei V. a. toxisches Megakolon:
  - Röntgen-Abd: dilatierte Darmschlingen > 6 cm, keine Haustren
  - *Cave:* Perforationsrisiko → keine KM-Gabe, keine Koloskopie

8.7.5 Differenzialdiagnosen

- Enterokolitis → die Dauer der Symptomatik passt nicht
- Pseudomembranöse Kolitis → keine Clostridium-difficile-Toxine im Stuhl
- Andere chronisch entzündliche Darmerkrankungen (s. oben) → Ausschluss durch Endoskopie + Biopsie
- Appendizitis → die Dauer der Symptomatik passt nicht
- (Meckel-)Divertikulitis → Ausschluss durch Endoskopie
- Polyp → Ausschluss durch Endoskopie
- Tumor → Ausschluss durch Endoskopie + Biopsie
- glutensensitive Enteropathie → Ausschluss durch Endoskopie + Biopsie

8.7.6 Therapie

Colitis ulcerosa

- Entzündungsschub
  - balaststoffarme Nahrung, ggf. i. v. Nahrung
  - Mesalazin (5-Aminosalicylsäure = 5-ASA) + Glukokortikoide
  - beide oral und topisch (wobei topisch = Klysmen, Schaumpräparate, Suppositorien)
  - falls fulminant: GKK i. v. ca. 5–10 Tage, dann + Ciclosporin A / Tacrolimus / Infliximab
- Rezidivprophylaxe (erhaltende Therapie)
  - 5-ASA p. o. oder Escherichia-coli-Stamm-Nissle-Präparate (Mutaflor); wenn kein Erfolg:
    - Immunsuppressiva (Azathioprin)
    - TNF-α-Antikörper (Infliximab, Adalimumab, Golimumab) oder Integrin-α4β7-Antikörper (Vedolizumab)
    - 6-Mercaptopurin
- toxisches Megakolon – 30 % Pat. sterben daran
  - subtotale Kolektomie + Ileostoma
  - reichlich Infusionstherapie (*Cave:* Elektrolyte-Verlust)
  - Breitbandantibiotika
  - Steroide i. v. hoch dosiert
- nach dem Schub: Dünndarmpouch + Sphinkter = zusammen vernäht

Morbus Crohn

- *am wichtigsten: Nikotinkarenz!*
- im akuten Schub
  - balaststoffarme Nahrung, ggf. i. v. Nahrung
  - Glukokortikoide, systemisch (Prednisolon) und / oder topisch (Budesonidschaum)
- remissionserhaltende Therapie
  - man soll die GKK langsam ↓

- 5-Aminosalicylsäure (5-ASA): nur bei Kolonbefall oder Azathioprin: Dünndarmbefall oder bei steroidabhängigen Patienten; falls Ø Erfolg:
  - Anti-TNFα-Antikörper: Infliximab / Adalimumab
  - Integrin-α4β7-Antikörper: Vedolizumab
- Komplikationen: Peritonitis, mechanischer Ileus bei Stenosen, Perforation, Abszesse, therapierefraktäre Fisteln
  - OP: Ultima Ratio, immer wenig operieren, nur so viel wie nötig – die Patienten bekommen häufig Heilungsstörungen!
- Fisteln
  - Antibiotika: Metronidazol + Ciprofloxacin
  - chronisch: OP: Fadendrainage oder biologische Therapie
- Substitutionstherapie: Eisenglukonat (Fe^{III} i. v.), Albumin usw.

TIPP
Fe wird als Fe^{II} im Duodenum absorbiert und dann mithilfe einer Ferrireduktase in den Enterozyten zu Fe^{III} umgewandelt, sodass es als Ferritin gespeichert werden kann oder sich an Ferroportin 1 bindet. Das heißt, im Blut braucht man auf jeden Fall Fe^{III} → i. v. wird Fe^{III} (oxidierte Form) verabreicht.
Per os kann man entweder Fe^{II} oder Fe^{III} einnehmen, denn HCl in der Magensäure wird Fe^{III} zu Fe^{II} umwandeln, sodass es in die Enterozyten resorbiert werden kann. Nach Studien empfiehlt es sich jedoch, p. o. besser Fe^{II} (reduzierte Form) zu verabreichen. Sehr lesenswert ist hierzu die Studie von P. Santiago (2012) unter https://doi.org/10.1100/2012/846824 [18.3.2020].

- nach OP – falls Ileumresektion: Gallensäuren werden nicht mehr resorbiert → in den Dickdarm = „Gallensäureverlustsyndrom"
- Gallensäuren haben aber eine laxierende Wirkung (↑ Motilität sowie ↓ Flüssigkeits- und Elektrolytresorption) → wässrige Diarrhöen = chologene Diarrhö
- Therapie = Cholestyramin (bindet die Gallensäuren)
- Maldigestion → chologene Diarrhö + Steatorrhö + Cholesterin-Gallensteine + Oxalat-Nierensteine

TIPP
Psychologische Unterstützung empfehlen!

8.7.7 Prognose

Colitis ulcerosa

- kolorektales Karzinom-Risiko ↑
- „Heilung" möglich durch Proktokolektomie

Morbus Crohn

- chronische Erkrankung + Komplikationen
- lebenslange immunsuppressive Therapie → Nebenwirkungen
- keine Heilung möglich

8.8 Sprue (glutensensitive Enteropathie)

8.8.1 Begriffe

- **Sprue** bei Erwachsenen
- **Zöliakie** bei Kindern
- **Malassimilationssyndrom** = Maldigestion + Malabsorption
- **Maldigestion** = Störung bei Vorverdauung im Mund und Magen und / oder enzymatischer Aufspaltung und / oder Fettemulgierung
- **Malabsorption** = Störung bei der Aufnahme der Nahrungsspaltprodukte aus dem Darmlumen und / oder des Abtransports über die Blutbahn oder die Lymphe

8.8.2 Ätiopathogenese

- chronische Intoleranz gegen Klebereiweiß (Gluten) und seine Proteinfraktion Gliadin
- Antigen-Quellen: Weizen, Roggen, Hafer, Gerste, Dinkel, Grünkern usw.
- Autoimmunerkrankung
- im Dünndarm: Gliadin + Gewebetransglutaminase → stabile Komplexe → neue Antigene → neue Antikörper = Anti-Gliadinantikörper, aber auch IgA gegen Gewebetransglutaminase
- Gewebetransglutaminase: Gliadin → Glutamat: ↑↑ Affinität MHC-Klasse-II-Komplexe (HLA-DQ2, HLA-DQ8) auf antigenpräsentierenden Zellen → einfaches Erkennen von T-Zellen
- chronische Entzündung, besonders in Jejunum

8.8.3 Klinik

- Malabsorption →
  - Gewicht ↓, Ø Wachstum
  - ↑ Durchfälle (> 250 g / d), ggf. Steatorrhö (Stuhlfettgehalt > 8 g / d)
  - Ø Eisen-, Folsäure, Vitamin-B_{12} → Anämie, Polyneuropathie
  - Ø Vitamin-D3, ↓ Kalzämie → Rachitis
  - Ø Vitamin-A-Mangels → Nachtblindigkeit

LittleDoc meint
Hier wäre es vielleicht sinnvoll, die Avitaminosen noch mal zu lesen …
Ich sag's nur :-P

8.8.4 Diagnostik

- Dünndarmbiopsie + Histologie: Zottenatrophie, verlängerte Krypten ↑↑ Lymphozyten in der Lamina propria
- Serologie: IgA-Antikörper gegen Gewebetransglutaminase, Endomysium und Gliadin
- glutenfreie Diät → Verbesserung der Symptomatik

- D-Xylose-H_2-Atem-Test: Xylose wird nicht resorbiert → ↑ Dickdarmflora → ↑↑ H_2-Konzentration in der Ausatemluft
- Laktasemangel? – häufig assoziiert → H2-Atemtest nach Laktosegabe

8.8.5 Therapie

- glutenfreie Kost
- stattdessen Kartoffeln, Mais, Reis, Hirse
- Vitaminsubstitution
- ggf. (falls eine glutenfreie Kost nicht reicht): immunsuppressive Therapie

8.9 Reizdarm

8.9.1 Ätiologie

- funktionelle Krankheit

8.9.2 Klinik

- intestinale Motilitätsstörungen, hauptsächlich im Kolon
- Abdominalschmerzen
- Blähungen
- Völlegefühl
- Diarrhöen, Obstipation oder auch wechselnd

8.9.3 Diagnostik

- **Rom-IV-Kriterien:**
  - die ersten Symptome: vor 6 Monaten
  - rezidivierende Abdominalschmerzen mindestens 1 Tag pro Woche in den letzten 3 Monaten, damit ≥2 von den folgenden Kriterien assoziiert:
    - Abhängigkeit vom Stuhlgang (entweder verbessert oder verschlechtert nach dem Stuhlgang)
    - Veränderung in Stuhlgangfrequenz
    - Veränderung in Stuhlgangkonsistenz bzw. -form
- Darmprovokationstest per Endoskop = durch konfokale Laser-Endo-Mikroskopie → Spritzen mit Nahrungsbestandteilen → Epithelium-Reaktion binnen Sekunden, mit histologischen Veränderungen

> **TIPP**
> Sehr interessant und lesenswert ist eine Studie von A. Fritscher-Ravens et al. (2014) zu der Reaktion der Darmschleimhaut auf verschiedene Stimuli, aufzurufen unter: https://doi.org/10.1053/j.gastro.2014.07.046 [18.3.2020].

8.10 Akute Diarrhö

- normale Stuhlentleerung = dreimal pro Woche bis dreimal pro Tag
- Diarrhö = mehr als s. o.

8.10.1 Einteilung

- akute Diarrhö ≤ 3 Wochen
- chronische Diarrhö > 3 Wochen

8.10.2 Ätiologie

- infektiös (Enteritis): Reisen (meist über Wasser), Kontakt zu angesteckten Personen
  - Bakterien, am häufigsten: Salmonellen, E. coli, Shigellen, Campylobacter jejuni
  - Viren
  - Protozoen
- Lebensmittelvergiftung: bakterielle Toxine
- Medikamente: Laxanzien, Antibiotika
- Nahrungsmittelallergie
- Reizdarmsyndrom
- Süßstoff-Konsum ↑↑: Mannit, Sorbit – schlecht resorbierbar
- Malassimilationssyndrome
- chronisch entzündliche Darmerkrankungen
- Tumorerkrankungen

8.10.3 Klinik

- Diarrhö *[I know, who would've thought?!]*
- je nach Ursache: Fieber, Erbrechen, Steatorrhö, Mukus, Eiter, Blut im Stuhl usw.

8.10.4 Diagnostik

- Labordiagnostik: BB, Entzündungsparameter, Gerinnung, Leber, Nieren, Elektrolyte + Serologie?
- Stuhluntersuchung + ggf. Calprotectin + Kultur + ggf. Antibiogramm
- Clostridium-difficile-Toxin – pseudomembranöse Kolitis?
- ggf. Videokapsel

8.10.5 Therapie

- viel Flüssigkeit, ggf. i. v., Elektrolyt- und Glukose-Lösungen
- normalerweise keine Antibiotika (die meisten Enteritiden sind selbstlimitierend) – nur bei Komplikationen
- ggf. Loperamid – aber NICHT bei schweren bakteriellen Darminfektionen mit hohem Fieber und blutiger Diarrhö → Fluorchinolone
- falls Protozoen (Lamblien, Amöben): Metronidazol

8.10.6 Reisediarrhö

- *Ätiologie*
  - kontaminierte Nahrungsmittel oder Getränke
  - Erreger: am häufigsten enterotoxinbildende E. coli, dann Shigellen, Salmonellen, Campylobacter, Viren und Protozoen (Entamoeba histolytica, Giardia lamblia)
- *Prophylaxe*
  - Wasser vor dem Trinken und Zähneputzen abkochen

CAVE
Getränke mit Eiswürfeln vermeiden!

  - nur Getränke aus original-verschlossenen Flaschen trinken
  - alle Nahrungsmittel durchgekocht → keine Eissorten, Meeresfrüchte, Mayo, Salate
  - Obst immer selbst schälen
  - Antibiotikaprophylaxe – nicht empfehlenswert → Risiko Resistenz
  - Aktive Impfungen: Salmonella typhi, Vibrio cholerae

LittleDoc meint
Die Chancen, dass Sie so einen Fall bekommen, sind nicht unbedingt gering!

8.10.7 Dysenterie (Ruhr)

- *Ätiologie*
  - meistens bakteriell: Salmonellen, Shigellen, E. coli oder durch Amöben
- *Klinik*
  - starke, krampfartige Abdomenschmerzen
  - Diarrhö mit Blut und Mukus
  - Tenesmen
  - Fieber
  - seltener: Erbrechen, Myalgien, Müdigkeit, Gewichtsverlust
- *Diagnostik*
  - Stuhlprobe + Kultur + Antibiogramm + ↑↑ Leukos und Erythrozyten im Stuhl
- *Therapie*
  - je nach Antibiogramm (meistens Chinolone, Aminopenicilline, Cephalosporine, Cotrimoxazol) + Allgemeinmaßnahmen

8.10.8 Typhus und Cholera

- *Ätiologie*
  - Übertragung: fäkal-oral
  - Salmonella typhi: mangelnde Hygiene, Körperkontakt mit Menschen mit Typhus
  - Vibro cholerae: verseuchtes Wasser, Körperkontakt mit Menschen mit Cholera, Meeresfrüchte
- *Klinik*
  - erbsenbreiartige Durchfälle bei Typhus
  - ↑ ↑ ↑ Reiswasserstühle bei Cholera
  - Fieber
  - Roseolen der Bauchhaut – Typhus
  - Splenomegalie – Typhus
  - Zunge: graugelb belegt – Typhus
- *Diagnostik*
  - Blut: Erreger, Leukopenie, aber mit Linksverschiebung, absolute Eosinopenie
  - Stuhlprobe, ggf. Erbrechenprobe
- *Therapie*
  - Ciprofloxacin – Typhus
  - Tetracyclin oder Cotrimoxazol – Cholera; ggf. Impfung

8.10.9 Yersiniose

- *Yersinia pseudotuberculosis:* akute Lymphadenitis mesenterica mit terminaler Ileitis (Differenzialdiagnose Appendizitis)
- *Yersinia enterocolitica:* Diarrhö und Abdominalkoliken (Differenzialdiagnose Morbus Crohn)
  - extraintestinale Manifestationen: Erythema nodosum, reaktive Arthritis

LittleDoc meint
Bitte auch in der Klinik daran denken!

8.10.10 Antibiotikaassoziierte Kolitis

- *Ätiologie*
  - Antibiotika (meistens Clindamycin, Cephalosporine, Aminopenicilline) → ↓ Darmflora → ↑ toxinbildendes Clostridium difficile → pseudomembranöse Kolitis (abstreifbare Pseudomembranen durch Fibrinexsudation)
- *Diagnostik*
  - Blut: BB, Elektrolyte usw.
  - Stuhlprobe
  - keine Koloskopie – Perforationsrisiko!
- *Therapie*
  - Infusionstherapie
  - altes Antibiotikum absetzen; Vankomycin oder Metronidazol oral einsetzen

8.10.11 Botulismus

- *Ätiologie*
  - Clostridium botulinum = anaerobes Bakterium → in anaerob konservierten Nahrungsmitteln = Konservendosen und Gläser

CAVE
Vorgewölbte Konservendosen!

- *Klinik*
  - Brechdurchfall
  - periphere Nervenlähmungen → Doppelbilder, Ptosis, Dysarthrie, Dysphagie usw. → bis zur Lähmung der Atemmuskulatur mit Atemstillstand (in Stunden) – 70 % der unbehandelten Patienten sterben
- *Diagnostik*
  - Serum, Stuhl, Magensaft, Speisereste: Toxinnachweis
- *Therapie*
  - polyvalentes Antitoxin

8.10.12 Sonstige Durchfallerkrankungen

- *Salmonellenenteritis:* Milch, Fleisch- und Geflügelprodukten – fieberhafter Brechdurchfall; → Sepsis mit Organmanifestationen: Endokard, Pleura, Meningen, Knochen und Gelenke
- *Campylobacter-Enteritis* (häufigster Erreger in Europa): Geflügelfleisch, Eier und Rohmilch → reaktive Arthritis und Guillain-Barré-Syndrom
- *Novoviren, Rotaviren:* akuter, nicht fieberhafter Brechdurchfall (aerogen oder fäkaloral übertragen)
- *Staphylococcus-aureus-Toxin:* Eiprodukte (Mayo), gekühlte Milchprodukte (Pudding, Sahne usw.)
- *Shigella:* ungewaschenes Obst und Gemüse, Wasser, Milchprodukte

8.11 Divertikel

8.11.1 Begriffe

- **Divertikel** = Ausstülpung (Hernie) der gesamten Wand eines Hohlorgans; d.h. Mukosa + Submukosa + Muscularis mucosae / quergestreifte Muskeln + Serosa / Peritoneum viscerale sind betroffen
- **Pseudodivertikel** = Ausstülpung (Hernie) der Mukosa und Submukosa der Wand eines Hohlorgans durch eine Lücke im muskulären Wandanteil
- **Pulsionsdivertikel** = Pseudodivertikel des Hypopharynx und des Ösophagus; Ätiologie: ↑↑ intraluminaler Druck; z. B. Zenker-Divertikel

- **Traktionsdivertikel** = oft auch „parabronchiale Divertikel" = Divertikel des Ösophagus; Ätiologie: Ausziehung von außen; z. B. bei mediastinalen Raumforderungen
- **Divertikulitis** = Entzündung eines Divertikels oder Pseudodivertikels
- **Divertikulose** = das Auftreten multipler (Pseudo-)Divertikel des Kolons

8.11.2 Ätiopathogenese

- *Divertikulose*
  - Pathomechanismus: intraluminale Druckerhöhung
  - Risikofaktoren
    - ballaststoffarme Kost
    - Überernährung
    - Altersatrophie der Wand → Muskelschichtschwäche
    - chronisch habituelle Obstipation
    - → „Zivilisationskrankheit"
- *Divertikulitis* = Entzündung eines (Pseudo-)Divertikels durch Stuhl

8.11.3 Klinik

- *Divertikulose* = asymptomatisch
- *Divertikulitis* = „Linksappendizitis" wenn in Sigma – oder „Appendizitis trotz Appendektomie", wenn im Zäkum →
  - Schmerzen im linken / rechten Unterbauch
  - Übelkeit und Erbrechen
  - ggf. Diarrhö, selten Obstipation, Blutstuhl
  - Palpation: *„Walze"*
  - falls Perforation (gedeckt oder frei), Abszess, Fisteln → akutes Abdomen
  - Ileus

CAVE
Zäkumdivertikulitis – Differenzialdiagnose Appendizitis!

8.11.4 Diagnostik

- Labor: BB, Entzündungsparameter (CRP, BSG) ↑
- Röntgen: Abdomen-Übersichtsaufnahme nativ
- ggf. Kolon-Kontrasteinlauf, wenn Ø Perforation
  - Perforation → freie Luft?
  - Divertikel
  - Ileus
- CT: Abszess? Perforation? Gedeckte Perforation?
- Koloskopie: kontraindiziert im akuten Stadium – Risiko iatrogene Perforation oder falls bestehende Perforation → Risiko Darminhalt in die Peritonealhöhle gepresst → abwarten bis Leukozyten, CRP ↓ → Koloskopie ± *Biopsie*

Einteilung der Divertikelkrankheit

- *Typ 0:* asymptomatische Divertikulose
- *Typ 1a:* akute unkomplizierte Divertikulose ohne phlegmonöse Umgebungsreaktion
- *Typ 1b:* akute unkomplizierte Divertikulose mit phlegmonöser Umgebungsreaktion
- *Typ 2a:* akute komplizierte Divertikulitis mit Mikroabszess ≤ 1 cm
- *Typ 2b:* akute komplizierte Divertikulitis mit Makroabszess ≥ 1 cm
- *Typ 2c:* akute komplizierte Divertikulitis mit freier Perforation
- *Typ 3:* chronisch rezidivierende Divertikulitis oder anhaltende symptomatische Divertikelkrankheit
- *Typ 4:* Divertikelblutung

8.11.5 Differenzialdiagnosen

- *gastroenterologisch*
  - Gastroenteritis, Kolitis
  - Appendizitis
  - chronisch entzündliche Darmerkrankungen
  - Meckel-Divertikel
  - symptomatische Cholezystolithiasis
  - Mesenterial-Infarkt
  - Lymphadenitis mesenterialis
  - Tumoren
- *urologisch*
  - Harnwegsinfektion (v. a. Pyelonephritis)
  - Urolithiasis
  - Fehlbildungen
  - Tumoren
- *gynäkologisch*
  - Adnexitis
  - Prämenstruelles Syndrom
  - symptomatische Ovarialzysten
  - rupturierte Ovarialzysten
  - Extrauterin Gravidität – *β-HCG Werte bei Frauen!*
  - Ovarialtorsion
  - Tumoren

LittleDoc meint
Diese Differenzialdiagnosen könnten Sie in vielen Situationen in der FSP „retten"!

8.11.6 Therapie

- *Typ 1a, 1b bis 2a* – unkomplizierte Divertikulitis
  - Nahrungskarenz
  - Infusionstherapie
  - Antibiotika i. v. (G neg. + anaerob) → Metronidazol + Ciprofloxacin oder Metronidazol + Cephalosporin der 3. Generation

- *Typ 2b*
  - zuerst Sonografie oder CT-gesteuerte Drainage
  - wenn kein Erfolg → OP
- *Typ 2c oder 4*
  - sofortige oder dringliche OP (je nach Komplikationen) im Notfall, dann ggf. eine zweite OP: Diskontinuitätsresektion z. B. nach Hartmann + temporäres Kolostoma → abwarten Leukos, CRP ↓↓ → nach einigen Wochen: Wiederherstellung der Kontinuität des Darmes
- *Typ 3*
  - offene oder laparoskopische Sigmoidektomie

8.12 Kolonpolypen

= **Gewebsvorwölbungen (Einstülpungen) der Darmwand**

8.12.1 Einteilung

- entzündliche Polypen
- hyperplastische Polypen
- Adenome – enthalten häufig Dysplasien → Entartung Risiko → Resektion!
- Hamartome
- *Adenome* – Einteilung nach der Morphologie
  - tubulär – deutlich erhöhtes Karzinomrisiko
  - tubulovillös – doppelt so hohe Entartungsfrequenz wie die tubulären Adenome
  - villös – höchste Entartungsfrequenz
- *Polyposis (Syndrom)* = disseminierte Polypen des Kolons und ggf. des ganzen GITs; obligate Präkanzerose bei vielen mit diesem Syndrom → prophylaktische Kolektomie mit Proktomukosektomie und Anlage eines ileoanalen Pouches empfohlen
  - familiäre adenomatöse Polyposis (obligate Präkanzerose)
  - Peutz-Jeghers-Syndrom
  - Turcot-Syndrom
  - familiäre juvenile Polyposis
  - Cronkhite-Canada-Syndrom
  - Cowden-Syndrom

8.12.2 Klinik

- oft asymptomatisch (Zufallsbefunde bei einer Koloskopie)
- peranale Blut- und Schleimabgänge
- Diarrhö

- Abdominalschmerzen
- bei sehr großen Polypen: Ileus (Darmverschluss)

8.12.3 Diagnostik

- Koloskopie bis zur Ileozäkalklappe (Bauhin-Klappe) – ggf. auch therapeutisch (Resektion)

8.12.4 Therapie

- koloskopisch: Abtragung mit Diathermieschlinge
- Kolotomie bei großen Polypen
- transanale endoskopische Mikrochirurgie für anal oder rektal lokalisierte Adenome
- alle werden histologisch untersucht; falls inkomplette Resektion → Resektion des Darmabschnittes

8.13 Kolorektales Karzinom

Rektumkarzinom < 16 cm von der Anokutanlinie

8.13.1 Ätiopathogenese

- ↑ Konsum an ballaststoffarmen tierischen Fetten und Eiweißen
- Rauchen
- C_2-Abusus
- Adenome (Genmutationen – APC-Gen, k-ras, p53)
- familiäre adenomatöse Polyposis (FAP)
- hereditäres nicht polypöses Kolonkarzinom-Syndrom (HNPCC)
- Colitis ulcerosa
- kolorektales Karzinom in der VE
- genitale Karzinome bei ♀

LittleDoc meint

Bitte vergessen Sie das Thema Empathie nicht. Wenn Sie im Gespräch mit dem Patienten die Diagnose erkennen, bitte kein Rad schlagen vor Freude.

8.13.2 Ausbreitung

- per continuitatem in der Darmwand
- hämatogen – Leber, Lungen, später andere Organe
- lymphogen
  - erstes Drittel: in die paraaortalen LK
  - zweites Drittel: in die paraaortalen und Beckenwand LK
  - distales Drittel: in die inguinalen und in die Beckenwand LK

8.13.3 Klinik

- erst später im Verlauf
- Obstipation / Obstipation im Wechsel mit Diarrhöen (paradoxale Diarrhöen – explosionsartige, flüssige Diarrhö im Wechsel mit Obstipation)
- Flatulenz, Meteorismus
- Tenesmen
- Hämatochezie oder Rektorrhagie oder okkulte Stuhlblutungen (Guajak-Test!!) → Anämie
- B-Symptomatik
- AZ ↓
- Ileus

8.13.4 Diagnostik und Staging

- Labor: BB, CRP, CEA (wichtig im Verlauf der Therapie), Guajak-Test
- Koloskopie + Biopsie
- Röntgen-Thorax – Lungenfiliae?
- Sonografie Abdomen – Leberfiliae?
- CT Thorax-Abdomen ggf. CCT – Filiae?
- ggf. Szintigrafie – ossäre Filialisierung?
- rektale Endosonografie – Wandinfiltration?

8.13.5 Differenzialdiagnosen

- chronisch entzündliche Darmerkrankungen
- Divertikel, Divertikulose, Divertikulitis
- Polypen
- andere Tumoren in dem Bereich: Weichteilsarkome, Prostatakarzinom, Blasenkarzinom, Ovarial- / Corpuskarzinom, Ovarialzyste

8.13.6 Therapie

- Operation
  - Entfernung des betroffenen Darmabschnitts unter Wahrung eines Sicherheitsabstands im gesunden Gewebe
  - Non-Touch-Technik: Hemikolektomie (rechtseitige, linksseitige, Transversum Resektion), ggf. subtotale / totale Kolonresektion
  - neoadjuvante Radiochemotherapie falls Down-Staging möglich
  - gezielte Resektion der Leber- / Lungenmetastasen
- adjuvante Radiochemotherapie
- palliativ: Kryo- / Lasertherapie, Umgehungsanastomosen

- bei K-Ras-Wildtyp-Status: biologische Therapie: Antikörper Anti-VEGF (z. B. Bevacizumab) oder Anti-EGFR (Cetuximab)

> **TIPP**
> Psychologische Unterstützung empfehlen!

8.13.7 Vorsorge

- FAP: jährliche Koloskopie ab dem 7. Lebensjahr
- HNPCC: jährliche Koloskopie ab dem 25. Lebensjahr
- Koloskopie alle 10 Jahre ab dem 50. Lebensjahr oder fäkaler Okkultblut-Test jährlich
- bei Verwandten 1. Grades mit kolorektalem Karzinom: Koloskopie alle 10 Jahre ab dem 40. Lebensjahr oder fäkaler Okkultblut-Test jährlich
- genetische Diagnostik bei Verwandten mit kolorektalem Karzinom und bekannter Mutation (FAP, HNPCC)

8.13.8 Nachsorge

- Koloskopie nach 3 Monaten, dann alle 6 Monate für 2 Jahre und dann jährlich
- 5 Jahre: alle 6 Monate CEA + Abdomen-Sonografie

8.14 Akute Pankreatitis

= **Bauchspeicheldrüsenentzündung**

8.14.1 Ätiologie

- Gallenwegserkrankungen (Choledocolithiasis, Gallengangstenosen)
- C_2-Abusus (Differenzialdiagnosen akute Pankreatitis vs. akuter Schub bei chronischer Pankreatitis)
- iatrogene Pankreatitis (Post-ERCP, Post-Papillotomie)
- hereditäre Pankreatitis
- Medikamente (Azathioprin, Glukokortikoide, ACE-Hemmer)
- Trauma
- rheumatische Krankheiten: systemischer Lupus erythematodes
- Pankreasfehlbildungen oder Anomalien (Pankreas divisum)
- Malignome (Non-Hodgkin-Lymphom, Karzinome)
- Hyperlipoproteinämie
- Hyperkalzämie und / oder Hyperparathyreoidismus
- Mumpsvirus, HIV

8.14.2 Pathogenese

inkomplett bekannt
- vorzeitige intrapankreatische Aktivierung von Verdauungsenzymen → Schädigung des Bauchspeicheldrüsengewebes und der benachbarten Organe (*Cave:* Aorta und Cava sind da!); weiter Lipase → enzymatische Fettgewebsnekrose
- nekrotisierende Verlaufsformen: eine Dekompensation von Schutzmaßnahmen des Pankreas (gestörte Apoptose geschädigter Zellen, Mangel an Proteaseinhibitoren)

8.14.3 Schweregrad

- ödematöse Pankreatitis – Restitutio ad integrum möglich
- partiell nekrotisierende Pankreatitis – partielle Nekrose des Pankreas + ≤2 extrapankreatische Organkomplikationen
- nekrotisierende Pankreatitis – totale Nekrose des Pankreas + mehrere extrapankreatische Organkomplikationen; Letalität ≥ 80 %

8.14.4 Klinik

- starke epigastrische und mesogastrische Schmerzen – gürtelförmige, dorsale Ausstrahlung
- Übelkeit und / oder Erbrechen
- Meteorismus
- Fieber
- Schockzeichen
- AZ ↓ ↓ ↓
- Palpation: prall-elastische Abwehrspannung („*Gummibauch*")
- Ikterus
- paralytischer Ileus
- grünlich-bräunliche Hautverfärbungen an den Flanken – Grey-Turner-Zeichen oder um den Nabel – Cullen-Zeichen → Nekrose

8.14.5 Diagnostik

- Labor
  - Pankreaslipase + α-Amylase: ↑ ↑ × ≥ 3 × Norm, aber ohne Hinweis auf Schweregrad oder Prognose
  - Cholestase-Parameter ↑ (GGT, AP, direktes Bilirubin) → biliäre Pankreatitis?
  - CRP und LDH immer ↑ ↑ → Nekrose?
  - BB

- bildgebende Verfahren
  - Sonografie
    - Gallenblasen- oder Gallengangssteine → biliäre Pankreatitis?
    - Pankreasverkalkungen, Pankreaspseudozysten → akuter Schub bei einer chronischen Pankreatitis?
    - häufig Meteorismus ↑ → Ø Beurteilung möglich
    - freie Flüssigkeit im Abdomen
    - sonografiegesteuerte Punktion möglich → Probeentnahme → Infektion? Antibiotika?
  - Computertomografie
    - CT mit KM → Differenzialdiagnosen ödematöse vs. nekrotisierende Pankreatitis
    - CT-gesteuerte Punktion möglich → Probeentnahme → Infektion? Antibiotika?
  - Endosonografie: Gallengangssteine oder Tumoren → Stenose?
  - ggf. MRT

8.14.6 Differenzialdiagnosen

- Ulcus ventriculi / duodeni ggf. perforiert oder penetrierend
- akute Cholezystitis, Cholangitis
- MI
- Aortendissektion
- Mesenterial-Infarkt
- akute Hepatitis
- Koprostase

TIPP

Eher unwahrscheinlich als Differenzialdiagnosen zur akuten Pankreatitis, aber falls die Prüfer in der FSP weitere hören möchten:
- ulzerierte Hiatus Hernie
- Achalasie
- Magenkarzinom
- Pankreaskarzinom
- Refluxkrankheit
- peptische Ösophagitis
- akute Pneumonie
- Ileus
- akutes Lungenschädigungs-Syndrom (Acute Respiratory Distress Syndrome, ARDS)
- Vater-Ampulle-Karzinom
- Papillom
- Mallory-Weiss-Syndrom
- Boerhaave-Syndrom usw.

8.14.7 Therapie

- Allgemeinmaßnahmen
  - Volumen- und Elektrolytsubstitution: ≥ 3–4L / 24 Stunden (↑ retroperitonealer Flüssigkeitsverlust) – das Wichtigste!
  - Korrektur des Säure-Basen-Haushaltes
  - Diät: *nil per os ist nicht empfohlen;* eigentlich sollten die Patienten schon < 24 Stunden per os Ernährung bekommen; falls nicht möglich, sollte eine enterale Nahrung vor der i. v. Nahrung versucht werden
  - C_2-Karenz
- Beatmung
- Magensonde → Ø Aspiration, Ø paralytischer Ileus
- Analgesie
  - NSAR
  - Procainhydrochlorid
  - Tramadol, Pethidin – *Cave!* Morphinderivate → Papillenspasmus
- Antibiotikaprophylaxe bei Nekrose: Carbapenem / Ciprofloxacin + Metronidazol
- Stressulkus-Prophylaxe – PPI
- Dialyse bei akutem Nierenversagen
- operative Intervention – Indikationen lt. Tang & Markus (2019):
  - biliäre Pankreatitis: bei aszendierender Cholangitis und Obstruktion → früh ERCP mit Sphinkterotomie und Lithotomie; ansonsten früh Cholezystektomie binnen 48 h ist empfohlen.
  - Läsionen des Ductus pancreaticus → Hypokalzämie + freie Flüssigkeit im Retroperitonealraum (CT) + Amylase / Lipase > 10 000 → transpapilläre Stentimplantation oder nasopankreatischer Katheter durch ERCP; wenn das ERCP erfolglos ist → OP.
  - Pseudozysten, die > 7 cm sind, oder die bluten, infiziert werden oder Schmerzen verursachen → perkutane Aspiration, endoskopische transpapilläre or transmurale Drainage.
  - Infizierte Pankreasnekrose: Nachweis von Keimen bei der CT-assistierten Aspiration → perkutane Drainage.

8.14.8 Komplikationen

- Pseudozysten
- Hämorrhagien
- Perforation der benachbarten Organe und Gefäße!
- Abszess
- Infektion der Nekroseherde → Sepsis
- falls Sepsis: Schock, Verbrauchskoagulopathie, akutes Nierenversagen, Lungenversagen, Exitus

8.14.9 Prognose

Ranson-Score bei schwerer Pankreatitis

Tab. 8.8 Ranson-Score der akuten Pankreatitis (adaptiert nach: Amboss.de, Akute Pankreatitis, 2020)

Bei der Aufnahme	
Alter > 55 Jahre bei non-biliärer Pankreatitis; > 70 Jahre bei biliärer Pankreatitis	1 Punkt
Leukozytenzahl > 16 000/µl bei non-biliärer Pankreatitis; > 18 000/µl bei biliärer Pankreatitis	1 Punkt
LDH > 350 U/l	1 Punkt
GOT > 250 U/l	1 Punkt
Glukose > 200 mg/dl	1 Punkt
Innerhalb von 48 Stunden	
Hämatokrit-Abfall um > 10 %	1 Punkt
Harnstoff-Anstieg > 10,8 mg/dl	1 Punkt
Serumkalzium < 2 mmol/l	1 Punkt
PaO_2 < 60 mm Hg	1 Punkt
Basendefizit > 4 mEq/l	1 Punkt
Flüssigkeitsbilanz > 6 l/48 h	1 Punkt
Auswertung	
Punktwert	*Mortalität*
0–2	1 %
3–5	10 % – 20 %
5–6	40 % – 50 %
> 6	100 %

> **LittleDoc meint**
> Die Scores brauchen Sie nicht auswendig zu lernen; es reicht, wenn Sie wissen, welche Parameter dafür wichtig sind.

BISAP-Score

(adaptiert nach: Amboss.de, Akute Pankreatitis, 2020)
- 1 Punkt je vorhandenem Parameter:
  – BUN (Blut-Harnstoff-Stickstoff) >25 mg/dL bzw.
  – Serumharnstoff >54 mg/dL
  – Impaired mental status (Desorientiertheit, Lethargie)
  – SIRS: mindestens 2 Kriterien erfüllt
  – Alter >60 Jahre
  – Pleuraerguss
- Auswertung
  – 0–1 Punkte: Mortalität <1 %
  – 2 Punkte: Mortalität ca. 2 %
  – 3–4 Punkte: Mortalität zwischen 5 % und 20 %
  – 5 Punkte: Mortalität >20 %

Weitere Scores
- Imrie-Score
- APACHE-2-Score
- Balthazar-Score

8.15 Pankreaskarzinom

8.15.1 Ätiopathogenese

- *Risikofaktoren*
  - Rauchen
  - Adipositas
  - DM – manchmal auch als Erstmanifestation
  - rezidivierende oder chronische Pankreatitis
  - Pankreaszysten
  - Genmutationen: KRAS2, CDKN2, p53, Smad4, p16, K-ras, BRCA2
  - hereditäre Krankheiten: hereditäre Pankreatitis, multiple endokrine Neoplasie (MEN), HNPCC, FAP, Gardner-Syndrom, familiäres atypisches multiples Muttermal- und Melanomsyndrom (FAMM), Von-Hippel-Lindau-Czermak-Syndrom
- *Lokalisation:* 70 % im Pankreaskopf
- *Histologie*
  - duktales Karzinom: 90 %
  - azinäres Karzinom: 10 %

8.15.2 Klinik

- *keine Frühsymptome,* aber manchmal ist DM schon ein Zeichen
- *Spätsymptome*
  - ↑ ↑ Gewichtsverlust
  - Übelkeit, Appetitverlust
  - epigastrische Schmerzen mit dorsaler Ausstrahlung (Nervi splanchnici Invasion?)
  - schmerzloser Ikterus → Pankreaskopfkarzinom
  - Courvoisier-Zeichen (prall gefüllte, tastbare, schmerzlose Gallenblase) → chronischer Gallestau
  - DM
  - Steatorrhoe
  - Aszites
  - Venenthrombosen: Milzvenen (Kompression), in peripheren Venen Blutgerinnungsstörungen, Thrombophlebitis migrans (Trousseau-Syndrom)

8.15.3 Diagnostik

- Labor
  - BB, CRP, Gerinnung, GOT, GPT, GGT, AP, Bilirubin

- Tumormarker CA 19–9 und CEA – nicht für die Diagnostik, sondern für den Verlauf
  - Mesothelin (MSLN) – auch für den Verlauf
- bildgebende Verfahren
  - CT: primärer Tumor, Infiltration, Metastasen
  - Sonografie: primärer Tumor, Gallengänge-Obstruktion?
  - Endosonografie: Tumor-Ausdehnung
  - ERCP: Diagnostik – Gallen- und Pankreasgänge Beurteilung; ggf. Therapie: Stentimplantation
- Feinnadelpunktion
- genetische Diagnostik: K-ras, HER2/neu, AKT 2, MYB
- ggf. explorative Laparotomie

8.15.4 Differenzialdiagnosen

- chronische Pankreatitis
- Inselzelltumor (Adenom oder Karzinom)
- Gallengänge-Tumoren oder -Zysten, Vater-Ampulle-Karzinom, Papillom
- Cholangitis, Cholezystolithiasis
- Gastrinom
- Magenkarzinom
- hepatozelluläres Karzinom

8.15.5 Therapie

- Tumorresektion + LK – mit *kurativer* Zielsetzung, nur im Frühstadium; bei Pankreaskopftumoren: Duodenopankreatektomie (Kausch-Whipple-Operation)
- Chemotherapie – neoadjuvant *(kontrovers)* oder adjuvant
- Lokalablation – palliativ; z. B. stereotaktische Radiotherapie (Stereotactic Body Radiation Therapy, SBRT), Radiofrequenzablation (RFA), Mikrowellenablation (MWA)
- endoskopische Stent-Einlage – palliativ
- biliodigestive Anastomose – palliativ
- Analgesie, Infusionstherapie – adjuvant, palliativ

TIPP
Psychologische Unterstützung empfehlen!

8.15.6 Prognose

- Resektion: nur 10–20 % der Fälle möglich, und auch dann beträgt die 5-Jahres-Überlebensrate max. 40 % bei < 2 cm Tumoren
- Pankreaskörper und Pankreasschwanz: besonders negative Prognose

8.16 Symptomatische Cholezystolithiasis

= **Gallenkolik**

8.16.1 Begriffe

- **Cholezystolithiasis** = Gallensteinen in der Gallenblase
- **Cholangiolithiasis** = Gallensteine in den Gallenwegen
- **Choledokolithiasis** = Gallensteinen im Ductus choledochus
- **Cholelithiasis** = Cholezystolithiasis oder Choledokolithiasis
- **Cholezystitis** = Gallenblasenentzündung
- **Cholangitis** = Entzündung der Gallenwege
- **Cholagoga** = Substanzen, die die Sekretion der Galle ↑
- **Cholekinetika** = ↑ die Kontraktion der Gallenblase
- **Choleretika** = ↑ die Sekretion der Galle in den Hepatozyten

8.16.2 Ätiopathogenese

LittleDoc meint
Vergessen Sie bitte nicht: Die Symptome treten selten alle gleichzeitig auf!

„6 × F-Regel": Female, Fair, Fat, Forty, Fertile, Family
- ♀ doppelt so häufig wie ♂ (*female*)
- helle Haut (*fair*)
- Adipositas (*fat*)
- Alter > 40 Jahre (*forty*)
- Fertilität (*fertile*), das heißt: Östrogen ↑ ↑; zusätzliche Risiken: die Einnahme von Östrogenpräparaten (Kontrazeptiva) und Schwangerschaft
- hereditäre Faktoren (*family*)
- parenterale Ernährung
- cholesterinreiche Kost

8.16.3 Klinik

- wellenförmige, kolikartige Schmerzen im rechten Oberbauch, die in die rechte Schulter und dorsal ausstrahlen können
- die meisten Patienten kennen schon die Auslöser der Schmerzen: fettige und / oder gebratene Speisen, Schokolade, Kaffee, Sahne usw. (wirken als Cholekinetika)
- Übelkeit, Erbrechen
- die Episode dauert i. d. R. ca. 20 Min.
- Gallenstau → Ikterus, dunkler Urin, heller Stuhl

TIPP
Murphy-Zeichen: Palpation unter dem rechten Rippenbogen während tiefer Inspiration → die entzündete Gallenblase drückt gegen die Finger des Arztes und der Patient verspürt Schmerzen.

8.16 Symptomatische Cholezystolithiasis

> *Courvoisier-Zeichen:* Palpation unter dem rechten Rippenbogen während tiefer Inspiration → Gallenblase ist palpabel, vergrößert, aber der Patient verspürt keine Schmerzen → Gallenstau, meistens bei Pankreaskarzinom, Cholangiokarzinom, Papillom, primär sklerosierender Cholangitis.

8.16.4 Komplikationen

- *Gallenblasenhydrops* = Gallenstau → Vergrößerung der Gallenblase durch Cholestase → Palpation: prall-elastischer Tumor unter dem rechten Rippenbogen
- *akute Cholezystitis:* ↑ Druck durch Stase → Durchblutungsstörungen der Gallenblasenwand + Bakterien → Schmerzen und Fieber
- *Empyem*
- *Peritonitis*
- rezidivierende Entzündungsschübe → Kalkeinlagerung in die Gallenblasenwand und Narben = „Porzellangallenblase" oder „Schrumpfgallenblase" → Dysplasie → *Gallenblasenkarzinom*
- *Cholangitis:* Charcot-Trias – Oberbauchschmerzen, Ikterus, Fieber und Schüttelfrost
- Migration der Steine oder Einklemmung im distalen Ductus choledochus → Pankreasstau → *biliäre Pankreatitis*
- Steinmigration → Duodenum → *Gallensteinileus* (selten)

8.16.5 Diagnostik

- Anamnese, körperliche Untersuchung
- Abdomen-Sonografie
  - Konkremente (Steine) oder ein echoreicher Reflex im Gallenblasenlumen mit dorsalem Schallschatten
  - Steine in den Gallenwegen: Erweiterung des Ductus choledochus (mehr als 7 mm) und erkennbare intrahepatische Gallenwege
  - Gallengrieß *(„Sludge")*
  - Gallenhydrops
  - Empyem
  - Tumoren
- Labor: BB, CRP, GGT, GOT, GPT, AP, Bilirubin, Lipase (Pankreatitis?)
- ERCP: nur bei Choledokolithiasis, nicht bei Cholezystolithiasis; auch *Therapie: Papillotomie und Extraktion der Steine; Risiko: Post-ERCP-Pankreatitis*
- MRCP: *nur diagnostisch,* kein Post-ERCP-Risiko
- CT: bei Komplikationen, z. B. biliäre Pankreatitis, Empyem mit Perforation usw.

8.16.6 Therapie

Cholezystolithiasis

- Analgetika – Pethidin (weniger Wirkung auf Oddi-Sphinkter-Spasmus als andere Opioide)

- Spasmolytika – Butylscopolamin
- Nahrungskarenz – bis zur Linderung der Symptomatik
- kleine Steine, nicht rezidivierende Formen: orale Litholyse mit Chenodesoxycholsäure / Urodesoxycholsäure oder ESWL (extrakorporale Stoßwellenlithotrypsie)
- i. d. R. keine Indikation für Cholezystektomie, außer bei chronischen Cholezystitisformen / Porzellangallenblase bzw. Schrumpfgallenblase, Gallenblasenpolypen > 1 cm, Gallensteine ≥3 cm, im Rahmen anderen Onko-Resektionen, im Rahmen onkologischer Resektionen (z. B. Gastrektomie bei Magenkarzinom, Whipple-Operation bei Pankreaskarzinom), Schwangerschaft

Symptomatische Cholezystholithiasis

- laparoskopische Cholezystektomie (Therapie der Wahl) nach Nahrungskarenz, Analgetika und Antibiotika, binnen 24 Stunden: Frühcholezystektomie

Symptomatische Choledocholithiasis und Cholezystolithiasis

- zunächst endoskopische Intervention (ERCP), dann Cholezystektomie innerhalb von 72 Stunden

Akute Cholezystitis

- frühzeitige Cholezystektomie binnen 24 Stunden

Cholangitis

- ohne Lithiasis: Antibiotika, z. B. Ciprofloxacin
- mit Lithiasis: ERCP / Papillotomie, ggf. OP

Akute Cholezystitis und Cholangitis

- Antibiotika + Intervention durch Operation (Cholezystitis) oder ERCP (Choledocholithiasis)

Biliäre Pankreatitis

- Papillotomie + Steinextraktion (aus dem Ductus choledochus)

LittleDoc meint
Die Lebererkrankungen werde ich nur kurz vorstellen. Weil sie (zumindest im Frühstadium) keine pathognomonische Symptomatik haben, würde ich sie bei der Prüfung nur als Differenzialdiagnose erwähnen (oder als Ultima Ratio, wenn Sie keine Ahnung haben, was es sonst sein könnte).

8.17 Hepatitis

8.17.1 Ätiologie

Einteilung nach Ätiologie

- virale Hepatitis: A, B, C, D, E + CMV, GB-Viren, Epstein-Barr, Herpes-Viren, Parvovirus-B19 usw.

- alkoholische Hepatitis: 100 g Alkohol täglich, 20 Jahre
- Autoimmunhepatitis
- toxische Hepatitis
- ischämische Hepatitis (Schock-Leber)

Autoimmune Hepatitis

- Ausschlussdiagnose
- Diagnostik durch Therapie-Probe mit Glukokortikoiden; Autoantikörper: antinukleäre, gegen die Aktinfilamente der glatten Muskulatur (Anti-SMA), gegen Mikrosomen in Niere und Leber (Anti-LKM)
- häufig assoziiert mit: Lupus (→ lupoide Hepatitis), chronisch entzündlichen Darmerkrankungen, Hashimoto, rheumatoider Arthritis

Hepatitis-A-Virus (HAV)

- RNA
- fäkal-oral übertragen
- häufig nach Reisen in Endemiegebiete
- Inkubationszeit: i. d. R. 2–3 Wochen (bis 6 Wochen)
- Klinik: Abgeschlagenheit, Oberbauchbeschwerden, Ikterus + Reiseanamnese
- heilt vollständig aus
- Chronifizierung: nein
- Impfung: ja, aktiv und passiv – aktiv: Rappel 4 Wochen – 6 Monate, dann Erfrischung nach 10 Jahren; passiv: Ig. bei Patienten mit Immunsuppression
- Labor: IgM Anti-HAV = akut; IgG Anti-HAV = entweder Impfung durchgeführt oder Hepatitis A in den Vorerkrankungen
- Therapie: symptomatisch

Hepatitis-E-Virus (HEV)

- RNA
- fäkal-oral und vertikal übertragen
- Inkubationszeit: 2–8 Wochen
- Klinik: Abgeschlagenheit, Oberbauchbeschwerden, Ikterus
- heilt vollständig aus *(nicht immer bei Schwangeren, ⅕ fulminant, davon 20 % tödlich)*
- Chronifizierung: selten, Genotyp 3 HEV, i. d. R. bei Risikopatienten, kann auch Zirrhose verursachen
- Impfung: keine
- Labor: IgM Anti-HAV = akut; IgG Anti-HAV = entweder Impfung durchgeführt oder Hepatitis E in den Vorerkrankungen oder Chronifizierung (Genotyp 3)
- Therapie (akut): symptomatisch

> **MERKE**
> *Vertikal:* von Mutter zu Kind: pränatal, perinatal, postnatal.
> *STORCH:* **S**yphilis, **T**oxoplasmose, **O**ther, **R**öteln, **C**ytomegalievirus (CMV), **H**erpes simplex 2 / neonataler Herpes simplex.
> *CHEAPTORCHES:* **C**hickenpox, **H**epatitis C, D und E, **E**nteroviren, **A**IDS, **P**arvovirus-B19, **T**oxoplasmose, **O**ther (Listeria, Candida, Borreliose, Gruppe-B-Streptokokken), **R**öteln, **C**MV, **H**erpes simplex, **E**verything (sexuell übertragbare Krankheiten), **S**yphilis.

Hepatitis-B-Virus (HBV)

- DNA
- parenteral, sexuell, vertikal (perinatal) übertragbar
- Inkubationszeit: 1–6 Monate
- Klinik: meistens asymptomatisch; führt in ca. ⅕ der Fälle zu Zirrhose → ca. ⅙ Patienten mit Zirrhose → HCC
- Impfung: ja, aktiv und passiv
- **Labor**
  - **Antigene**
    - **HBs** = der Patient *hat jetzt die Krankheit,* entweder akut oder chronisch (AgHBs > 6 Monate anwesend); er ist *infektiös*
    - **HBc** = Kernprotein („core") des Virus → nur in Hepatozyten, *nicht im Blut* → man braucht für den Nachweis eine *Leberbiopsie;* die extrazelluläre Form ist HBe
    - **HBe** = die extrazelluläre Form des HBc; findet man im Blut = *die Viren vermehren sich* → aktive, hochvirämische Hepatitis B
  - **Antikörper**
    - **Anti-HBs**
      Die erste Möglichkeit: Patient wurde angesteckt und sein Körper hat Antikörper gebildet → Zeichen der Immunität, der Körper versucht eine Ausheilung; *das heißt nicht unbedingt, dass er die Krankheit jetzt auch noch hat;* dafür braucht man HBsAg; Serokonversion (HBsAg → Anti-HBs Atk) = Ausheilung
      Die zweite Möglichkeit: der Patient wurde mit inaktiviertem HBsAg geimpft; sein Körper hat Antikörper gebildet: Anti-HBs; er ist geschützt und braucht keine Auffrischung, solange Anti-HBs-Titer > 100 IE/l
    - **Anti-HBc** = *Seronarben;* werden bei einer akuten Hepatitis gebildet; bleiben lebenslang im Blut; zeigen nicht den Versuch zur Heilung; zeigen auch nicht, wann genau die Infektion war – i. d. R. zeigen IgG eine alte Infektion, und IgM eine relativ frische Infektion
    - **Anti-HBe:** wenn wir die finden, freuen wir uns: eine Serokonversion (HBeAg → Anti-HBe Atk) ist geschehen – das ist etwas Gutes! Es bedeutet, dass man Antikörper gegen HBe produziert; es gibt eine Immunantwort; zeigt an, dass es eine akute Infektion gab; wenn es nach 6 Monaten nach der Infektion keine Anti-HBe gibt → Chronifizierung; ihr Titer ist besonders wichtig während einer antiviralen Therapie
  - **HBV-DNA**
    - hochvirämisch: > 2 000 IE/ml + HBeAg ↑
    - niedrigvirämisch oder inaktiv: ≤ 2 000 IE/ml + Ø HBeAg

LittleDoc meint

Ich weiß, dass die meisten Kandidaten diese Serologie hassen; ich bemühe mich, alles einfach zu erklären – und danach spielen wir zusammen damit …

- okkulte Hepatitis-B-Infektion: > 20 IE / ml + Ø HBsAg + Ø Anti-HBs + (bei Biopsie wäre) HBcAg ↑
- Therapie (akut): symptomatisch

Hepatitis-D-Virus (HDV)

- = Hepatitis-delta-Virus
- 1 RNA Moleküle
- nie allein, nur mit HBV
- 2 wichtige Begriffe:
  - **Simultaninfektion / Koinfektion:** gleichzeitige Infektion mit HBV und HDV → schwere akute Hepatitis → 95 % der Fälle Ausheilung; Serologie: *IgM Anti-HBc,* HDV-RNA (= Vermehrung des HDV), ggf. HDV (verschwindet schnell)
  - **Superinfektion:** der Patient ist schon HBV-Träger und bekommt nachträglich eine HDV-Infektion → fulminante akute Hepatitis → Chronifizierung → Zirrhose; Serologie: *keine IgM Anti-HBc,* nur IgG und IgG Anti-HBs
- Therapie (akut): symptomatisch

Hepatitis-C-Virus (HCV)

- RNA
- parenteral, sexuell übertragen
- Inkubationszeit: 2–16 Wochen
- Klinik: ca. 50 % Chronifizierung → Zirrhose → HCC (die Entartung ist aber nicht so häufig wie bei HBV)
- Labor: HCV-RNA (akut) und Atk Anti-HCV-IgG (späte Serokonversion, nach Monaten)
- Therapie (akut): frühzeitig Interferon α, 24–48 Wochen

8.17.2 Diagnostik

Akute Hepatitis

- Übelkeit
- ↑ Leber → ↑ Druck auf die Glisson-Kapsel → Schmerzen oder Beschwerden im Oberbauch re.
- ggf. Splenomegalie und Lymphadenopathie
- Sklerenikterus + allg. Ikterus
- Transaminasen ↑ × 10 Norm.; GPT > GOT
- ↑ Bilirubin

Chronische Hepatitis

- asymptomatisch oder Müdigkeit, Leistungsknick, Inappetenz
- Leber ↑ → Fibrose → Leber ↓ (Schrumpfung, Zirrhose)

- Transaminasen ↑ 2–5 × Norm., GPT > GOT
- Bilirubin normal
- AP normal
- besonders bei C-Virus: Ferritin ↑ (unspezifisch, Akut-Phase-Protein)

Extrahepatische Manifestationen

- grippale Symptome mit Arthralgien, Myalgien – besonders bei den akuten Formen
- Glomerulonephritis (+ nephrotisches Syndrom) – chronisch HCV: Ablagerung von Immunkomplexen, membrano-proliferative Glomerulonephritis – chronisch HBV
- Hashimoto-Thyreoiditis + chronisch HCV
- Sicca-Symptomatik – chronisch HCV: Ablagerung von Immunkomplexen
- Porphyria cutanea tarda + chronisch HCV
- Kryoglobulinämie + chronisch HCV
- Panarteriitis nodosa + chronisch HCV

> **TIPP**
> HCV und Diabetes mellitus Typ 2:
> - Patienten mit HCV haben ein höheres Risiko, DM 2 zu bekommen.
> - Patienten, die DM 2 bekommen, haben auch ein höheres Risiko für einen schweren Verlauf der Leberkrankheit bzw. ein höheres Risiko zur Entartung (HCC).
>
> Sehr lesenswert ist die Studie von Ashfaq Usman Ali und Hina Khalid: „Mechanism of Hepatitis C Virus-Induced Diabetes Mellitus. Critical Reviews in Eukaryotic Gene Expression" (s. Literaturverzeichnis).

8.17.3 Therapie bei chronischem Verlauf

HBV

- Indikation: chronisch aktive Hepatitis, Leberzirrhose
- Ziel: Serokonversion HBsAg → Atk Anti-HBs
- Entecavir, Tenofovir (Nukleosidanaloga, Interferon-free Therapy) oder, falls dies nicht verfügbar ist, pegyliertes Interferon α

HCV

- je nach Genotyp – Kombination: pegyliertes Interferon α, Ribavirin, Sofosbuvir, Simeprevir, Daclatasvir

8.17.4 HBV-Serologie – kleine Übungen

LittleDoc meint
Und jetzt spielen wir mal mit der bösen HBV-Serologie ;-)
Danke für die Ideen @ Dr. Joy Papingi!

1. Fall: Herr Albus Percival Wulfric Brian Dumbledore, 40 Jahre alt, wohnhaft Hogwarts, Zauberstraße 9¾, Lehrer, verheiratet, wohnt mit seinem Ehemann und den 2 adoptierten Kindern in einem Schloss. Sie haben ein Huhn.

- Serologie:
  - HBs Ag negativ
  - Anti-HBs Atk positiv, Titer 50 IE / l
  - Anti-HBc Atk negativ
- *Was sind Ihre Empfehlungen?*
  - Der Patient hatte keine Hepatitis. Er wurde geimpft, aber er ist nicht mehr richtig geschützt. Die Empfehlung wäre eine Auffrischung der Impfung.

2. Fall: Herr Salvad Ordalí, 24 Jahre alt, wohnhaft Figueres, Surrealismusstr. 2, Student, ledig, wohnt allein in einer Wohnung, 1. OG, mit Aufzug. Er habe einen Ameisenbär. Der Patient ist seit 10 Jahren drogenabhängig. Er nimmt Heroin und Crack.
- Serologie:
  - HBs Ag negativ
  - HBe Ag negativ
  - Anti-HBs Atk positiv. Titer: 500 IE / l
  - Anti-HBc Atk positiv
- *What's your guess?*
  - Er hatte Hepatitis B in der VE, ist aber nicht mehr infektiös (es gab eine Ausheilung, Serokonversion). Man sollte aber die Transaminasen einmal beurteilen und nach anderen Infektionen suchen (HIV, CMV, HCV, VDRL usw.).

3. Fall: Katyus Zamolodchikova, 30 Jahre alt, wohnhaft Moscow, Matryoshkastr. 898, Meeresbiologe und Travestie-Künstler, in einer Partnerschaft lebend, wohnt mit seiner Lebensgefährtin und seiner Tochter in einem Haus. Sie haben eine Fledermaus.
- Serologie:
  - HBs Ag negativ
  - Anti-HBs Atk negativ
- *Was meinen Sie?*
  - Er hat keine Immunität gegen Hepatitis B und sollte die Impfung bekommen.

4. Fall: Frau Frie Dakahlo, 39 Jahre alt, wohnhaft Coyoacán, Casa-Azul-Straße 17, Künstlerin, geschieden, wohnt mit ihrer Lebensgefährtin und ihren 2 Söhnen in einem Haus. Die Patientin habe eine Reise in ein Dritte-Welt-Land gemacht, wo sie eine Appendektomie bekam. Nach der Operation gab es eine starke Blutung, wobei die Patientin 2 Konserven Blut bekam. Sie kommt zu Ihnen mit Oberbauch-rechts-Schmerzen – und weil ihre Haut gelb geworden sei.
- Serologie:
  - HBs Ag positiv
  - AgHBe positiv
  - ADN-HBV ↑
  - IgM Anti-HBs positiv
  - IgM Anti-HDV positiv
  - Anti-HBe Atk negativ

- *Whatcha think?*
  - Akute Koinfektion HBV + HDV, es gibt keine Serokonversion zu Atk HBe, der armen Frau Dakahlo geht es schlecht.

5. Fall: Herr Jon Snow, 50 Jahre alt, wohnhaft in Winterfell, Wallstraße 1, Nachtwächter, verheiratet mit einer Wildling, wohnt mit ihr in einem Studio-Apartment, 44. OG, ohne Aufzug. Er habe einen Drachen und noch 2 Dracheneier. Er sei Aegon Targaryen und *The Rightful Heir to the Iron Throne*. Der Patient wurde vor einem Jahr mit akuter viralen Hepatitis B diagnostiziert. Heute wurde eine neue serologische Untersuchung durchgeführt.
- Serologie:
  - HBs Ag positiv
  - HBe Ag positiv
  - Anti-HBs Atk negativ
  - Anti-HBe Atk negativ
- *So what's the deal with him?*
  - HBs Ag noch positiv über > 6 Monate → Chronifizierung. Anti-HBs Atk negativ, es gibt noch keine Immunreaktion. HBe Ag positiv → Krankheit noch aktiv, die Viren vermehren sich. Keine Serokonversion. Ich würde eine Virenlast und die Leberwerte bestimmen lassen.

8.18 Leberzirrhose

8.18.1 Begriffe

LittleDoc meint

Immer wenn ich über Leberzirrhose spreche, denke ich an Alkohol. Dann denke ich auch an den Stoffwechsel des Alkohols. Und dann an die asiatische Population. Warum?
Was sind die Zeichen von Alkohol-Intoleranz?
Tipp: ALDH ;-)

- **Leberfibrosierung** = Vermehrung des Bindegewebes in der Leber
- **Regeneratknoten** = Pseudolobuli = knotige Gewebeveränderungen = Versuch der Leber, sich zu regenerieren
- **Zirrhose** = Fibrosierung + Regeneratknoten + Zerstörung der Läppchen- und Gefäßarchitektur = Leberinsuffizienz + portale Hypertension
- Je nach Größe der Knoten:
  - *mikronoduläre* Zirrhose: Knoten < 3 mm
  - *makronoduläre* Zirrhose: Knoten 3 mm–3 cm
  - *gemischtknotige* Zirrhose: Knoten variabel

8.18.2 Ätiologie

- chronischer C_2-Abusus
- chronische Virushepatitiden
- sonstige Ursachen:
  - andere Hepatitiden: autoimmun, toxisch, Fettleber oder bakterielle und parasitäre Infektionen der Leber
  - Kupferspeichererkrankung (M. Wilson)
  - Eisenspeichererkrankung (Hämochromatose)

- kardiale Zirrhose (Stauungsleber) und Budd-Chiari-Syndrom
- α1-Antitrypsinmangel

8.18.3 Klinik

- hängt vom Stadium ab
  - kompensierte Zirrhose: unklare Beschwerden – Leistungsknick, Inappetenz, Oberbauch-Beschwerden; Spider naevi (Gefäßspinnen), Palmarerythem, vergrößerte Leber und ggf. Splenomegalie
  - dekompensierte Zirrhose: idem oben + vergrößertes Abdomen durch Aszites, Ikterus, Oligurie
- *hepatozelluläre Insuffizienz*
  - AZ ↓
  - Inappetenz, Gewichtsverlust
  - Leberhautzeichen:
    - Ikterus + Kratzspuren
    - Spider naevi
    - Palmar- und Plantarerytheme, dann auch an Oberkörper und Gesicht
    - Lacklippen und -zunge
    - Weißnägel
    - Dupuytren-Kontrakturen (an den Handinnenflächen)
  - endokrine Veränderungen: ↓ Libido, Impotenz, Sterilität, Amenorrhoe, Uterus und Mamma-Atrophie, ↓ Behaarung an der Achselhöhle und Brust bei Männern, Gynäkomastie
  - Gerinnungsstörungen
  - Foetor hepaticus (Geruch nach Obst, Azeton, manchmal Fäzes)
  - Hepatomegalie am Anfang, dann Atrophie (Schrumpfleber) im Verlauf
- *metabolische Leberinsuffizienz*
  - ↓ Entgiftungsfunktion → Ikterus, hepatische Enzephalopathie

Tab. 8.9 West-Haven-Klassifikation der hepatischen Enzephalopathie (adaptiert nach: Wolf 2015)

Stadium	Klinik
0	subklinisches Stadium; leichte Konzentrations-, Koordinations- und Gedächtnisstörungen, kein Asterixis / Flapping tremor (grobschlägiger Tremor = plötzliche Flexionsbewegungen im Handgelenk nach einer passiven Hyperextension der Finger)
1	Aufmerksamkeitsstörungen, Hypersomnie ggf. Umkehrung des Schlafmusters, Konfusion, Depression oder leichte Reizbarkeit
2	Lethargie, Apathie, Sprachstörungen, Zeit-Desorientierung, Verhaltensänderungen, Asterixis
3	Somnolenz, Zeit- und Ort-Desorientierung, Konfusion, Amnesie, unverständliche Sprachstörung, Wutanfälle
4	Koma

- *portale Hypertension:* Druck in der Pfortader > 12 mmHg (normal 3–6 mmHg)
  - 2 Mechanismen: mechanisch: Fibrose und Knoten → Kompression der zentrolobulären Vene; Kreislauf-Veränderungen: Gefäßmuskelschichtkontraktion, ↓ NO intrahepatisch, ↑ Endothelin, Angiotensin, Leukotriens und Vasopressin
  - Aszites, ggf. Hydrothorax, Ödeme (↑ durch hepatozelluläre Insuffizienz → Hypoproteinämie): Punktion > 500 ml → 4–8 g Albumin/l zur Ersetzung (je nach Eiweißkonzentration im Punktat)
    - Transsudat: Eiweißgehalt < 30 g/l, spezifisches Gewicht < 1,106 g/l, Serum/Aszites-Albuminquotienten > 1,1
  - Splenomegalie (Milzvergrößerung) → Hypersplenismus (Milzüberfunktion) → Zytopenie
  - Stauungsgastritis und Stauungsenteropathie
  - portokavale Anastomosen (Kollateralen):
    - Bauchwandvarizen (Caput medusae) → Pégot-Cruveilhier-Baumgarten-Syndrom

MERKE

Cruveilhier-Baumgarten-Syndrom = Rekanalisation der Umbilikalvene und Paraumbilikalvenen (Sappey-Venen) bei portaler Hypertension.
Cruveilhier-Baumgarten-Krankheit = persistierend offene Vena umbilicalis bei angeborener Hypoplasie/Thrombose der Pfortader-Äste → bei Kindern und jungen Menschen.
Klinisch: Brummen bei der Auskultation, Schwirren bei der Palpation.

- Ösophagusvarizen → OGI Blutung: > 5 mm = „Red Colour Sign" → ↑ Rupturgefahr
- Fundusvarizen → OGI Blutung
- anorektale Varizen

Tab. 8.10 Child-Pugh-Klassifikation der Leberzirrhose (adaptiert nach: MSD 2017)

Punkte	1	2	3
Albuminkonzentration im Serum in g/dl	> 3,5	2,8–3,5	< 2,8
Bilirubinkonzentration im Serum in mg/dl	< 2,0	2,0–3,0	> 3,0
Quick-Wert in %	> 70	40–70	< 40
Aszites (sonografisch)	nicht/gering	mäßig	massiv
hepatische Enzephalopathie (Grad)	0	I. veränderte Stimmungslage/Benommenheit oder II. auffälliges Verhalten, drohendes Leberkoma, Schläfrigkeit	III. ausgeprägte Verwirrtheit, benommen, Pat. noch erweckbar oder IV. komatös

Child A: 5–6 Punkte; *Child B:* 7–9 Punkte; *Child C:* 10–15 Punkte

LittleDoc meint
Die Stadien der hepatischen Enzephalopathie sind sehr wichtig! Vergessen Sie bitte nicht, den Ammoniak-Wert im Blut zu beurteilen!

- hepatorenales Syndrom – *Cave:* Aszites-Punktion
- spontan bakterielle Peritonitis – Bakterien im Darm penetrieren durch die Wand in die Peritonealhöhle → infizierte Aszites: Granulozyten > 250 / µl in Aszites → Cephalosporine 3. Generation, Fluorchinolon
- bei C_2-Lebererkrankung: Zieve Syndrom: Trias alkoholische Fettlebererkrankung, Hyperlipidämie und hämolytische Anämie
- bei V. a. HCC: *Cave:* AFP-Werte > 200–300 ng / ml
- Child-Pugh-Klassifikation wird für die Prognose und Therapiemaßnahmen der Leberzirrhose verwendet; 1-Jahres-Überlebensrate im
  - Stadium Child A: knapp 100 %
  - Stadium Child C: ca. 35 %
- *Alternativ:* **MELD-Score** (Model for End-stage Liver Disease): Priorisierung bei der Organzuteilung (Lebertransplantation)

8.19 Hämochromatose

= **Eisen-Stoffwechselstörung**

8.19.1 Ätiopathogenese

- ↑ intestinale Eisenresorption
- pathologisch ↑ Eisenspeicherung in Organen + lokale Schädigung
- Organe: Leber, Milz (besonders bei Hämosiderose) Haut, Pankreas, Gelenke, Herz
- hereditäre (primäre) Hämochromatose: HFE-Genmutation (AR Vererbung) → ↑ Eisenresorption im Dünndarm
- sekundäre Hämochromatose (Hämosiderose): langzeitige Transfusionstherapie (z. B. bei hämolytischen Anämien) → Häm von Hämoglobin wird abgebaut → ↑ Eisen

8.19.2 Klinik

- Trias
  - Leberzirrhose
  - insulinpflichtiger DM
  - melaninbedingte dunkle Hautpigmentierung = Bronzediabetes
- Arthropathie, Kardiomyopathie, endokrine Störungen usw. je nach Ablagerungen

8.19.3 Diagnostik

- Eisen ↑
- Ferritin ↑
- Transferrinsättigung > 70 %
- LDH ↑ + Haptoglobin ↓ + Retikulozyten ↑ → Hämolyse
- MRT Leber
- Leberbiopsie
- genetische Diagnostik: HFE-Genmutation

8.19.4 Therapie

- Aderlasstherapie: 1 / Woche: 500 ml (bis Transferrinsättigung < 50 % oder Ferritin 50 µg / l zu erreichen)
- Eisenchelatoren: Deferoxamin
- Lebertransplantation falls ↑ Zirrhose

8.19.5 Krankheiten mit ähnlichen Symptomen

Morbus Wilson

- Kupfer-Ablagerung
- AR Vererbung, Gendefekt Chr. 13
- Ausscheidungsstörung über die Galle
- meistens Leber, Kornea, Kleinhirn, Basalganglien Ablagerung
- neurologische Störungen, Kayser-Fleischer-Kornealringe (pathognomonisch), Nierenversagen, Kardiomyopathie usw.
- ↑ Kupfer im Urin und Serum, ↓ Coeruloplasmin im Serum, Leberbiopsie, Spaltlampenuntersuchung für die Kornea
- D-Penicillamin, Zink (↓ Kupfer Darmabsorption), Trientin, Lebertransplantation

Saturnismus (Bleivergiftung)

- berufliche Exposition, Salben, Bleiwasserpfeifen
- Enzephalopathie
- Bleisaum am Zahnfleisch
- Polyneuropathie
- Bleianämie
- Fallhand (Extensorenschwäche + Radialislähmung)
- Blei im Blut (norm. < 100 µg / l und Urin <10 µg / l)
- basophile Tüpfelung der Erythrozyten
- ↑ Delta-Aminolävulinsäure in Urin
- Penicillamin, Äthylendiamintetraessigsäure

8.20 Echinokokkose

Achtung, meldepflichtig!

8.20.1 Ätiologie

- Echinococcus granulosus (Hundebandwurm)
- Echinococcus multilocularis (Fuchsbandwurm)

8.20.2 Pathogenese

- Darm der Endwirte (Hund, Fuchs) → orale Aufnahme der Eier → Mensch = Zwischenwirt → Bandwurmeier im menschlichen Darm → Larven (Skolizes) → penetrieren durch die Darmwand ins Pfortadersystem → Leber, Lunge, ZNS usw.

8.20.3 Klinik

- manchmal asymptomatisch
- Inappetenz, Gewichtsverlust
- Leberbefall: Druckgefühl und Schmerzen im rechten Oberbauch, ggf. Ikterus
- Lungenbefall: Luftnot, Husten, Thoraxschmerz, Cholangitis, Leberabszesse, portale Hypertension
- Zystenruptur: Schmierinfektion, anaphylaktischer Schock
- lymphogene und hämatologische Streuung: Nieren, ZNS

8.20.4 Diagnostik

- Labor: Eosinophilen ↑, GOT, GPT, GGT, AP ↑, Cholinesterase ↓
- Sonografie: Zysten, ggf. mit Septierung, kindskopfgroße beim Hundebandwurm; Wandverkalkungen: Wandreflex mit dorsalem Schallschatten
- CT: Zysten = hypodens, Zystenwand dichter als das Lebergewebe (besonders bei Verkalkung), ggf. KM-Gabe → ringförmiges Enhancement der äußeren Zystenwand
- Serologie: Antikörper

CAVE
Keine diagnostische Punktion! Gefahr Streuung der Larven in die Peritonealhöhle → allergischer Schock

8.20.5 Therapie

- *Echinococcus granulosus:* Instillation von hypertoner 20 % NaCl-Lösung / Silbernitratlösung → Zystektomie + Perizystektomie, Albendazol (1. Wahl) oder Mebendazol (Vermox) 3 Monate

- *Echinococcus multilocularis:* Leberteilresektion oder Mebendazol als Dauertherapie, wenn OP unmöglich

8.21 Pfeiffer-Drüsenfieber (infektiöse Mononukleose)

a. k. a. „Kissing Disease"

8.21.1 Ätiologie

- Epstein-Barr-Virus (EBV)
- Tröpcheninfektion, i. d. R. durch das Küssen

8.21.2 Klinik

- Fieber
- Foetor ex oris, orale Haarleukoplakie
- Angina tonsillaris, Pharyngitis
- zervikale Lymphadenopathie
- Gliederschmerzen
- Exanthem, Ikterus
- Hepatomegalie, Splenomegalie (Gefahr Milzruptur)
- Virusenzephalitis
- Pneumonie
- Myokarditis
- Nephritis
- später: Burkitt- und Hodgkin-Lymphome, Nasopharynxkarzinome

> **LittleDoc meint**
> Ich finde es sehr interessant, dass eine Krankheit „Kissing Disease" heißt und man dazu Foetor ex oris beschreibt ... O.o

8.21.3 Diagnostik

- EBV-Antikörper, z. B. durch EBV-Schnelltest (Paul-Bunnell-Reaktion)
- Leukozytose mit mononukleären Zellen, Atypie der Lymphozyten-Transaminasen ↑ ↑

8.21.4 Differenzialdiagnosen

- Lymphom, akute Leukämie, Agranulozytose
- CMV, HIV, virale Hepatitis, bakterielle Infektionen

8.21.5 Therapie

- symptomatisch: Paracetamol oder NSAR
- *noch* keine Impfung (März 2020)

8.22 HIV/AIDS

Tab. 8.11 CDC-Klassifikation bei HIV (adaptiert nach: CDC 1993)

	Befunde
Stadium A: akute HIV-Infektion = LAS	• asymptomatisch • akutes HIV-Syndrom: Lymphadenopathie, Fieber und Splenomegalie (ähnelt Pfeiffer-Drüsenfieber) • persistierende Lymphadenopathie (LAS) ca. 3 Monate • Latenzphase ca. 10 Jahre
Stadium B: symptomatische HIV-Infektion	• Subfebrilität • opportunistische Infektionen • Diarrhö (chronisch) • Pneumonien • Zervix-Dysplasie oder Carcinoma in situ • Neuropathie
Stadium C: AIDS	• Wasting-Syndrom • Enzephalopathie: HIV-Demenz • opportunistische Infektionen • Kaposi-Sarkom • Non-Hodgkin-Lymphome • invasives Zervixkarzinom

Je nach CD4 + -T-Helferzellanzahl:
A1, B1, C1: T-Helferlymphozyten > 500/μl
A2, B2, C2: T-Helferlymphozyten 200–499/μl
A3, B3, C3: T-Helferlymphozyten < 200/μl

TIPP
Psychologische Unterstützung empfehlen!

KAPITEL 9

Rheumatologie

9.1 Rheumatoide Arthritis (RA)

9.1.1 Begriffe

- **Arthritis** = entzündlich bedingte Gelenkschwellung
- **Arthrose** = degenerative Gelenkerkrankung (das heißt nicht entzündlich)
- **Arthralgie** = Gelenkschmerz (ohne Schwellung)
- **RA** = chronisch entzündliche Entzündung der Synovialmembran der Gelenke, Sehnenscheiden und Schleimbeutel

- Schmerzcharakter
  - Arthritis: Ruheschmerz oder Nachtschmerz
  - Arthrose: Anlaufschmerz oder Belastungsschmerz
- Steifigkeit
  - Arthritis: Morgensteifigkeit >30 min
  - Arthrose: löst sich ≤15 Minuten Aktivität
- Trauma (auch Gelenkpunktionen): infektiöse Arthritis
- Immunschwäche: HIV, DM, GKK-Therapie, C2-Abusus: infektiöse Arthritis
- Vorerkrankungen: Atemwegsinfektion, Urethritis, Enteritis? Fieber? Hyperurikämie? Hautausschlag? Visusprobleme?

9.1.2 Ätiologie

- Autoimmunerkrankung
- genetische Disposition: fast ¾ der Patienten: HLA-DR4 positiv
- ♀ > ♂

9.1.3 Klinik

- Polyarthritis, symmetrisch, besonders kleine Gelenke: Hand → im Verlauf: Deformierung + ulnare Deviation der Finger + Fingermuskelatrophie + Schwanenhals- und Knopflochdeformitäten + Thenaratrophie
  - Bewegungs- und Ruheschmerz, Querdruckschmerz – Gaenslen-Zeichen = Schmerzen z. B. beim kräftigen Händedruck
  - Morgensteifigkeit >30 Minuten

- Tendovaginitis, Bursitis, Synovialzyste (z. B. Baker-Zyste), Karpaltunnelsyndrom
- subkutane Rheumaknoten (Granulome) an den Streckseiten der Gelenke: indolent, derb
- Abgeschlagenheit, Appetitlosigkeit
- Subfebrilität, Nachtschweiß
- Vaskulitis
- Lungenfibrose, Pleuritis, Myokarditis, Perikarditis
- Augen-Beteiligung

9.1.4 Diagnostik

- Labor
  - Rheumafaktor (RF) – geringe Spezifizität
  - Anti-CCP-Antikörper (spezifisch)
  - BB, BSG, CRP ↑
  - Serumeiweißelektrophorese: ↑ α_2-, γ-Globulin
  - NA
- Röntgen
  - beidseitige Aufnahmen zum Vergleich
  - Osteoporose
  - Erosionen
  - Zysten
  - Verschmälerung des Gelenkspalts
- Arthrosonografie
- ggf. Gelenkpunktionen mit Synovia-Diagnostik
- MRT

9.1.5 Differenzialdiagnosen

LittleDoc meint
Bouchard – proximal, Heberden – distal. Weil B vor H kommt :-D

- Bouchard- oder Heberden-Arthrose
- Psoriasisarthritis
- Felty-Syndrom: RA + Neutropenie + Splenomegalie + Anti-G-CSF-Antikörper
- Gichtarthropathie
- Hämochromatose
- Kollagenosen und Vaskulitiden
- Caplan-Syndrom: RA + Silikose
- reaktive Arthritis
- akute lokale Infektion
- Morbus Still: i. d. R. bei Jugendlichen: Exanthem + Serositis + Polyarthritis; oder LORA (Late Onset Rheumatoid Arthritis)
- rheumatisches Fieber

9.1.6 Therapie

- langfristige Therapieregime mit DMARD (Disease-Modifying Anti-Rheumatic Drug, krankheitsmodifizierendes Antirheumatikum, progressionsverlangsamendes Antirheumatikum):
  - synthetisch (sDMARDs): Methotrexat, Azathioprin, Ciclosporin A etc.
  - Biologika (bDMARDs): Anti-TNF-α (Adalimumab, Infliximab, Etanercept), Interleukin-Blocker (Anakinra, Tocilizumab), Rituximab etc.
- orale + intraartikuläre Glukokortikoide 1. Wahl im akuten Anfall

9.2 Morbus Bechterew (Spondylitis ankylosans)

9.2.1 Spondyloarthritiden

= **Morbus Bechterew zusammen mit Psoriasisarthritis, reaktiven Arthritiden, enteropathischer Arthritis und undifferenzierter Spondyloarthritis**
- „seronegative Spondyloarthritiden", weil Rheumafaktoren, Anti-CCP-Antikörper und ANA meist negativ sind
- Typisch assoziiert:
  - Wirbelsäulenbeteiligung: Spondylitis, Sakroiliitis
  - asymmetrische Oligoarthritis
  - Enthesiopathien
  - Psoriasis
  - chronisch entzündliche Darmerkrankungen
  - reaktive Arthritis
  - genetische Disposition: 90 % HLA-B27 positiv

9.2.2 Ätiologie

- unbekannt
- 90 % HLA-B27 positiv
- familiäre Häufung der Krankheit

9.2.3 Klinik

- *Kreuzschmerzen = Leitsymptom* (sakroiliakale Beteiligung ist obligat), > 3 Monate, ↑↑↑ in Ruhe, morgens, ↓↓ bei Bewegung (die Patienten wollen manchmal auch nicht Platz nehmen), auch Klopfschmerzen in den SI-Gelenken
- Verknöcherung der Wirbelgelenke, Bandscheiben, Ligamente → ↓↓ *Wirbelsäulenbeweglichkeit*
- Hyperkyphose der Thoraxwirbelsäule + ↓↓ Beweglichkeit → restriktive Ventilationsstörung

- Oligoarthritis, besonders in den Beinen
- entzündliche Insertionstendopathie
- extraosteoartikuläre Beteiligung: einseitige Iridozyklitis, Uveitis, Kardiomyopathie, Aortitis, Lungenfibrose usw.

Schober-Manöver

- Markierung 10 cm über den Dornfortsatz S1
- der Patient beugt sich maximal nach vorn
- normal: der Abstand zwischen Dornfortsatz S1 und Markierung ≥ 14 cm; bei Morbus Bechterew ≤ 14 cm

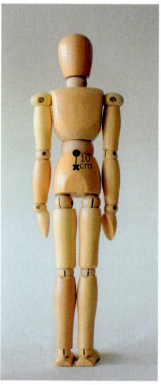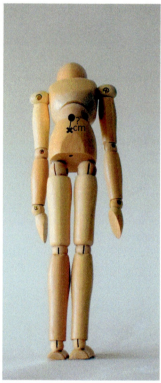

Abb. 9.1 Schober-Manöver [M1025]

Ott-Manöver

- Markierung 30 cm unter den Dornfortsatz C7
- der Patient beugt seine Thoraxwirbelsäule maximal nach vorn
- normal: Abstand zwischen Dornfortsatz C7 und Markierung ≥ 33 cm; bei Morbus Bechterew ≤ 33 cm

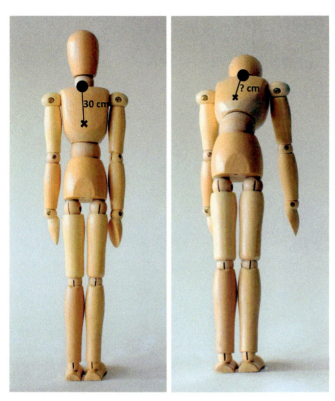

Abb. 9.2 Ott-Manöver [M1025]

Mennell-Manöver

- Patient in Bauchlage
- Oberschenkel-Hyperextension während Fixierung der Sakroiliakal-Gelenke → Sakroiliakal-Gelenkschmerzen = Arthritis

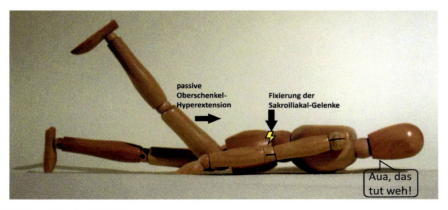

Abb. 9.3 Mennell-Manöver [M1025]

9 Rheumatologie

Thorax-Umfangmessung

- normal: Thoraxumfang bei maximaler Inspiration – Thoraxumfang bei maximaler Exspiration > 6 cm; bei Morbus Bechterew < 6 cm

Flèche-Maß (Hinterkopf-Wand-Abstand)

- ↑ (normal = 0 cm)

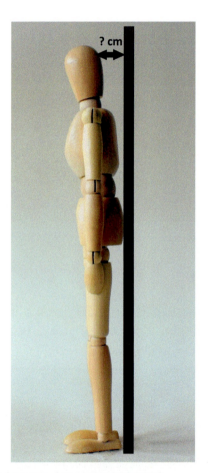

Abb. 9.4 Flèche-Maß (Hinterkopf-Wand-Abstand) [M1025]

Kinn-Jugulum-Abstand

- ↑ (normal = 0–2 cm)

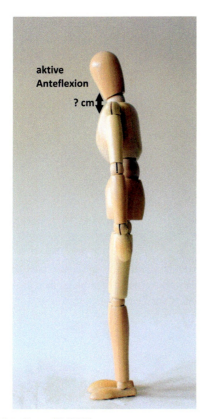

Abb. 9.5 Kinn-Jugulum-Abstand [M1025]

9.2.4 Diagnostik

- *Labor:* HLA-B27
- *Röntgen SI-Gelenke:*
  - Pseudoerweiterung des Gelenkspaltes
  - im Verlauf: Randsklerosen und lokaler Substanzverlust ↑ subchondrale Sklerosierung, Erosionen („Rosenkranz-Bild", „Perlschnurbild", „buntes Bild")
  - Spondylitis anterior = Romanus-Läsionen = „glänzende Ecken" = Usur der Wirbelkanten → Kasten- und Tonnenwirbel
  - Syndesmophyten = Verknöcherungen des Anulus fibrosus, die mit der Zeit die Zwischenwirbelräume überbauen → „Bambusstabwirbelsäule"; bei Verschmelzung der benachbarten Syndesmophyten → Ankylose
  - sterile Spondylodiszitis = Anderson-Läsionen
- *MRT:* Standard für die Diagnosestellung

LittleDoc meint

Dies ist eine meiner „Lieblingskrankheiten". Es gibt sie leider auch nicht so selten. Hier ist die Diagnostik sehr wichtig!

9.2.5 Therapie

- Physiotherapie: Atem- und Bewegungsübungen – allerwichtisgte Maßnahme
- Hydrotherapie, Elektrotherapie und Iontophorese

- NSAR: antiphlogistisch, analgetisch, aber nicht als Dauertherapie
- Anti-TNF-α-Antikörper, TNF-α-Rezeptor-Fusionsproteine oder Interleukin-17-Antagonisten (Secukinumab), wenn NSAR Ø Effekt
- Sulfasalazin und MTX: nur bei chronischer *peripherer* Krankheit; kein Effekt axial
- Glukokortikoide: systemisch bei schweren Schüben; lokal bei ophtalmologischer Beteiligung
- prothetischer Gelenkersatz

9.3 Rheumatisches Fieber

9.3.1 Ätiologie und Pathogenese

- Infektion mit β-hämolysierenden Streptokokken der Gruppe A → Systemerkrankung wegen einer immunologischen Reaktion
- das heißt, das Punktat des Gelenks wird *steril* sein

9.3.2 Klinik

Tab. 9.1 Jones-Kriterien des rheumatischen Fiebers: **SPECK** (adaptiert nach: Pereira et al. 2017). Für die Diagnose müssen 2 Hauptkriterien *oder* 1 Haupt- und 2 Nebenkriterien erfüllt sein

Hauptkriterien	Nebenkriterien
- **S**ubkutane Knötchen an den Streckseiten der Arme und Beine - **P**olyarthritis: große Gelenke, migrierende Beschwerden (die Gelenkentzündung „springt" von Gelenk zu Gelenk), dauert ca. 3 Wochen, ohne Chronifizierung, ohne Nachfolgen - **E**rythema anulare / marginatum - **C**horea Sydenham - **K**arditis: verruköse Endokarditis, Myokarditis (Arrhythmien, mikroskopische Nekrosen, Aschoff-Knoten)	- Fieber - Entzündungs-parameter ↑ - ↑ PQ-Zeit im EKG (nicht gleichzeitig mit Karditis) - Arthralgien - rheumatisches Fieber in der VE

Bei einer aktiven Infektion mit β-hämolysierenden Streptokokken der Gruppe A (z. B. Tonsillitis) selbstverständlich: Keimnachweis im Rachenabstrich, ↑ Antistreptolysin-O-Titer, ↑ DNAase

9.3.3 Differenzialdiagnosen

- Kollagenosen
- reaktive Arthritis
- Morbus Still
- Vaskukitiden
- Löfgren-Syndrom

9.3.4 Therapie

- Penicillin G: 4 × 1 Mio. IE i. v., 10–14 Tage
- ASS: Analgetikum, Antipyretikum
- Rezidivprophylaxe: Penicillin V oder Depotpenicillin 5 Jahre, falls Herzbeteiligung
- Tonsillektomie
- ggf. Klappenersatz bei Endokarditis

9.4 Reaktive Arthritis

= entzündliche Gelenkerkrankung = Reaktion auf eine bakterielle intestinale oder urogenitale Infektion
- das Gelenkpunktat wird *steril* sein
- *Reiter-Syndrom* (bei 60 % der Fälle) = Arthritis + Urethritis + Konjunktivitis und / oder Iridozyklitis; manche Patienten haben auch Hautbeteiligung: Keratoderma blenorrhagicum (meistens an der Fußsohle → Reiter-Tetrade), Balanitis circinata, orale Aphthen usw.

9.4.1 Ätiopathogenese

- Urethritis: Chlamydien, Gonokokken, Ureaplasmen
- Enteritis: Salmonellen, Shigellen, Campylobacter, Yersinien
- genetische Prädisposition: die meisten Patienten HLA-B27 positiv
- molekulare Mimikry zwischen eigenen und fremden Molekülen

9.4.2 Klinik

- Enteritis (Fieber, Vomitus, Diarrhö) oder Urethritis (Dysurie)
- asymmetrischen Oligoarthritis der großen Gelenke nach Tagen oder Wochen
- Insertionstendopathie (Enthesiopathie) – besonders die Achillessehne
- Konjunktivitis und / oder Iridozyklitis
- Keratoderma blennorrhagicum: schuppende Hautveränderungen

9.4.3 Diagnostik

- bakteriologische Untersuchung des Morgenurins auf Chlamydien-Ag
- Gelenk-Sonografie: Erguss?
- Gelenkpunktion: Erguss entzündlich oder bakteriell? + therapeutisch: GKK injizieren

LittleDoc meint
Wie muss das Punktat ausfallen – steril oder septisch?

- serologische Diagnostik: Antikörper gegen Chlamydien und Yersinien (sind aber kein Beweis für eine aktive Infektion)
- bei Enteritis: Stuhlkultur
- Röntgen der Gelenke: Differenzialdiagnostik andere rheumatische Krankheiten

9.4.4 Differenzialdiagnosen

- bakterielle Arthrititiden
- Spondyloarthritiden
- Morbus Behçet
- rheumatisches Fieber

9.4.5 Therapie

- in der Regel: NSAR
- falls Chlamydien: Antibiotika (Doxycyklin) + Partnerbehandlung (sonst Gefahr „Ping-Pong-Infektion")
- falls schwerer Verlauf: GKK intraartikulär
- falls Chronifizierung: Sulfasalazin oder Methothrexat oder GKK systemisch

9.5 Granulomatose mit Polyangiitis

= **nekrotisierende Vaskulitis der kleinen Gefäße + granulomatöse Entzündung des Respirationstraktes** *(früher M. Wegener genannt)*

9.5.1 Ätiopathogenese

- unbekannt
- ↑ ↑ der Serinprotease „Proteinase-3" in den Neutrophilen → wird als Ag betrachtet

9.5.2 Klinik

- Granulom-Stadium
  - Kopf: Schleimhautulzerationen, Sinusitis, blutig-borkige Rhinitis, Sattelnase (Nasenknorpelusur + Septumperforation), Otitis (Hypakusis), retroorbitale Granulome mit Exophthalmus, Keratokonjunktivitis, Hornhautulzerationen, Tränenträufeln usw.
  - Lungen und Atemwege: Kehlkopf und bronchiale Stenosierung → Husten und Nebenatemgeräusche

- generalisierte Vaskulitis
  - allgemeine Symptome ~ Beta-Symptomatik
  - pulmorenales Syndrom: alveoläre Blutungen (→ Hämoptoe) + rapid-progressive Glomerulonephritis
  - ZNS-Beteiligung, Polyneuropathie
  - Arthritis, Myositis

9.5.3 Diagnostik

- ANCA (c-ANCA – zytoplasmatisches Fluoreszenzmuster, hohe Spezifität) mit PR3-Spezifität
- Antikörper gegen Proteinase-3
- Biopsie → nekrotisierende, nichtverkäsende Granulome, pauci-immune Vaskulitis (ohne Immunkomplexablagerung), palisadenförmig angeordnete Riesenzellen; auch von Haut, Nasenschleimhaut, Lungen, Nieren: wichtig für die Prognose
- zusätzlich: Nierenwerte + Urinsediment (Erythrozyten?) + Proteinurie
- Bronchoskopie
- andere bildgebende Verfahren

9.5.4 Differenzialdiagnosen

- Churg-Strauss-Syndrom (eosinophile Granulomatose mit Polyangiitis): Symptome eines allergischen Asthmas + Myokarditis + pulmonale Infiltrate + Polyneuropathie + massive Eosinophilie
- Diagnostik: pANCA mit Myeloperoxidase-Spezifität
- Biopsie: ausgeprägte Gewebeeosinophilie und Vaskulitis der kleinen Gefäße

9.5.5 Therapie

- Cyclophosphamid

TIPP
Cyclophosphamid hat die Todesrate der Krankheit deutlich reduziert. Trotzdem gibt es auch Nebenwirkungen: Acrolein (in Cyclophosphamid) = urotoxisch → hämorrhagische Zystitis → Harnblasenkarzinom. Prophylaxe: Mesna (2-Mercaptoethansulfonat-Natrium).

- Rituximab
- Glukokortikoide, Methotrexat oder Azathioprin
- Plasmapherese (Notfallsituation bei akutem Nierenversagen oder pulmonaler Blutung)

9.5.6 Prognose

- je nach Rezidiven und Ansprechen auf die Therapie
- ohne Therapie: tödlich

9.6 Systemischer Lupus erythematodes (SLE)

= eine Kollagenose

9.6.1 Ätiopathogenese

- unbekannt
- immunologisch vermittelte Bildung von Autoantikörpern
- medikamentös induziert (Procainamid, Hydralazin): Anti-Histon-Antikörper

9.6.2 Klinik

- schubförmiger Verlauf
- Allgemeinsymptome: Fieber, Nachtschweiß, Abgeschlagenheit, Gewichtverlust
- Haut: diskoider Lupus (konfluierende erythematosquamöse Plaques), fotosensibles Exanthem im Gesicht (Schmetterlingserythem)
- Schleimhäute: Enanthem, Ulzera
- Polyarthritis: symmetrisch, nicht erosiv: Jacoud-Arthritis: Luxationsneigung → Z-Daumen mit 90°/90°-Deformität
- Herz: Perikarditis, Endokarditis (Libman-Sacks), Myokarditis
- Gefäße: Atherosklerose, Vaskulitis, Antiphospholipid-Syndrom, Raynaud-Syndrom
- Lunge: interstitielle Lungenerkrankung (Lupus pneumonitis), A. pulmonalis Hypertonie, Pleuraergüsse (besonders rechts)
- Serositis
- neurologisch: Epilepsie, Psychose, Störung des extrapyramidalmotorischen Systems + Polyneuropathie
- Nieren: Lupusnephritis – kurze Klassifikation nach ISN/RPS
  - *Klasse I:* minimale mesangiale Lupusnephritis
  - *Klasse II:* mesangiale proliferative Lupusnephritis
  - *Klasse III:* fokale Lupusnephritis
  - *Klasse IV:* diffuse segmentale oder globale Lupusnephritis
  - *Klasse V:* membranöse Lupusnephritis
  - *Klasse VI:* fortgeschrittene sklerosierte Lupusnephritis

9.6.3 Diagnostik

- Thrombozytopenie > 100 000 / µl
- Leukozytopenie < 4000 / µl, Lymphopenie < 1500 / µl
- hämolytische Anämie (Coombs-Test positiv)
- ↓ Komplement
- Antiphospholipid-Syndrom: ↑ PTT, Lupus-Antikoagulans, Anti-β-Glykoprotein-(GP-)2-Antikörper, Anti-Kardiolipin-Antikörper, Anti-Phosphatidylserin-Antikörper → ↑ ↑ Abortrisiko
- Antikörper: antinukleär (ANA – ohne ANA gibt es kein SLE), Anti-Sm, Anti-Doppelstrang(ds) DNA, Antikörper gegen Leukozyten oder Wachstumsfaktoren, gegen Thrombozyten und Erythrozyten
- Nierenbeteiligung: Erythrozyturie, Proteinurie (Glomerulonephritis?), Blut Kreatinin, Harnstoff ↑ (Niereninsuffizienz?)

Tab. 9.2 ACR- und EULAR-Klassifikationskriterien des SLE von 2018 nach S. Johnson (adaptiert nach: Zoler 2019)

Klinisch	Punkte
allgemein	
• Fieber	2
Haut	
• Alopezie	2
• orale Ulzerationen	2
• Subakuter oder diskoider Lupus	4
• akuter Lupus	6
Arthritis	
• Synovitis in ≥ 2 Gelenke *oder* Beschwerden in ≥ 2 Gelenke und ≥ 30 Min. Morgen-Steifigkeit	6
neurologisch	
• Delirium	2
• Psychose	3
• Krampfanfälle	5
Serositis	
• Pleura- / Perikard-Ergüsse	5
• akute Perikarditis	6
Hämatologie	
• Leukopenie	3
• Thrombozytopenie	4
• hämolytische Anämie	4
Nieren	
• Proteinurie > 0,5 g / 24h	4
• Lupusnephritis Klasse II oder V	8
• Lupusnephritis Klasse III oder IV	10
Serologisch	
Antiphospholipid-Antikörper	
• IgG Anti-Kardiolipin > 40 GPL (1 GPL = 1 µg IgG Antikörper) *oder* IgG Anti-β2GP1 > 40 IE *oder* Lupus-Antikoagulans	2

Tab. 9.2 ACR- und EULAR-Klassifikationskriterien des SLE von 2018 nach S. Johnson (adaptiert nach: Zoler 2019) *(Forts.)*

Serologisch	
Komplement • ↓ C3 oder ↓ C4 • ↓ C3 und ↓ C4	3 4
spezifische Antikörper • Anti-dsDNA • Anti-SM	6 6

Diagnose: mind. 10 Punkte + antinukleäre Antikörper positiv (Titer 1:80)

9.6.4 Differenzialdiagnosen

- Sklerodermie
- Polymyositis
- Sjögren-Syndrom
- Malignom

9.6.5 Therapie

- Immunsuppressiv: Glukokortikoide, Cyclophosphamid (*Cave:* CMV-Reaktivierung)
- Hautbeteiligung: Antimalariamittel (Hydroxychloroquin, Resochin), aber auch als Basis für eine bessere Prognose, Lichtschutzcreme ggf. Belimumab, wenn Antikörper positiv
- Antiphospholipid-Syndrom: orale Antikoagulation
- Lupusnephritis: Mycophenolat
- aHT bei Nierenbeteiligung: ACE-Hemmer
- Raynaud-Syndrom: Kalziumantagonisten

TIPP
Psychologische Unterstützung empfehlen!

9.7 Sklerodermie

9.7.1 Klinik

- Verlaufsformen
  - limitiert-kutane systemische Sklerose: Anti-Zentromer-Antikörper
  - diffuse systemische Sklerose: Anti-SCL-70-Antikörper
- CREST-Syndrom (Anti-Zentromer-Antikörper):
  - **C**alcinosis cutis
  - **R**aynaud-Syndrom
  - Ösophagusmotilitätsstörung (engl. **E**sophagus)
  - **S**klerodaktylie

LittleDoc meint

In meinem Studium habe ich gelernt, dass Patienten mit Sklerodermie den Menschen in der byzantinischen Kunst ähnlich sehen: ohne Falten, dünne Nase, kleiner Mund. Was meinen Sie?

- **T**eleangiektasien
- Sklerodaktylie (Madonnenfinger) + Raynaud-Syndrom (Nagelfalzmikroskopie)
- Mikrostomie + Tabaksbeutelmund
- Rattenbissnekrosen
- Ösophagus-Wandstarre → Schluckstörungen
- Lungenfibrose, pulmonale Hypertonie
- Myokarditis, Herzinsuffizienz
- Niereninsuffizienz (renale Krise), renaler Hypertonus

9.7.2 Therapie

- konservative Maßnahmen: Vermeidung von Kälte
- Glukokortikoide
- immunsuppressiv: Methotrexat oder Azathioprin
- Lungenerkrankung: Cyclophosphamid
- Haut-Nekrosen: Prostaglandin E2

TIPP
Psychologische Unterstützung empfehlen!

9.8 Dermatomyositis (DM) und Polymyositis (PM)

9.8.1 DM vs. PM

- **PM** = Befall der quergestreiften Muskulatur und inneren Organe (d. h. ohne Hautbefall)
- **DM** = PM + Hautbefall

9.8.2 Klinik

- langsam beginnende symmetrische Muskelatrophie → Muskelschwäche, besonders in Schulter- und Beckengürtel, manchmal auch Nacken- und Schlundmuskulatur (Schluckstörungen, Sprachstörungen, Kopf-Aufrechthalte-Störung)
- Muskelschmerzen: nur Hälfte der Fälle
- erythematöse Dermatitis: rötliche, schuppende Papeln (Gottron-Papeln)
  - Handrücken
  - Gesicht
  - Rumpf
- periorbitales Ödem
- rötlich-livide Verfärbung der Augenlider → traurige Fazies („Lilakrankheit")
- Polyarthritis: nicht erosiv

- Raynaud-Syndrom; Finger: rau und rissig → Mechanikerhände
- Myokarditis
- interstitielle Lungenerkrankung
- häufige Komplikation: Malignom – Brust, Ovarien, Lungen, Magen

9.8.3 Diagnostik

- Labor
  - CK ↑
  - Autoantikörper: Anti-Synthetase: Anti-Jo-1, Anti-Mi-2, Anti-Sm, Anti-U1-RNP, Anti-SRP, Anti-ds-DNA, Anti-SS-A, Anti-SS-B
- EMG
- MRT
- Muskelbiopsie: Faserdegeneration mit Lymphozyten-Infiltration
- EKG, Röntgen-Thorax, Lungenfunktionstest
- neurologische Untersuchung

9.8.4 Differenzialdiagnosen

- Medikamentennebenwirkungen: Statine, Fibrate oder Steroide
- Alkoholmyopathie
- Parasiten (Trichinellose)
- Myasthenia gravis, Muskeldystrophien
- Polymyalgia rheumatica

9.8.5 Therapie

- Glukokortikoide, ggf. Immunsuppressiva oder Ig bei schwerem / therapierefraktärem Verlauf
- Osteoporose: Ca^{2+}, Vitamin D_3 ggf. auch prophylaktisch

TIPP
Psychologische Unterstützung empfehlen!

9.9 Sjögren-Syndrom

9.9.1 Begriffe

- **Sicca-Syndrom** = Krankheit der exokrinen Drüsen → Xerophthalmie, Xerostomie, Trockenheit der Genitalorgane, des Respirationstrakts usw.
  - nicht unbedingt wegen einer autoimmunen Ursache; auch bei Strahlentherapie, Hepatitis C, HIV, bestimmten Medikamenten

- **Sjögren-Syndrom** = Sicca-Syndrom + Polyarthritis + schmerzhafte Parotisschwellung bds.

9.9.2 Klinik

- Keratoconjunctivitis sicca → Hornhautulzerationen
- Speichel ↓ → Karies ↑
- Parotisschwellung, seltener Pankreatitis

> **MERKE**
> Pankreas = Bauchspeicheldrüse = „die Parotis des Abdomens".
> Das Pankreas und die Glandula parotidea synthetisieren Alpha-Amylasen: Pankreas-p-Amylase und Speicheldrüsen-S-Amylase.

- Heiserkeit, Hustenreiz, Lungenerkrankungen
- Dyspareunie
- Nephritis
- primär biliäre Zirrhose
- Non-Hodgkin-Lymphom als spätere Komplikation

9.9.3 Diagnostik

- Schirmer-Test: ↓ Tränenproduktion?
  - man legt einen kleinen Filterpapierstreifen für 5 Minuten in den Lid-Augenwinkel; die Befeuchtung sollte den Streifen anfärben.
    - normal: Farbstrecke ≥ 10 mm
    - wenn < 10 mm → Xerophthalmie
- Labor
  - polyklonale Hypergammaglobulinämie (*Cave!* Monoklonale → Lymphom?)
  - Autoantikörper: Anti-SS-A, Anti-SS-B, Anti-α-Fodrin, ANA
  - Rheumafaktor
- Spaltlampenuntersuchung
- Biopsie: Sialadenitis

9.9.4 Therapie

1. Allgemeinmaßnahmen
   - Augentropfen
   - Kaugummi
   - künstlicher Speichel
   - viel trinken
2. Pilocarpin
3. Immunsuppressiva: nur bei Organbeteiligung
4. Polyarthritis: Hydroxychloroquin

9.10 Morbus Behçet

LittleDoc meint
Diese Krankheit würde ich nur als Differenzialdiagnose nennen.

= **eine autoimmune Vaskulitis**
- *Trias:* Aphten im Mund + Aphten im Genitalbereich + Augenbefall (meistens Uveitis)
- Weil alle Gefäße betroffen werden können (egal wie groß), hat die Krankheit auch *vielfältige Symptome*. Zum Beispiel:
  - Gelenke: Knie, Knöchel, Ellenbogen, Hand, Kreuzbein → Differenzialdiagnose Morbus Bechterew & Co
  - Herz-Kreislauf: TVT, Aneurysmen, Herzwandentzündungen (Peri-, Myo-, Endokarditis → auch Herzklappenfehler)
  - neurologische Störungen
  - Gastrointestinaltrakt: ähnelt chronisch entzündlichen Darmerkrankungen
    - MAGIC-Syndrom: **M**outh **A**nd **G**enital Ulcers With **I**nflamed **C**artilage (meistens mit Behçet assoziiert, besonders bei ♂)
    - weitere wichtige Differenzialdiagnose für die Aphten im Genitalbereich: sexuell übertragbare Erkrankungen

9.11 Raynaud-Syndrom

- Akrale
  - Blässe (Ischämie)
  - Zyanose
  - Hyperämie
  - Parästhesien
  - ggf. Schmerzen
- Trikolore-Phänomen
  - weiß: Vasospasmus, *dann*
  - blau: Zyanose wegen eines Sauerstoffmangels, *dann*
  - rot: reaktive Hyperämie

KAPITEL 10 Neurologie

10.1 Schlaganfall

= **zerebrovaskulärer Insult** = **apoplektischer Insult** = **Apoplex**
- die Folge einer in der Regel „schlagartig" auftretenden Durchblutungsstörung im Gehirn, die zu einem regionalen Mangel an Sauerstoff (O_2) und Nährstoffen (Glukose) und damit zu einem Absterben von Gehirngewebe führt

10.1.1 Ätiopathogenese

Ischämisch

- Hirninfarkt – ca. 85 %
- asymptomatische Stenose
- TIA: Rückbildung der Symptome < 24 Stunden und o. p. B. in der Bildgebung; *Cave:* Rezidive!
- Hirninfarkt: partielle oder fehlende Rückbildung der Symptomatik und / oder pathologische Veränderungen in der Bildgebung → Absterben des Gewebes im Gehirn = Kolliquationsnekrose + Hirnerweichung = Enzephalomalazie
    - Encephalomalacia alba: nur Ischämie, ohne Blutungen
    - Encephalomalacia rubra: hämorrhagische Infarzierung

> **TIPP**
> „(P)RIND" – (prolongiertes) reversibles ischämisches neurologisches Defizit – wird nicht mehr benutzt.

Hämorrhagisch

- **Hirnblutung**
    - arterielle Hypertonie
    - Arteriosklerose, DM, Hyperlipoproteinämie
    - Gefäßanomalien bzw. Fehlbildungen
    - Thromboembolie (*Cave:* Vorhofflimmern) oder septische Embolien (*Cave:* Endokarditis)
- Trauma → Subarachnoidalblutung
- Vaskulitiden
- Subclavian-Steal-Syndrom

LittleDoc meint
Diese Krankheit ist ein Notfall. In der FSP bitte: Name, Geburtsdatum, aktuelle Beschwerden, ggf. kurz Medikation und wichtigste VE. Dann sofort mit dem OA telefonieren.
Protokolle für Notfälle finden Sie am Ende des Kapitels „Anamnese".

> **CAVE!**
> Eine massive Blutung kann auch als Raumforderung wirken und sich dadurch als Kompression auf die Gefäße auswirken → sekundäre Ischämie.
> Es passiert aber manchmal auch, dass auf eine Ischämie eine sekundäre Blutung folgt → hämorrhagische Infarzierung.

Risikofaktoren

- *nicht beeinflussbar*
  - familiäre Belastung
  - Alter ↑
  - Blutgruppe: AB ↑ Risiko, 0 ↓ Risiko
- *beeinflussbar*
  - Nikotinabusus, C_2-Abusus, DM, Adipositas, Immobilisation
  - aHT, Vorhofflimmern, Endokarditis
  - Gerinnungsstörungen, orale Antikoagulation

10.1.2 Klinik

- *plötzlich auftretend; hängt vom betroffenen Gefäßstromgebiet ab*; zum Beispiel:
  - Cephalgie
  - Desorientiertheit, Amnesie bis zur Bewusstlosigkeit
  - Gleichgewichtsstörung, Schwindel
  - abnormale Reflexe
  - Hemiparese + Facialisparese
  - motorische Aphasie (Sprachstörungen), sensorische Aphasie (↓ Sprachverständnis)
  - Sehstörungen, Déviation conjuguée (Herdblick)
  - Gangunsicherheit
  - Übelkeit, Erbrechen
  - Alternans-Syndrom: Hirnstamminfarkt

LittleDoc meint
Es wäre ideal, wenn die Patienten in einer Stroke-Unit behandelt werden.

10.1.3 Diagnostik

- multimodale CT-Schlaganfall-Diagnostik = NECT + PCT + CTA
  - Native CT **(NECT):** hämorrhagisch vs. ischämisch? Blutung = hyperdens (weiß), raumfordernd; Ischämie = hypodens (schwarz)
  - Perfusions-CT **(PCT):** Durchblutungsmessung → kompletter Infarkt (Kerninfarkt) vs. Penumbra (die Gewebe könnten vielleicht noch gerettet werden)?
  - CT-Angiografie **(CTA):** Darstellung der Gefäße
    - *DANN: Therapie!* Die anderen Untersuchungen sollten ggf. nach der Therapie zur weiteren Exploration oder bei Fehlschlagen der o. g. Verfahren durchgeführt werden

- multimodale Magnetresonanztomografie (MRT)-Schlaganfall-Diagnostik: sensitiver als CT, man kann auch Mikroangiopathien, Lakunen oder ältere Infarkte sehen; Nachteil: dauert länger und *„time is brain"*
- digitale Subtraktions-Angiografie (DSA): die beste Darstellung der Gefäße
- Doppler-Sonografie: Verkalkungen, Arteriosklerose, Stenose, Thromben
- transkranielle Doppler-/Duplexsonografie (TCD): Gefäße im Schädelinneren
- Echokardiografie (EKG)

10.1.4 Therapie

- Allgemeinmaßnahmen
  - Vitalfunktionen – stabilisieren, ggf. Oberkörperhochlagerung
  - venöser Zugang
  - aHT? → Senkung (nicht > 20 % initiale Werte)
  - Ausschluss Blutung? Wenn ja → ASS
- Ischämie – Thrombus? Thrombolyse i. v. (rtPA) – Alteplase 0,9 mg/kg, max 90 mg – Lyse-Fenster: *binnen 3–4 Stunden ab Auftritt der Symptomatik*
  - *absolute Kontraindikationen der Therapie mit Alteplase*
    - Z. n. OP (≤ 2 Wochen)
    - intrazerebrale Blutung – klinische Anzeichen oder schon bekannt in den Vorerkrankungen
    - Subarachnoidalblutung: klinische Anzeichen
    - arteriovenöse Malformation
    - systolische aHT > 185 mmHg oder diastolische aHT > 110 mmHg auch nach Therapie und mehrfachen Messungen
    - Krampfanfall mit postiktaler neurologischen Störung
    - Thrombozyten < 100 000/µl
    - PTT > 15 oder INR < 1,7
    - aktive innere Blutung oder akutes Trauma (Fraktur)
    - Schädel-Hirn Trauma oder Apoplex in den letzten 3 Monaten
    - arterielle Punktion in einer nicht-kompressiblen Stelle in der letzten Woche
  - *relative Kontraindikationen der Therapie mit Alteplase*
    - Gravidität
    - sich rasch verbessernde Hirninfarkt-Symptomatik
    - Myokard Infarkt in den letzten 3 Monaten
    - Blut-Glukose < 50 mg/dl oder > 400 mg/dl
  - Alternative zur Thrombolyse: Katheter-Intervention oder Entfernung des Thrombus mit einem Stent-Retriever
    - *dann:* ASS/Clopidogrel sekundär prophylaktisch
    - Mannitol i. v. gegen Hirnödem
- Blutung
  - Trepanation und Hämatomausräumung

10.2 Meningitis

= **Hirnhautentzündung = Entzündung der Pia mater und der Arachnoidea**
- *Achtung, meldepflichtig!*

10.2.1 Ätiopathogenese

- bakterielle Meningitis
  - eitrige Meningitis → Raumforderung → Haubenmeningitis / Konvexitätsmeningitis: Meningokokken (Neisseria meningitidis), Staphylokokken, Pneumokokken, Haemophilus influenzae usw.
  - nicht eitrig: Borrelia, Mykobakterien, Treponema pallidum usw.
- virale Meningitis: Herpesviren, FSME usw.
- Pilze
- Strahlenschäden

Übertragung

- meistens von Mensch zu Mensch durch Aerosol = Flügge-Tröpfchen (Husten, Niesen etc.)
- bei Listerien (opportunistisch): rohe Milchprodukte

10.2.2 Klinik

- Krankheitsgefühl: hohes Fieber, Cephalgie, Nausea, Vomitus
- Meningismuszeichen: Nackensteifigkeit, Opisthotonus
- Bewusstseinsstörungen: Desorientiertheit zu Bewusstlosigkeit und Koma
- Fotosensibilität
- Stauungspapille
- Petechien
- eingesunkenes Abdomen (Kahnbauch)
- Krampfanfälle

LittleDoc meint
Bitte hier die Klinik gut beherrschen!

10.2.3 Körperliche Untersuchung

Inspektion

Lage des Patienten, Hautveränderungen (s. oben)

Brudzinski-Zeichen

Passive Kopfbewegung nach anterior → reflektorisches Anziehen der Beine

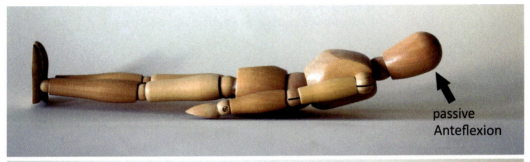

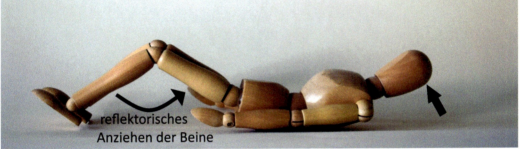

Abb. 10.1 Brudzinski-Zeichen [M1025]

Lasègue-Zeichen

Anheben des gestreckten Beins → Widerstand und Schmerzen vom Rücken → Wade *(positiv auch bei Diskusprolaps!)*

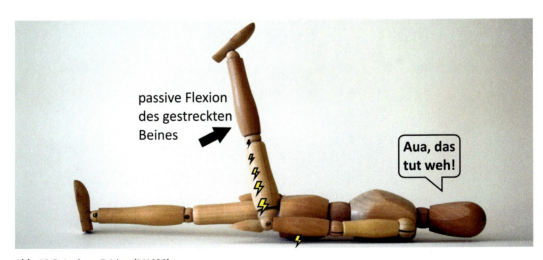

Abb. 10.2 Lasègue-Zeichen [M1025]

Kernig-Zeichen

Patient liegt flach auf dem Rücken mit gestrecktem Knie → die Beine werden im Hüftgelenk gebeugt → der Patient beugt das Knie wegen Schmerzen; alternativ: Hüftgelenk und Kniegelenk gebeugt (90°) → passiver Versuch zum Strecken des Kniegelenks → Schmerzen und Widerstand

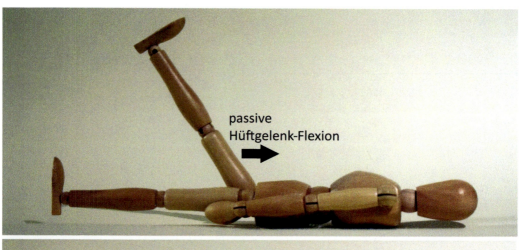
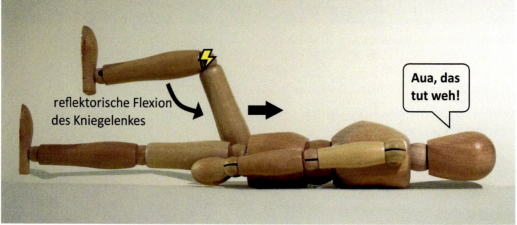

Abb. 10.3 Kernig-Zeichen [M1025]

TIPP
Das Fehlen dieser Zeichen schließt eine Meningitis nicht aus.

10.2.4 Diagnostik

- Blutbild
- Blutkulturen
- cMRT / cCT

- die Durchführung einer kranialen Bildgebung vor einer Lumbalpunktion ist in besonderen Fällen notwendig: Hirndruckzeichen, fokal-neurologische Defizite, erstmaliger epileptischer Anfall, Vigilanzstörung, Immunsuppression
- die Durchführung einer kranialen Bildgebung ist bei fehlenden klinischen Hirndruckzeichen nicht erforderlich
• Lumbalpunktion: Nachweis von Bakterien im Liquor mit vermehrten Granulozyten

Liquordiagnostik

• Latexagglutinationstest – Meningokokken, Pneumokokken, H. influenzae?
• mikroskopische Untersuchung: Gram-Färbung: Grampositiv: Pneumokokken (Diplokokken), Listerien (Stäbchen); Gramnegativ: Meningokokken (Diplokokken), H. influenzae (Stäbchen); Ziehl-Neelsen-Färbung: M. tuberculosis (Stäbchen)
  - *normal:* klare Flüssigkeit, Zellzahl < 5/µl, Laktat 1,5–2,1 mmol/l, Eiweiß 150–400 mg/l, Glukose 2,7–4,2 mmol/l (Liquor/Serum Glukose-Quotient > 0,5)
  - *bakterielle Meningitis:* trübe, manchmal eitrige Flüssigkeit, Pleozytose (vorübergehend mit Neutrophilen): > 1000/µl, Laktat ↑, Eiweiß ↑, Glukose ↓, Quotient: < 0,5;
    - Tuberkulose: klare Flüssigkeit, Spinnweben-Gerinnsel, Lymphozytose, Monozytose, Zellzahl < 500/µl, Laktat ↑, Eiweiß ↑, Glukose sehr ↓↓; man soll auch ein PCR durchführen
  - *virale Meningitis:* klare Flüssigkeit, Lymphozytose (manchmal auch Monozyten ↑), Zellzahl ↑ (aber nicht so ↑ wie bei bakterieller Meningitis) < 500/µl, Laktat 1,5–2,1 mmol/l, Eiweiß normal (vielleicht leicht ↑), Glukose normal

10.2.5 Therapie

• Stationäre Aufnahme + Isolation!
• Antibiotika i.v., ggf. intrathekal – schon mit Cefotaxim plus Ampicilin bis Antibiogramm + Resistenzbestimmung
• bei nosokomialer Meningitis gibt es eine andere kalkulierte antibiotische Therapie: Vancomycin und Meropenem
• Dexamethason i.v. (Gefahr Meningenverschwartung!)
• bei Meningokokken-Meningitis: Ciprofloxacin oder Rifampicin prophylaktisch bei Kontaktpersonen, ggf. Ceftriaxon bei Schwangeren

10.2.6 Komplikationen

Beispiele:
• neurologische Störungen (motorisch und sensibel)
• Amnesie
• Sehdefizite
• Innenohr-Hypakusis etc.

10.3 Lyme-Borreliose

- *Achtung, meldepflichtig!*

10.3.1 Ätiologie

- Borrelia burgdorferi
- Vektor: Zecken
- Sommermonate, im gesamten Bundesgebiet

LittleDoc meint
Sie werden bei der Prüfung vielleicht einen Patienten bekommen, der vor 1 bis 2 Wochen eine Wanderung durch den Wald, durch den Park – wo es viel Gras gibt – gemacht hat ...

10.3.2 Klinik

- **Stadium I:** *lokale Infektion:* nach Tagen / Monaten Post-Zeckenstich
  - lokales Hauterythem mit zentrifugaler Ausbreitung vom Stichort → eine anfangs livide Verfärbung im Zentrum des Erythems, welche immer blasser wird, während die ganze Läsion (Erythem) sich langsam ausdehnt = Erythema (chronisch) migrans
  - rötlich livide Noduli, meistens am Ohrläppchen (ein Lymphozytom) = Lymphadenosis cutis benigna
  - Fieber
- **Stadium II:** *disseminierte Infektion:* nach Monaten Post-Stadium I
  - Lymphadenosis cutis benigna ist manchmal noch anwesend
  - Meningopolyneuritis = lymphozytäre Meningoradikulitis Bannwarth = Fieber + Cephalgie + Nackensteifigkeit + N. facialis Sensibilitätstrübungen = Neuroborreliose
  - Lyme-Arthritis: migrierende nicht-erosive Oligoarthritis der großen Gelenke
  - Myokard-, Perikard-Befall
- **Stadium III:** *chronische Infektion:* nach Jahren
  - Acrodermatitis chronica atrophicans: die Akren sind anfangs livid und geschwollen → im Verlauf: Hautatrophie
  - Lyme-Arthritis: chronisch rezidivierend
  - Enzephalomyelitis
  - Polyneuritis

10.3.3 Diagnostik

- *Serologie*
  - **Stadium I:** IgM anti-Borrelia burgdorferi
  - **Stadium II:** IgM und IgG anti-Borrelia burgdorferi
  - **Stadium III:** IgG anti-Borrelia burgdorferi
- PCR: Borrelien-DNA in Urin, Haut- oder Synovialbiopsien
- *Liquor-Punktion:* Pleozytose mit Lymphozyten ↑

10.3.4 Therapie

- **Stadium I:** Doxycyclin 200 mg / d p. o. für 2–3 Wochen
- **Stadien II, III:** Ceftriaxon 2 g / d i. v. für 3 Wochen

10.4 Frühsommermeningoenzephalitis

- *Achtung, meldepflichtig!*

10.4.1 Ätiologie

- FSME-Virus
- Vektor: Zecken: Ixodes ricinus (Gemeiner Holzbock)
- vor allem in den Sommermonaten, Süddeutschland

10.4.2 Klinik

Meist *asymptomatisch* – aber wenn *symptomatisch*, dann folgende Phasen:
- 1. Krankheitsphase: 1–2 Wochen nach dem Zeckenstich, dauert ca. 1 Woche
    - Krankheitsgefühl: Cephalgie, Myalgie, Husten, Fieber – Differenzialdiagnose Grippe
- asymptomatisches Intervall 1–2 Wochen
- 2. Krankheitsphase: dauert ca. 2 Wochen
    - Meningitis (typische Symptome und Zeichen), Enzephalitis (Konvulsionen, Psychosen, Bewusstseinstrübungen), Myelitis (Parese)

10.4.3 Diagnostik

- IgM Anti-FSME-Virus
- PCR: akute FSME-Virus Infektion soll gesichert werden
- Liquordiagnostik: typisch für eine virale Meningitis

10.4.4 Therapie

- symptomatisch: Analgetika, Antipyretika, Infusionstherapie
- passive Immunisierung mit FSME-Immunglobulinen binnen 96 Stunden nach einem Zeckenstich
- Prophylaxe: aktive Immunisierung nur bei Risiko einer Exposition

LittleDoc meint

So wie bei Lyme-Borreliose werden Sie bei der Prüfung wahrscheinlich einen Patienten bekommen, der vor 1 bis 2 Wochen durch den Wald oder Park – wo es viel Gras gibt – gewandert ist, in diesem Fall vielleicht auch irgendwo in Bayern oder Baden-Württemberg.

10.5 Multiple Sklerose (MS)

a. k. a. Encephalomyelitis disseminata

10.5.1 Ätiologie

- chronisch entzündliche Autoimmunerkrankung
- Auftritt mit ca. 25 Jahren
- Risiko- und Umweltfaktoren
  - Genetik: HLADR2(DRB1*1501) Allel
  - Mangel an Sonnenlicht (Vitamin D)
  - Rauchen
  - Ernährung und Darmflora
  - Adipositas
  - Viren (insb. EBV), Bakterien

10.5.2 Klinik

- hängt vom Gehirn- und Rückenmarksbereich ab, wo die Herde auftreten
- Krankheitsbeginn: typischerweise mit Gefühlsstörungen oder Retrobulbärneuritis
- Charcot-Trias-I: Nystagmus, skandierende Sprache und Intentionstremor

- *Sensibilität*
  - Parästhesien, Hyp / Hyperästhesien, Schmerzen
  - epikritische oder protopathische Qualitäten ↓
  - Wärme- oder Kältemissempfindungen
  - Lhermitte-Zeichen = Stromschlag entlang der Wirbelsäule, bei Beugung des Kopfes nach vorn
- *Motorik*
  - Muskeleigenreflexe ↑ = Beteiligung der Pyramidenbahn; später: Atrophien und abgeschwächte Muskeleigenreflexe → Monoparese, Hemiparese, Paraparese bis zur Tetraparese
  - Pyramidenbahnzeichen: Babinski-Zeichen
  - spastischer Hypertonus: Beteiligung der extrapyramidalen Bahnen
  - Ermüdbarkeit, Schweregefühl in den Beinen
  - die Patienten stolpern, können nicht mehr Treppen steigen, klagen über Steifigkeit, besonders in den kaudalen Extremitäten
- *kognitive Störungen*
  - *Kleinhirn*
    - Diadochokinese
    - Ataxie
    - Schwindel, Gleichgewichtsstörungen
    - Gangunsicherheit
    - Dysarthrie

- *Hirnstamm*
  - Visusstörungen
  - Hörstörungen
  - N. V, VII Beteiligung → Trigeminusneuralgie, Fazialisparese
- *Blasen- und Sexualfunktionsstörungen*

10.5.3 Verlaufsformen

- primär chronisch progredient
- schubförmig-remittierend
- sekundär chronisch progredient

MS-Schub

- episodisches Auftreten neuer Symptome oder die Verschlechterung bestehender Symptome > 24 h
- Intervall zwischen den Schüben: > 30 Tage
- *kein* Bezug zu einer Körpertemperaturerhöhung = Uhthoff-Phänomen
- **primär chronisch progrediente MS**
  - konstante Zunahme der Krankheit, ohne abgrenzbare Schübe, aber mit möglichen Plateau-Phasen
- **schubförmig remittierende MS (relapsing remitting MS)**
  - klare Krankheitsschübe mit Krankheitsprogression
- **sekundär chronisch progrediente MS**
  - beginnt schubförmig remittierend, erst danach klare chronische Krankheitsprogression
  - beiläufige Schübe sind möglich; demzufolge starke Verschlechterung

10.5.4 Differenzialdiagnosen

1. rheumatische Erkrankungen: SLE, M. Sjögren, M. Behçet, Granulomatose mit Polyangiitis (Wegener-Granulomatose)
2. Vitamin-B_{12}-Mangel
3. Susac-Syndrom = Enzephalopathie + arterielle retinale Verschlüsse + Hypakusis
4. infektiöse Krankheiten mit möglicher neurologischer Beteiligung: HIV, Borreliose, Syphilis usw.

10.5.5 Diagnostik

- ZNS-MRT: hyperintense Läsionen *(weiß)*
- Liquordiagnostik
  - oligoklonale Banden oder intrathekale IgG-Synthese (Reiber-Diagramm: Schrankenstörung → chronische Entzündung)
  - ↑ Leukozyten, vor allem Lymphozyten und Monozyten

- Eiweiß: entweder normal oder leicht ↑
- Laktat: normal
• elektrophysiologische Diagnostik: visuell, motorisch und akustisch evozierte Potenziale; Demyelinisierung → Leitungsverzögerung

10.5.6 Therapie

- *supportive Therapie* (es gibt Ø kausale Therapie)
  - Psychotherapie
  - Botulinumtoxin i. m. oder Baclofen, Tetrazepam, Tolperison, Gabapentin p. o. bei Spastik
  - Physiotherapie, Logopädie
- *akuter Schub*
  - Ausschluss Pseudoschübe (Uhthoff-Phänomen, Grippe usw.)
  - Kortikoide i. v., wenn Ø Erfolg nach 3–5 Tagen →
  - Plasmapherese
- *verlaufsmodifizierend (Beispiele)*
  - Interferon-beta-Präparate + Glatirameracetat ± Teriflunomid ± Dimethylfumarat; Ø Erfolg → IgG1κ-Antikörper Alemtuzumab, CD25-Antikörper Daclizumab, CD20-Antikörper Ocrelizumab
  - ggf. zusätzlich Mitoxantron und Cyclophosphamid

TIPP
Psychologische Unterstützung empfehlen!

10.6 Epilepsie

= **Fallsucht, Krampfleiden**

10.6.1 Begriffserklärung

- **epileptischer Anfall** = isoliertes klinisches Ereignis mit episodenhaften Symptomen wegen einer pathologischen Hyperaktivität oder simultanen Aktivität der ZNS-Nervenzellen
- **Epilepsie** = spontan wieder auftretende Anfälle: ≥ 2, nicht provoziert, mit interiktalem Abstand von > 24 h
- **Status epilepticus** = ein epileptischer Anfall mit einer Dauer von > 5 min bei generalisierten Anfällen > 20–30 min bei fokalen Anfällen oder eine Serie von epileptischen Anfällen, zwischen denen der Patient bewusstlos bleibt

10.6.2 Ätiopathogenese

- Inkoordination zwischen Exzitation und Hemmung der Neuronen, z. B. bei Defekten der Zellenmembranen oder deren Ionenkanäle

- gestörtes Gleichgewicht zwischen Glutamat oder Aspartat (stimulierend) und GABA (hemmend) → Depolarisationsstörungen
- **je nach Ursache**
  - *primäre Epilepsien:* genetische und epigenetische Prädisposition, idiopathisch oder kryptogen
  - *sekundäre Epilepsien:* ZNS-Fehlbildungen, Tumoren, Traumata, Narbenbildung, infektiöse Enzephalitiden, Hippokampussklerose, vaskuläre Läsionen, Hypoxie, Drogen, Hypoglykämie usw.
  - häufige Auslöser bei Patienten: Flackerlicht, Fieber (*Cave:* Kinder), schwerer Schlafentzug, Alkoholkonsum oder -entzug, cerebrale Metastasen

TIPP
Trigger wie Medikamenten-, Drogen-, Alkohol- und Schlafentzug können einen epileptischen Gelegenheitsanfall verursachen – einmalig hervorgerufen.

- **je nach Anfällen / Ausbreitung**
  - fokal beginnend – auf eine bestimmte Gehirnregion beschränkt: mit und ohne motorische Störungen
  - generalisiert beginnend: mit motorischen Störungen (tonisch-klonische Anfälle – früher „*Grand mal*") und ohne motorische Störungen (Absencen – früher „*Petit mal*")
  - nicht klassifizierbare epileptische Anfälle
- **je nach Epilepsie-Typ**
  - fokal
  - generalisiert
  - kombiniert generalisiert und fokal
  - Epilepsien unbekannten Typs
- **je nach Epilepsie-Syndrom** (= je nach Konstellation der klinischen und paraklinischen Befunde) – Beispiele:
  - Aufwach-Grand-mal-Epilepsie (AGME)
  - fotosensitive Epilepsie
  - benigne Neugeborenenkrämpfe
  - Absence-Epilepsie des Kindesalters
  - Juvenile myoklonische Epilepsie (Janz-Syndrom)

10.6.3 Klinik

- positive Symptome (durch Erregung): Parästhesien, Nausea, Panik, Halluzinationen, Spasmen in den Extremitäten usw.
- negative Symptome: Hemiparesen, Sprachstörungen – entweder iktal oder postiktal
- Beispiele der Manifestationen während der Anfälle: Initialschrei, Hyperextension aller Extremitäten, Verdrehen der Augen nach oben, Zungenbiss, Urin- oder Stuhlabgang, Schaum vor dem Mund, Tonusverlust → Sturz
- Aura: einfach-fokale Anfälle und nicht Prodromi

- Jackson-Anfälle: fokale klonische Anfälle – wandernd oder sich ausbreitend, z. B. ein Spasmus oder eine Parästhesie in den Zehen breitet sich bis zum Knie aus = „march"
- Todd'sche Parese = postiktale Paresen, Aphasien, Gesichtsfeldausfälle usw., die bis zu Stunden nach der epileptischen Episode anhalten

10.6.4 Diagnostik

- EEG
  - fokaler Anfall: „scharfe Wellen" (Sharp Waves)
  - generalisierte Anfälle: „Spitze Wellen"-Komplexe (Spikes and Waves): Amplitude wie bei den scharfen Wellen, aber ↑ ↑ ↑ Frequenz, meistens auch simultan ablaufend

10.6.5 Differenzialdiagnosen

- Synkopen
- dissoziativer Anfall
- transitorisch-ischämische Attacken
- Migräne
- Tetanie
- Drop-Attack
- kardiologische Krankheiten
- Stoffwechselstörungen (insbesondere Hypoglykämie)

10.6.6 Therapie

- **Akutversorgung**
  - Freihalten der Atemwege
  - nur schauen, dass sich der Patient nicht verletzt: „Finger weg von den Zähnen, sonst sind die Finger weg", aber Entfernung von Zahnersatz und sonstigen Gegenständen
  - Vitalparameterüberwachung
  - Antikonvulsivum-Gabe, z. B. Diazepam
- **AED (Anti-Epilepsy Drugs),** Beispiele:
  - klassisch:
    - Barbiturate
    - Phenobarbital
    - Carbamazepin
    - Valproinsäure
  - neu
    - Gabapentin
    - Levetiracetam
    - Lamotrigin
    - Topiramat

- **Therapieresistenz:** Felbamat (*Cave* Nebenwirkungen: Nausea, Vomitus, kognitive Störungen, Schwindel, Gleichgewichtsstörungen, Cephalgie, aplastische Anämie, Hepatotoxizität)
- **sonstige Therapien**
  - Psychotherapie – zur Unterstützung
  - Kallosotomie
  - Läsionektomie
  - tiefe Hirnstimulation

10.7 Kopfschmerzerkrankungen

10.7.1 Allgemeine Informationen

- **Anamnese**
  - Lokalisation?
  - Dauer?
  - Intensität?
  - Schmerzcharakter?
  - Frequenz?
  - Begleitsymptome?
  - bekannte Vorerkrankungen?
  - Medikamenten-Anamnese (Analgetika-induzierte Kopfschmerzen)
  - nächtliches Zähneknirschen?
  - arterieller Hypertonus?
  - Schnarchen?
- **Indikationen für eine kraniale Bildgebung (CT oder MRT)**
  - schon bekannte lange chronische primäre Kopfschmerzerkrankungen erfordern normalerweise keine Bildgebung
  - folgende Situationen benötigen jedoch eine bildgebende Diagnostik:
    - neue neurologische Symptome
    - zunehmende Schmerzintensität bei einer schon bekannter Kopfschmerzkrankheit
    - Veränderung des Schmerzcharakters bei einer schon bekannten Kopfschmerzkrankheit
    - abnormaler Charakter neuer Kopfschmerzerkrankungen
    - Angst der Patienten (z. B. V. a. Tumoren)

LittleDoc meint
Die Indikationen, die eine kraniale Bildgebung erfordern, sind sehr wichtig für die Prüfung!

10.7.2 Attackenartige Kopfschmerzen

Migräne

- 5 Attacken nötig für die Diagnose
- einseitig, sie können die Seite wechseln, können auch frontal oder okzipital sein
- pulsierend, pochend

- mittelstark
- Nausea, Vomitus, Schwindel
- Fotophobie, Phonophobie, manchmal Osmophobie
- Attackendauer: 4–72 Stunden
- belastungsabhängig (nehmen bei Bewegung zu)
- **Aura (fakultativ)**
  - 20–40 Minuten vor der Attacke: Lichtblitze, Linien oder Flimmerskotome
  - periorale Parästhesien, selten motorische Ausfälle
  - familiäre hemiplegische Migräne (FHM): erbliche Form der Aura: sensomotorische Hemisymptomatik (Hemiplegie) für 1–2 Tage vor der Attacke; Differenzialdiagnose Apoplex; die Aura breitet sich aus, wandert („march"), beim Schlaganfall treten die Symptome hingegen schlagartig auf; fokale Epilepsie
- **Therapie**
  - *Attacke*
    - Sauerstoff-Gabe
    - Migränemittel: Triptane, Ergotamine oder Lidocain 4 % intranasal oder NSAR / Paracetamol / Metamizol
    - MCP, Domperidon
    - Triptane; nicht mehr als 10 Tage im Monat; Sumatriptan p. o., Supp. Nasenspray, s. c. (Autoinjektor), Zolmitriptan; p. o., Nasenspray, Rizatriptan p. o., Almotriptan p. o., Eletriptan p. o., Frovatriptan p. o.; Erfolg = nach 2 Stunden: schmerzfrei oder leichtere Schmerzen, es muss bei ≤ 2 von 3 Migräneattacken funktionieren
  - *Migräneprophylaxe*
    - progressive Muskelentspannung nach Jacobson
    - Akupunktur
    - Sport
    - Betablocker: Metoprolol, Propranolol
    - Antiepileptika: Valproinsäure, Topiramat
    - Kalziumkanalblocker: Flunarizin
    - trizyklische Antidepressiva: Amitriptylin
    - CGRP-Antikörper (Calcitonin-Gene-Related Peptide-Antikörper): Erenumab, Galcanezumab, Fremanezumab

Trigeminoautonome Kopfschmerzen

- Cluster-Kopfschmerzen
- paroxysmale Hemikranie
- SUNCT-Syndrom (**S**hort-lasting **U**nilateral **N**euralgiform Headache with **C**onjunctival Injection and **T**earing)
- Hemicrania continua
- typisch sind kurze Attacken mit: Lakrimation, Rhinorrhö oder nasaler Kongestion, Konjunktiva und Augenlid-Rötung (autonome Symptome)

Cluster-Kopfschmerz

- einseitige Kopfschmerzen mit retroorbitalem Punctum maximum
- extrem stark
- Dauer: 15 Minuten bis 3 Stunden
- die Attacken beginnen häufig nachts, dann wiederholt zur selben Stunde und dann auch tagsüber – bis zu 8 Attacken / Tag, treten in Cluster-Perioden auf; dann einige Monate Pause
- ipsilateral: Lakrimation, Rhinorrhö oder nasale Kongestion, Konjunktiva und Augenlid-Rötung, Horner-Syndrom
- keine vegetativen Beschwerden
- die Patienten sind während der Attacken ruhelos und verspüren den Reiz, sich viel zu bewegen („pacing around")
- **Therapie**
  - *Attacke*
    - Sauerstoff
    - Sumatriptan s.c. / Zolmitriptan oder Sumatriptan-Nasenspray
    - Lidocain intranasal
  - *Prophylaxe*
    - Verapamil (EKG-Kontrolle vorher)
    - Kortikosteroide
    - Lithium
    - Topiramat
    - Melatonin
  - operative Verfahren, Anästhesie der Nerven oder Ganglia, Radiation, tiefe Hirnstimulation usw.

LittleDoc meint

Sicher haben viele von Ihnen vom Fall des Familienvaters aus Belgien gehört, 32 Jahre alt, verheiratet, 2 Kinder, der an Cluster-Kopfschmerzen litt. Aktive Sterbehilfe ist in Belgien legal – der Mann hat diese beantragt, weil die Schmerzen einfach nicht mehr auszuhalten waren …
Bei Kopfschmerzen ist die Intensität für die Diagnose sehr wichtig. Bitte fragen Sie Ihren Patienten: „Und wie stark tut es weh?"

TIPP
Psychologische Unterstützung empfehlen!

Chronische paroxysmale Hemikranie

- frontoorbital oder hemikraniell + autonome Symptome
- Dauer: 2–45 Minuten, mehrere Attacken pro Tag
- C_2 kann ein Trigger sein
- **Therapie:** Indometacin – auch für die Diagnose wichtig

Hemicrania continua

- kontinuierlich, einseitig, stechend + autonome Symptome
- **Therapie:** Indometacin – auch für die Diagnose wichtig

SUNCT-Syndrom

- vernichtend, einseitig, periorbital + autonome Symptome
- SUNCT = **S**hort-lasting **U**nilateral **N**euralgiform Headache with **C**onjunctival Injection and **T**earing → Differenzialdiagnose Trigeminusalgie (Ast II oder III ist beteiligt, ausgelöst durch lokale Stimulation – Kauen, Sprechen, keine autonomen Symptome)

- Dauer: 15 s bis 2 min, bis zu 50–60 Mal pro Tag, manchmal mehr
- **Therapie:** Indometacin, Antiepileptika

10.7.3 Chronic Daily Headache

- 15 Tage pro Monat, > 3 Monate nacheinander
- Beispiele:
  - New Daily Persistent Headache
  - chronische Kopfschmerzen vom Spannungstyp medikamenteninduzierte Dauerkopfschmerzen,
  - Transformed Migraine

Spannungskopfschmerzen

- episodisch < 15 Tagen im Monat – *häufigster Typ*
- chronisch > 15 Tagen im Monat
- drückend, dumpf
- bifrontal, okzipital oder holokraniell
- keine Nausea oder Vomitus, keine anderen vegetativen Beschwerden
- ggf. Fotosensibilität oder Phonophobie
- nicht belastungsabhängig (keine Zunahme bei Bewegung)
- **Therapie**
  - *episodisch:* NSAR, PCM; prophylaktisch: trizyklische Antidepressiva (z. B. Amitriptylin), Topiramat, Onabotulinumtoxin A, körperliche Bewegung, Psychotherapie, progressive Muskelrelaxation nach Jacobson
  - *chronisch:* Antidepressiva (z. B. Amitriptylin) 3–6 Monate mit Wechsel der Medikation nach 2 Monaten; wenn Ø Wirkung, Analgetika vermeiden oder nicht länger als 10 Tage pro Monat

Medikamenteninduzierte Dauerkopfschmerzen

LittleDoc meint
Bitte die Angabe „10 Tage im Monat" merken!
Die Dosierung ist für die FSP nicht so wichtig, entscheidend ist: *wie viele Tage im Monat?*

- Ursache: Einnahme von Analgetika oder Triptanen > 10 Tage im Monat über Jahre
- dumpf-drückend
- diffus
  - (fast) jeden Tag, den ganzen Tag
  - keine vegetativen Beschwerden
  - belastungsabhängig (nimmt bei Bewegung zu)
- **Therapie**
  - Entzug, ggf. stationär und prophylaktisch mit Beta-Blocker
  - gegen die Kopfschmerzen: Naproxen oder Kortikosteroide, ggf. Neuroleptika zur leichten Sedierung

KAPITEL 11 Blut und lymphatisches System

11.1 Begriffe

- **Blut** = ein Gewebe; nach Zentrifugation = Blutzellen (45 % = Hämatokrit) + Blutplasma (häufig nur „Plasma" genannt; 55 %)
- **Blutplasma** = 90 % Wasser + 10 % gelöste Substanzen; die wichtigsten davon sind (u. a.):
  - Elektrolyte
  - Proteine + Glukose + Lipide
  - Abbauprodukte
  - Säuren
  - Hormone
- **Blutserum** *(a. k. a. „Serum")*: nach Blutgerinnung → Koagulum (mit Blutzellen und Fibrinogen) + eine klare Flüssigkeit (Serum)

TIPP
Die Beziehung zwischen Blutserum und Blutplasma ist:
Blutplasma = Fibrinogen + Blutserum.

11.2 Anämien

11.2.1 Ätiopathogenese

Hyperregeneratorische Anämien

- wegen einer Blutung – in der Regel kleinere Menge in einem längeren Zeitraum
- hämolytische Anämien
  - korpuskulär: Membrandefekte, z. B. Sphärozytose, Hämoglobinopathien z. B. Thalassämie, Glukose-6-Phosphat-Dehydrogenase-Defizit
  - extrakorpuskulär: mechanisch z. B. bei künstlichen Herzklappen, Autoantikörper, Alloantikörper, hämolytisch-urämisches Syndrom, medikamenteninduziert
- → ↑ *Erythropoese im Knochenmark + periphere Retikulozytose*

Hyporegeneratorische Anämien

- Hämoglobinbildungsstörungen: Eisenmangelanämie (wegen erhöhtem Eisenbedarf: Gravidität, Stillzeit, Wachstum, wegen Ernährung, Malabsorption usw.); Eisenbedarf: ♂ 10 mg / Tag; ♀ 15 mg / Tag

- DNA-Bildungsstörung: ↓ Folsäure und/oder ↓ Vitamin B_{12}: megaloblastäre Anämie
- Stammzellendefekte: myelodysplastisches Syndrom, aplastische Anämie
- Erythropoetinmangel: renale Anämie
- → ↓ *Erythropoese,* ↓ *Retikulozyten*
- je nach *MCV (mittleres korpuskuläres Volumen)* sind Anämien
  - mikrozytär: Eisenmangelanämie, Entzündungsanämie, TB, Malignome, Hämoglobinopathien
  - normozytär: bei chronischen Erkrankungen, aplastische Anämie, posthemorrhagisch, B_2, B_6 Mangel
  - makrozytär: Vitamin-B_{12}-, Folsäuremangel
- je nach *MCH (mittlerer korpuskulärer Hb-Gehalt)* sind Anämien
  - hypochrom
  - normochrom
  - hyperchrom

LittleDoc meint
Dieses Kapitel ist sehr wichtig für die FSP!

11.2.2 Eisenmangelanämie

Anamnese

- Vorerkrankungen
- Voroperationen
- Blutungen
- familiäre Belastung
- Essgewohnheiten – Folsäure, Vitamin-B_{12}-Mangel?
- Noxen – Alkoholabusus? – Folsäuremangel?
- Menstruation
- Schluckstörungen (Plummer-Vinson?)
- Appetit, Gewichtsverlust, Fieber, Nachtschweiß (Malignom?)

Körperliche Untersuchung

- Facies, Größe (Beta-Thalassämie?)
- Blässe
- Mundwinkelrhagaden
- Nägel: Brüchigkeit und Rillenbildung
- Splenomegalie
- rektale bzw. vaginale Untersuchung zwecks Suche nach einer Blutungsquelle (*Cave* bei älteren Patienten – leichte Blutungen werden manchmal nicht bemerkt)

Diagnostik

- *Labor*
  - Blutbild, Differenzialblutbild
  - Entzündungsparameter
  - Retikulozyten
  - MCH

- Eisen ♀ < 12 g/dl ♂ < 13 g/dl
- Ferritin < 15 µl/l: Eisenmangelanämie; normal oder ↑: Entzündungsanämie, Tumoren, aber auch Schwangerschaft!
- Transferrinkonzentration: ↑: Eisenmangelanämie; ↓ bei Thalassämie und Entzündungsanämie → Transferrinsättigung ↑
- Transferrinrezeptor ↑: Eisenmangelanämie
- DD-Hämolyse: CH50-hämolytisches Gesamtkomplement, indirekte Bilirubin ↑, LDH ↑ und Haptoglobin ↓
- Mentzer-Index = MCV / Erythrozytenzahl; > 13 = Eisenmangel; < 13 = Thalassämie
- Urinuntersuchung (Blut?)

TIPP
Ferritin- und Transferrin-Serumwerte sind immer gegensätzlich.

- *Hämoccult-Test, ggf. Stuhlausstrich* – Parasiten? (vor allem Hakenwürmer)
- *Gastroduodenoskopie und Koloskopie* – Blutung?
- *Kapselendoskopie*
- *gynäkologisches und urologisches Konsil*
- *Hämoglobinelektrophorese:* Thalassämie?
- *Eisenresorptionstest* – Cave atrophische Gastritis, Z. n. Magenresektion
- *Knochenmarkpunktion:* Myelodysplasie, Ringsideroblasten?

Therapie

- 100 mg Fe^{II} p.o. für 3–6 Monaten
  - gut mit Fruchtsaft (wegen Vitamin C)
  - nicht mit Kaffee, Tee, Milch, Antazida usw.
- Eisenresorptionsstörung => Fe^{III}-Gabe i.v.
- Retikulozytenanstieg (nach ca. 1 Woche): 20–40 ‰
- nach der Therapie: Ferritinwerte → zeigen die Eisenspeicher
- Entzündungsanämie: Grunderkrankungs-Therapie im Vordergrund

11.2.3 Megaloblastäre Anämie

LittleDoc meint
Ein sehr wichtiges Kapitel für die FSP!

Ätiologie

- Vitamin-B$_{12}$-Mangel
  - Vitamin B$_{12}$ kann im Körper nicht synthetisiert werden → von der Nahrung abhängig; wenn ↓ → Störung der DNA-Synthese
  - täglicher Bedarf: 2–10 µg, die körperlichen Reserven reichen für 1–2 Jahre
  - bei perniziöser Anämie (Morbus Biermer) = Autoimmunerkrankung mit Autoantikörpern Anti-Parietalzellen, ggf. auch Anti-Intrinsic-Faktor = Autoimmungastritis vom Typ A (= atrophische Korpusgastritis mit Anazidität und Intrinsic-Faktor-Mangel)
  - bei Veganern
  - bei Magenresektion
  - bei Malabsorptionssyndrom
  - bei Fischbandwurmbefall oder Blind-Loop-Syndrom → ↑ Vebrauch

LittleDoc meint

Bitte Vorsicht bei Patienten mit Alkoholabhängigkeit: Wegen der neuropsychiatrischen Symptome ist eine Differenzialdiagnostik mit Korsakow-Syndrom nötig! Übrigens: Wie therapiert man das Korsakow-Syndrom?

- Folsäuremangel
  - mangelhafte Aufnahme: C_2-Abusus
  - Malabsorptionssyndrom
  - erhöhter Bedarf: Gravidität und Stillzeit (*Cave:* Gefahr Neuralrohrdefekte – adäquate Folsäure-Substitution nötig)
  - Medikamente: Phenytoin, Trimethoprim, Methotrexat
  - myelodysplastisches Syndrom wegen Medikamenten oder Alkohol

Klinik

- Blut: Panzytopenie: Müdigkeit, Dyspnoe, viele Erkältungen, Epistaxis, Zahnfleischblutungen.
- Ikterus bei intramedullärer Hämolyse + Café-au-Lait-Farben
- gastrointestinaler Trakt: Hunter-Glossitis (Zungenbrennen + Zungenatrophie, Appetitlosigkeit, Nausea usw.)
- neurologisch / psychiatrisch: funikuläre Myelose: spinale Ataxie, Paresen, Pallhypästhesie, Parästhesie der Extremitäten, Depression usw.

Diagnostik

- Differenzialblutbild: Panzytopenie, hypersegmentierte Granulozyten, Retikulozyten ↓
- Serum Vitamin B_{12} ↓, Folsäure ↓
- Serum und Urin Methylmalonsäure ↑
- Holotranscobalamin (aktives B_{12}) ↓
- Homocystein ↑
- Hämolyse: LDH ↑, indirektes Bilirubin ↑, Haptoglobin ↓ (Zeichen der Hämolyse)
- Bestimmung von Autoantikörpern gegen Parietalzellen und Intrinsic-Faktor
- Knochenmarkspunktion: hyporegeneratorisches Knochenmark mit zahlreichen Megaloblasten
- Gastroskopie und Biopsie
- Schilling-Test
- DD: chronisch entzündliche Darmerkrankungen? Glutenintoleranz?

Therapie

- kausale Therapie – wenn möglich
- Vitamin B_{12}: 100 μg/d i. m. für 3 Wochen, dann 500 μg i. m. alle 3 Monate *oder* 1000 mg/d p. o. für 5 Tage, dann 500 mg/Woche, dann 500 mg alle 3 Monate – die orale Gabe ist selbstverständlich für die Fälle ohne Autoimmungastritis oder Malabsorption
- Folsäure: 5 mg/d p. o.
- adäquate Eisen- und Kaliumsubstitution
- außerdem sollte der Patient darüber aufgeklärt werden, dass die Autoimmungastritis zu einer Krebserkrankung führen kann – Gastroskopie alle 2 Jahre (Präkanzerose)
- + DM? + M. Hashimoto?

11.2.4 Hämolytische Anämie

Akute hämolytische Krise

- während / gleich nach einer nicht ABO-kompatiblen Bluttransfusion: Fieber, Schüttelfrost, starke arterielle Hypotonie, Ikterus, Kopf-, Bauch- und Rückenschmerzen. Urin: rot → sofort Kortikosteroide, Volumensubstitution, mit Natriumbikarbonat zur Urinalkalisierung, ggf. eine Austauschtransfusion oder Dialyse falls Nierenversagen

Verzögerte hämolytische Krise

- nach einer Fehlbluttransfusion: Fieber, Anämie, Ikterus

Labor

- freies Hämoglobin ↑
- Haptoglobin ↓ – *Cave:* falsche Abnahmetechnik → Bluthämolyse im Röhrchen, aber Haptoglobin wird normal!
- LDH ↑
- Retikulozyten ↑
- indirektes Bilirubin ↑
- Hämoglobinurie (rötlich-bräunlicher Harn)
- Urobilinogenurie
- **direkter Coombs-Test:** Erythrozyten des Patienten + Serum mit Anti-Humanglobulin → Agglutination? = Erythrozyten-gebundene Antikörper – wichtiger Test zum Nachweis von insbesondere IgM-Kälte- oder -Wärmeantikörpern
- **indirekter Coombs-Test:** Patientenserum + Test-Erythrozyten, die mögliche frei zirkulierende Antikörper verbinden würden → + Serum mit Anti-Humanglobulin → Agglutination? = frei zirkulierende IgG-Antikörper anwesend – wichtig bei Rhesusinkompatibilität, aber auch bei hämolytischer Transfusionsreaktion
- Blutausstrich: *Fragmentozyten?* (Stückchen von Erthrozyten) + Thrombozytopenie → mikroangiopathische hämolytische Anämie (z. B. hämolytisch-urämisches Syndrom oder thrombotisch-thrombozytopenische Purpura) oder künstliche Herzklappen, usw.

LittleDoc meint
Also bitte nicht vergessen:
Direkter Coombs-Test → nutzt *Erythrozyten* (des Patienten), die schon Autoantikörper gebunden haben.
Indirekter Coombs-Test → nutzt *Patienten-Serum,* das Autoantikörper enthält.

11.2.5 Sphärozytose

- Anämie
- Splenomegalie
- Bilirubingallensteine
- Ikterus
- falls Parvovirus-B_{19}-Infektion → Ringelröteln → aplastische Krise

Diagnostik

- Blutausstrich: Erythrozyten: klein, kugelig, ohne zentrale Aufhellung → frühzeitiger Abbau in der Milz = extravasale Hämolyse
- Verdünnungsreihe mit zunehmend hypotoner Kochsalzlösung: normale Erythrozyten hämolysieren bei 0,46 %, die deformierten Erythrozyten früher

11.2.6 Thalassaemia major

= **Hämoglobinopathie mit fetalem Hämoglobin HbF und HbA2 +**

- Serumeisen ↑ + Ferritin ↑ + Transferrin ↓ = mikrozytäre, hypochrome, ggf. hämolytische Anämie
- Wachstumsstörungen
- deformierte Knochen wegen Knochenmarkshyperplasie
- Infektionen
- Blutausstrich: Targetzellen
- Röntgen: Turm- oder Bürstenschädel
- Therapie: Erythrozytenkonzentrate (Nachfolge: Hämosiderose – Kelation mit Deferoxamin).

11.2.7 Sichelzellkrankheit

= **Hämoglobinopathie mit HbS: präzipitiert im desoxygenierten Zustand**

- klinisch-manifest nur bei homozygoten Anlageträgern (besonders in der dunkelhäutigen Bevölkerung)
- Gefahr: Mikrozirkulationsstörungen → Knochen- und Organ-Infarkte mit Schmerzkrisen → *Cave:* besonders beim Fliegen oder Bergsteigen

> **LittleDoc meint**
> Achtung! Sehr wichtig für die FSP!

11.2.8 Kleine Übungen

1. Fall: Yuval Nio Hara, 43 Jahre alt, Professor und Historiker, wohnt in Jerusalem, stellt gute Fragen – und gibt noch bessere Antworten.
 - MCH, MCV ↓
 - Eisen ↓
 - Ferritin ↓
 - Transferrinsättigung ↓
 - Transferrin ↑
- *Verdacht?*
 - Eisenmangelanämie

2. Fall: Dani Kahnemensch, 85 Jahre alt, Psychologe und Ökonom, denkt schnell und langsam.
 - MCH, MCV ↑

- Retikulozyten normal
- Anti-Parietalzell-Antikörper
- *Verdacht?*
- megaloblastäre Anämie

3. Fall: Georg Norwell, geboren 1948 (laut *Non-Connaisseurs* 1984), besitzt eine Farm der Tiere in Katalonien. Die Legende besagt, er sei einer der Lieblings*bauern* von LittleDoc.
- MCH, MCV ↓
- Eisen ↑
- Ferritin ↑
- Transferrinsättigung ↑
- Transferrin ↓
- HbA2, HbF
- *Verdacht?*
- Thalassaemia major

4. Fall: Ria Nocher, verkauft feinste Schokospeisen in La Céleste Praline, Lansquenet-sous-Tannes. Sie vergisst manchmal, dass manche auch einfach nur eine heiße Schokolade mögen.
- MCH, MCV normal
- Retikulozyten ↓
- *Verdacht?*
- aplastische oder renale Anämie

5. Fall: Heinrich Tudorando ist der 8. und wird nach Anne, Katharina und Catherine immer noch an Jane denken.
- MCH, MCV ↑
- Retikulozyten ↓
- *Verdacht?*
- myelodysplastisches Syndrom

6. Fall: Alex Fleminger bekam den Nobelpreis. Er meinte, man sollte mehr schimmeliges Brot essen …
- MCH, MCV normal
- Retikulozyten ↑
- *Verdacht?*
- hämolytische oder Blutungsanämie

11.3 Akute Leukämien

- = maligne Transformation einer hämatopoetischen Stammzelle mit klonaler Expansion → Knochenmarksinsuffizienz und Blasten-Ausschwemmung ins periphere Blut

- **ALL:** akute lymphatische Leukämie – mit Vorläufern der Lymphozyten: meistens Kinder
- **AML:** akute myeloische Leukämie – mit Vorläufern der Granulozyten: meistens Erwachsene

11.3.1 Ätiopathogenese

- unbekannt
- prädisponierende Faktoren
    - myelodysplastisches Syndrom
    - Zytostatika
    - Strahlung
    - Benzol
    - chromosomale Defekte, wie z. B. Trisomie 21, Fanconi-Anämie
    - HTLV-1-Infektion und andere Virus-Infektionen

11.3.2 Einteilung

ALL

- CALL (common ALL)
- T-ALL
- B-ALL
- Null-ALL

AML

- zytomorphologisch, je nach Vorläuferzellentyp (French-American-British Classification): M0 bis M7
- WHO-Klassifikation
    - AML mit spezifischen chromosomalen Aberrationen z. B. [t(8;21)], [t(9;11)], [t(1:22)], [t(16;16) oder inv(16)] usw.
    - AML mit myelodysplastischen Veränderungen
    - Chemo- oder Strahlentherapie-bedingte AML
    - nicht weiter klassifizierbare AML z. B. AML mit minimaler Differenzierung (FAB-Typ M0), AML ohne Ausreifung (FAB-Typ M1), AML mit Ausreifung (FAB-Typ M2), akute myelomonozytäre Leukämie (FAB-Typ M4), akute monoblastische / monozytäre Leukämie (FAB-Typ M5), rein erythroide Leukämie (FAB-Typ M6), akute megakaryoblastäre Leukämie (FAB-Typ M7), akute Basophilenleukämie, akute Panmyelose mit Myelofibrose
    - myeloides / granulozytäres Sarkom (auch „Chlorom", weil es Myeloperoxidase enthält, was ihm eine grünliche Farbe gibt)
    - Myeloid-Proliferationen bei Down-Syndrom
    - undifferenzierte und biphänotypische akute Leukämie
    - Promyelozytenleukämie (Typ M3): Auer-Stäbchen im Zytoplasma der Blasten = Fagott-Zellen

LittleDoc meint
Selbstverständlich sollen Sie alles auswendig lernen …!?
Nein, nein, keine Sorge, nur einige Beispiele :D

11.3.3 Klinik

- Knochenmarksinsuffizienz →
  - Blässe, Müdigkeit, Cephalgien, Belastungsdyspnoe, Tachykardie (wegen Anämie)
  - Infektanfälligkeit (wegen Neutropenie)
  - blaue Flecke, Hämatome, Epistaxis, Zahnfleischbluten (wegen Thrombozytopenie)
- Lymphadenopathien, Splenomegalie (wegen Blastenabsiedlung)
- Meningeosis leucaemica
- Leucemia cutis – Hautknoten und / oder rötlich-livide Verfärbungen der Haut
- Sweet-Syndrom – akute febrile neutrophile Dermatose
- hypertrophische Gingivitis (wegen Zahnfleischinfiltration)

11.3.4 Diagnostik

- Differenzialblutbild: Thrombozytopenie, Anämie, *Blasten im peripheren Blut*
  - bei AML > 100 000 / µl Leukozyten bei ⅓ Patienten; knapp ⅓ Patienten können sogar eine Leukopenie haben
  - „Hiatus leucaemicus" = unreife Blasten + reife Zellen, aber keine mittleren Entwicklungsstufen der Granulopoese
- Labor: AML: unspezifische Marker eines erhöhten Zellumsatzes: LDH, BSG, Harnsäure – *Cave:* Hyperurikämie, besonders nach Chemotherapie → ↑↑ Zellturnover → Allopurinol und Urin-Alkalisierung prophylaktisch (↑ Risiko Uratnephropathie, Gicht)
- Knochenmarkspunktion (ggf. Knochenmarksbiopsie bei Punctio sicca): Blasteninfiltrate, geringe bis zu keiner physiologischen Hämatopoese
  - AML: Blasten ≥ 20 % und Erythropoese < 50 % (Ausnahme Erythroleukämie > 50 %); stäbchenförmige Granula: Auerstäbchen = Faggot-Zellen
  - myelodysplastisches Syndrom, Blasten < 20 %
- Zytochemie: Myeloperoxidase? – AML
- Immunphänotypisierung: Subtypen?
- Genetik: Genmutationen?
- Staging: Abdomensonografie, Röntgen-Thorax, CT / MRT Thorax-Abdomen + CCT / C-MRT
- Liquorpunktion

11.3.5 Therapie

- Induktionstherapie: Ziel = komplette Remission
- „3 + 7"-Schema: 3 Tage Anthrazyklin / Anthracendion + 7 Tage Ara-C (Cytarabin)
- Konsolidierungstherapie

- unterstützende Therapie:
  - Keimlastreduktion, ggf. Patienten- und Angehörigenschulung
  - Erythrozyten- und Thrombozytensubstitution
  - Leukozyten > 100 000 / μl: Gefahr einer Leukostase = > dringende Senkung über Chemotherapie oder Leukapherese
  - Neutropenie < 500 / μl: antimikrobielle + antimykotische Prophylaxe
- *allogene Blutstammzelltransplantationen*
  - Bedingungen:
    - Patient: infektfrei, in Remission und < 50 Jahre alt
    - histokompatibler Spender = HLA-identisch
    - AB0-Kompatibilität = keine absolute Voraussetzung
    - vorher: Konditionierung des Empfängers: hoch dosierte Chemo- und Strahlentherapie → ⊗ Immunsystem + ⊗ Leukämiezellen = Immunsuppression
    - Spender: G-CSF-Faktor-Gabe 1 Woche vor der Stammzellentnahme → Stammzellen treten vom Knochenmark in den Kreislauf über
  - *Graft-versus-Host-Reaktion*
    - T-Lymphozyten des Spenders infiltrieren das lymphatische Empfängergewebe → zelulläre Immunreaktion auf die fremden Wirtsantigene des lymphatischen Systems des Empfängers
    - akute Graft-versus-Host-Reaktion: ≤ 3 Monate nach der Transplantation: Beteiligung Leber, Gastrointestinaltrakt und Haut; Panzytopenie und Fieber
    - chronische Graft-versus-Host-Reaktion: ≥ 100 Tage nach der Transplantation: Beteiligung Haut, Schleimhäute, Lungen usw. (systemisch)
    - Therapie = Immunsuppression: Glukokortikoide, monoklonale Antikörper gegen T-Lymphozyten, Azathioprin usw.

TIPP
Psychologische Unterstützung empfehlen!

11.3.6 Prognose

- *gute Prognose*
  - AML < 100 000 Leukozyten / μl
  - ALL < 30 000 Leukozyten / μl
  - ALL: erste Remission < 4 Wochen
- *schlechte Prognose*
  - ↑ ↑ Alter wegen schlechterer Therapie-Toleranz
  - AML > 100 000 Leukozyten / μl
  - ALL > 30 000 Leukozyten / μl
  - ALL: Philadelphia-Chromosom
  - ALL: erste Remission > 4 Wochen
  - ZNS-Beteiligung
- Vollremission = Reduktion der Tumorzellen unter die Nachweisgrenze, NICHT HEILUNG. *Kriterien der Vollremission:*

- komplette Normalisierung des peripheren Blutbilds
- Blasten im Knochenmark < 5 %
- Ø extramedulläre Manifestation

11.4 Myeloproliferative Neoplasien

11.4.1 Ätiopathogenese

= **autonome Proliferation der myeloischen Stammzellen → betrifft alle hämatopoetischen Linien**
- Polycythaemia vera
- essenzielle Thrombozythämie
- chronisch myeloische Leukämie (CML)
- Osteomyelosklerose
- unklassifizierte myeloproliferative Erkrankungen

Gruppencharakteristika

- Leukozytose (mit Basophilie), Erythrozytose und Thrombozytose
- Knochenmarksfibrose
- Splenomegalie + extramedulläre Hämatopoese
- ↑ LDH
- ↑ alkalische Leukozytenphosphatase (mit Ausnahme von CML: ↓)
- ↑ Harnsäure
- genetische Mutationen

11.4.2 Chronisch myeloische Leukämie (CML)

LittleDoc meint
Dieses Kapitel bitte ganz genau lesen. Sehr wichtig für die FSP!

Klinik

- B-Symptomatik
- Splenomegalie – manchmal bis ins Becken; kann Schmerzen verursachen; ein Milzinfarkt wegen einer leukämischen Thrombose ist auch möglich → Auskultation: Reibegeräusch
- keine schweren Anzeichen einer Infektion oder Sepsis
- Leukostasesyndrom → Mikrozirkulationsstörungen (Milz, Lunge, Nieren, ZNS) + ♂: leukämischer Priapismus

Diagnostik

- Blutbild: ↑↑↑ Leukozytose + Linksverschiebung = ↑ stabkernige Neutrophile oder ihre Entwicklungsstadien wie Metamyelozyten, Myelozyten, Promyelozyten, Blasten im peripheren Blut; eine Blastenkrise ist auch möglich, wobei Granulozytenzahlen > 500 000 / μl sein können
- Leberwerte

LittleDoc meint
Und was war noch mal die Linksverschiebung?

- Nierenretentionswerte
- alkalische Leukozytenphosphatase ↓
- zytogenetisch: Philadelphia-Chromosom: reziproke Translokation zwischen den langen Armen der Chromosomen 9 und 22 → bcr-abl-Fusionsgen → gestörte, permanent aktivierte Tyrosinkinase: ↑ Zellproliferation und ↓ Apoptose
- molekularbiologisch: bcr-abl-Rearrangements (auch für Therapiekontrolle)
- Knochenmark: ↑ Promyelozyten und Myelozyten = ↑ Granulopoese und Megakaryopoese
- Abdomen-Sonografie: Hepato-, Splenomegalie?

Phasen

- chronisch stabile Phase: Blasten im Blut ca. 10 %.
- Akzelerationsphase: ↑ Blastenzahl im Blut und Knochenmark, aber < 30 %.
- Blastenkrise: Blasten im Blut > 30 %

Differenzialdiagnosen

- akute Leukämien: ↑ Blasten im peripheren Blut, ↑ Blasten im Knochenmark, ↑ Infektanfälligkeit
- Osteomyelofibrose: alkalische Leukozytenphosphatase ↑

Therapie

- Tyrosinkinasehemmer
- Tyrosikinaseinhibitoren (Nilotinib, Dasatinib)
- allogene Knochenmarkstransplantation
- zytoreduktive Therapie: Interferon-α, Hydroxyurea, Cytarabin (meistens leider nur hämatologische Remission)
    - zytogenetische Remission = Verschwinden der Philadelphia-Chromosom-positiven Zellklone
    - hämatologische Remission = Normalisierung des Blutausstrichs + ↓ klinische Symptomatik

TIPP
Psychologische Unterstützung empfehlen!

11.4.3 Polycythaemia vera

= autonome Proliferation der Zellen der Erythro-, Granulo- und Thrombopoese

Ätiologie

- erworbene JAK-2-Mutation, aber Ätiopathogenese inkomplett bekannt

Klinik

- ↑ η des Blutes + Hypervolämie → aHT, Cephalgie, Vertigo, Plethora, Erythromelalgie, Lippenzyanose usw.
- Thromboembolien
- hämorrhagische Diathese – dysregulierte Funktion der Thrombozyten
- kann Osteomyelofibrose als Komplikation haben → akute Leukämie

Diagnostik

- Blutbild: Erythrozytose, Leukozytose, Thrombozytose
- Harnsäure ↑
- BSG ↓
- Erythropoetin ↓ (negatives Feedback)
- pO_2 normal
- ALP ↑
- Genetik: JAK-2-Mutation
- Knochenmark: hyperzellulär, ↑ Erythropoese (überwiegend), Thrombopoese und Granulopoese

Differenzialdiagnose – sekundäre Polyglobulie

- nur Erythrozyten ↑
- EPO-Spiegel ↑
- bei Leben in großen Höhen, chronischen Lungenerkrankungen, Rechts-Links-Herzshunt, Nierenzellkarzinom mit ↑ Erythropoetinproduktion, exogener EPO-Zufuhr bei Doping, Steroiden oder Androgene-Einnahme

Therapie – symptomatisch

- bei Hämatokriten > 55 % (Ziel < 45 %), Thrombozytose > 800 000 / µl + Thromboembolie oder Blutungen, symptomatischer Splenomegalie
  - wiederholter Aderlass (300–500 ml) + Hamodilution mit NaCl 0,9 %
  - Interferon-α
  - Anagrelid: ⊗ zyklische cAMP-Phosphodiesterase III.
  - Allopurinol: Prophylaxe Gichtanfall oder Uratnephropathie
  - Myelosuppression: Hydroxyurea, aber Gefahr Leukämie → vermeiden; Busulfan, Radiophosphor (Gefahr Zweitneoplasie)

11.4.4 Essenzielle Thrombozythaemie

Klinik

- Leistungsknick
- kalte Extremitäten
- blaue Flecke, die spontan auftreten

- Vertigo
- Cephalgie
- Komplikationen: Thrombembolie → Myokardinfarkt, Apoplex

Diagnostik

- ausgeprägte Thrombozytose (bis zu Millionen / µl)
- Funktionsstörung der Thrombozyten wegen Bindung am Von-Willebrand-Faktor → Ø Aggregation möglich → Ø Blutstillung möglich
- Genetik: JAK-2 / V617F-Mutation

Therapie

- ab > 1 000 000 Blutplättchen / µl → Zytoreduktion mit Anagrelid, Interferon-α, Hydroxyurea
- Thrombozytenapherese im Notfall

11.5 Maligne Lymphome

= maligne Neoplasien des lymphatischen Systems

11.5.1 Hodgkin-Lymphom (Lymphogranulomatose)

= monoklonale maligne Proliferation von B-Lymphozyten des lymphatischen Systems

Ätiologie unbekannt

Spezifik

- Hodgkin-Zellen: einkernige Riesenzellen
- Reed-Sternberg-Riesenzellen: mehrkernige Riesenzellen
  - sind auf dem histologischen Präparat in geringer Zahl und von zahlreichen reaktiven Zellen umgeben

Klinik

- schmerzlose Lymphadenopathie, vor allem im Halsbereich
  - langsame Zunahme der Größe
  - hart
  - indolent, aber Schmerzen nach Alkohol-Einnahme ist pathognomonisch für diese Krankheit
  - mit der Umgebung verbacken → Malignom oder TB

> **TIPP**
> Konsistenz, Verschiebbarkeit, Schmerzhaftigkeit, Begleitbeschwerden (Dysphagie, Dysphonie, Heiserkeit) und zeitliche Entwicklung der betroffenen Lymphknoten bei der Anamnese nicht vergessen!
> Bitte eine gründliche Anamnese der Lymphadenopathie durchführen.

- β-Symptomatik: Fieber, Nachtschweiß, Gewichtsabnahme > 10 % binnen 6 Monaten
- Leistungsknick

Diagnostik

- Exstirpation vergrößerter Lymphknoten und histologische Untersuchung (lieber nicht inguinal wegen ↑ Artefakten)
- Feinnadelaspiration reicht nicht! (nur ca. $1/10$ Zellen = malign)
- *histologische Einteilung*
  - klassisches Hodgkin-Lymphom
    - mit nodulärer Sklerose
    - gemischtzellig
    - lymphozytenreich
    - lymphozytenarm
    - nicht klassifizierbar
  - lymphozytenprädominantes noduläres Hodgkin-Lymphom
- *Labor*
  - Differenzialblutbild
  - Entzündungsparameter
  - Leberwerte
  - Kreatinin
  - LDH
  - alkalische Phosphatase
  - CMV, EBV, HIV Serologie
  - Serumelektrophorese
- Röntgen-Thorax
- Abdomen-Sonografie: Leber, Milz
- Lymphknoten-Sonografie: paraaortale, iliakale, zervikale, supraklavikuläre, axilläre, inguinale Lymphknoten
- CT / MRT Abdomen, Mediastinum und Hals
- Knochenmarksbiopsie falls Infiltration

Ungünstige Faktoren

- lymphozytenarmer histologischer Typ
- „Bulky Disease" = mediastinaler LK-Durchmesser ≥ ⅓ des Thoraxdurchmessers in Höhe des 5. Interkostal-Raums oder Tumordurchmesser > 5 cm
- ≥ 3 Lymphknotenregionen befallen
- extranodale Herde
- ↑ hohe BSG

Differenzialdiagnosen

- Non-Hodgkin-Lymphome
- Infektionserkrankungen: Lymphadenopathie: schmerzhaft, akut aufgetreten, weiche Konsistenz und gute Verschiebbarkeit
- Lymphknotenmetastasen
- Sarkoidose

Tab. 11.1 Modifizierte Ann-Arbor-Klassifikation der Hodgkin-Lymphome (adaptiert nach: AWMF 2019)

Stadium	Ausbreitung
I	1 befallene Lymphknotenregion oder 1 Herd außerhalb des lymphatischen Systems
II	≥ 2 befallene Lymphknotenregionen auf einer Zwerchfellseite oder lokalisierte Herde außerhalb des lymphatischen Systems (II) + befallene Lymphknotenregionen auf der gleichen Seite des Zwerchfells (IIE)
III	≥ 2 befallene Lymphknotenregionen auf beiden Seiten des Zwerchfells (III), ggf. zusätzlich befallene Organe außerhalb des lymphatischen Systems (IIIE) oder Milz (IIIS) oder beides (IIIE + S)
IV	disseminierter Befall ≥ 1 extralymphatischer Organe ± Lymphknotenbefall; isolierter Befall eines extralymphatischen Organs + nichtregionärer Lymphknoten

A = ohne B-Symptome, B = mit B-Symptomen

- **lymphatische Gewebe** sind: Lymphknoten, Milz, Appendix, Thymus, Waldeyer-Rachenring, Peyer-Plaques

Therapie

- chemo- und strahlensensible Erkrankung → kuratives Therapieziel
- *frühe Stadien:* ABVD (**A**driamycin, **B**leomycin, **V**inblastin und **D**acarbazin)-Schema + Involved-Field-Bestrahlung (nur klinisch manifeste Lymphknotenareale)
- *spätere Stadien:* BEACOPP-Schema: Bleomycin, Etoposid, Adriamycin, Cyclophosphamid, Vincristin, Procarbazin, Prednison + G-CSF Gabe
- PET-positive Restlymphomen nach Chemotherapie → zusätzliche lokale Bestrahlung in den ersten Jahren nach Therapie: Nachsorgeuntersuchungen wegen höherer Rezidivrate
- ↑ Risiko für therapieinduzierte Zweitneoplasien: lymphatisches System, Mamma, Schilddrüse

TIPP
Psychologische Unterstützung empfehlen!

11.5.2 Non-Hodgkin-Lymphome

= **Gruppe von Erkrankungen: maligne Proliferation eines Zellklons der Lymphopoese**

Ätiologie

- inkomplett bekannt
- immunkompromittierte Patienten – entweder durch eine Krankheit (AIDS) oder durch Therapie (Immunsuppressiva)
- Autoimmunerkrankungen
- chronische Virusinfektion
    - EBV-Infektion: Burkitt-Lymphom
    - HTLV-1-Infektion: T-Zell-Lymphom
- **Einteilung**
    - *NHL der B-Zell-Reihe,* z. B. lymphozytisches Lymphom (Immunozytom) / chronische lymphatische B-Zell-Leukämie (CLL), Haarzell-Leukämie, Plasmazell-Myelom / Plasmozytom, Mantelzell-Lymphom (zentrozytisches Lymphom), Burkitt-Lymphom / Burkitt-Zell-Leukämie
    - *NHL der T-Zell Reihe,* z. B. Mycosis fungoides / Sézary-Syndrom, aggressive NL-Zell-Leukämie, angioimmunoblastisches T-Zell-Lymphom usw.
    - *indolente / niedrigmaligne NHL* und *dolente / hochmaligne NHL*

Ungünstige Faktoren

- > 60 Jahre alt
- schlechter AZ
- ↑↑ LDH
- mehrere extranodale Krankheitsherde

Klinik

- meistens bei Älteren
- Männer sind häufiger betroffen als Frauen
- B-Symptome
- hängt auch von der Lokalisation des Lymphoms ab
- Mycosis fungoides
    - Epidermisinfiltrate erythematosquamöse Hautplaques
    - Hepato-, Splenomegalie, Lymphadenopathie
    - Anämie, Neutropenie und Thrombopenie + deren Symptomatik
- Haarzell-Leukämie: lebensbedrohliche Infektionen

Diagnostik

- sorgfältige körperliche Untersuchung: alle Lymphknotenregionen palpieren
- Extirpation eines vergrößerten Lymphknotens + histologische Untersuchung
- Blutausstrich: entscheidend für Haarzell-Leukämie
- Fluoreszenzzytometrie: Zelloberflächenmarkerprofil
- *Labor*
    - BSG ↑
    - Differenzialblutbild (Zytopenie?)

> **LittleDoc meint**
> Und was ist der Unterschied zwischen Hodgkin- und Non-Hodgkin-Lymphomen?

- Immunphänotypisierung und Genexpressionsanalyse
- Röntgen-Thorax: Hiluslymphadenopathie?
- Abdomensonografie: Lymphadenopathien?
- CT Hals, Thorax, Abdomen
- Knochenmarkspunktion

Differenzialdiagnosen

- Infektionen
- Metastasen
- Hodgkin-Lymphom
- akute oder chronische Leukämie
- myelodysplastisches Syndrom (dysplastische Zellen im Knochenmark)
- Osteomyelosklerose (Knochenmarkshistologie)

Therapie

- indolente NHL in frühen Stadien: Bestrahlung, ggf. Chemotherapie (kurativ)
- aggressive NHL in frühen Stadien CHOP (Cyclophosphamid, Hydroxydaunomycin / Hydroxydaunorubicin, Vincristin z. B. Oncovin®, Prednison), ggf. Radioimmuntherapie
- in späteren Stadien: R(Rituximab)-CHOP, eher palliativ
- Heilungschance bei hochmalignen Lymphomen ca. 50 %; die hochmalignen (aggressiven) NHL sind aufgrund ihrer höheren Zellteilungsrate im Prinzip besser therapierbar als die niedrigmalignen (indolenten) NHL

TIPP
Psychologische Unterstützung empfehlen!

11.5.3 Haarzellleukämie

- Splenomegalie
- Panzytopenie
- im peripheren Blut: lymphoide Zellen mit haarförmigen (fransenartigen) Zytoplasmaausläufern
- auch nach Behandlung mit Tartrat lässt sich saure Phosphatase nachweisen (tartratresistente Saure-Phosphatase-Reaktion)
- Punctio sicca durch eine Fibrosierung des Knochenmarks

LittleDoc meint
Bitte auf Deutsch:
Was heißt „Punctio sicca"? :-P

Therapie

- Purinanaloga, Interferon-α
- fehlendes Ansprechen auf eine konventionelle Chemotherapie
- die Lebenserwartung nach einer Behandlung ist meist nicht eingeschränkt

11.5.4 Chronisch lymphatische Leukämie (CLL)

= **die häufigste Leukämieform**
- verläuft asymptomatisch oder mit leichter β-Symptomatik
- später: schmerzlose Lymphadenopathie, Hepatosplenomegalie
- Antikörpermangelsyndrom → ↑ ↑ ↑ Infektanfälligkeit
- Hautbeteiligung: Pruritus, Erythrodermie, Hautknoten (Infiltrate)
- starke Lymphozytose mit ↑ Lymphozytenanteil, Anämie, Thrombozytopenie im peripheren Blut
- Blutausstrich: Fragmente zerstörter Lymphozyten = Gumprecht'scher Kernschatten (charakteristisch, aber nicht beweisend!)
- Knochenmark: > 30 % reife Lymphozyten
- Durchflusszytometrie: monoklonale B-Zellen nachweisen
- Typisierung: Antigenstruktur der monoklonalen B-Zellen weiter klassifizieren
- Smoldering CLL: ↓ Aktivität, Lymphozyten < 30 000 / µl, Verdopplungszeit der Lymphozyten > 12 Mon. Therapie ist nicht indiziert

Tab. 11.2 Klassifikation der chronischen lymphatischen Leukämie nach Binet (adaptiert nach: Amboss.com, Chronische Lymphatische Leukämie, 2019)

Stadium	Ausbreitung
A	≤ 3 Lymphknotenregionen befallen, Hb und Thrombozytenanzahl normal
B	≥ 3 Lymphknotenregionen befallen, Hb und Thrombozytenanzahl normal
C	beliebige Anzahl von Lymphknotenregionen befallen, + Anämie (Hb < 10 g/dl) + Thrombozytopenie (< 100 000 / µl)

Therapie

- *St. Binet A:* in der Regel nur Beobachtung
- *St. Binet B:* nur bei symptomatischen Patienten:
  - ↓ ↓ ↓ normale Blutbildung
  - β-Symptomatik
  - symptomatische Splenomegalie
  - symptomatische „Bulky Disease"
  - ↓ ↓ ↓ Lymphozytenverdopplungszeit
  - isolierte Leukozytose ≥ 300 000 / µl
  - Antikörpermangelsyndrom → ↑ ↑ ↑ Infekte
  - autoimmunhämolytische Anämie
    - Knospe-Schema: Chlorambucil + Prednison
    - hoch dosierte γ-Globuline
- *St. Binet C:* alle Patienten
  - Medikamente: Alkylanzien, Purinanaloga, CD20-Antikörper (Rituximab), CD52-Antikörper (Alemtuzumab), Ibrutinib, Idelalisib
  - nur die allogene Stammzelltransplantation: potenziell kurativer Therapieansatz; durch medikamentöse Maßnahmen bisher (März 2020) nicht kurativ therapierbar

> **TIPP**
> Psychologische Unterstützung empfehlen!

11.6 Multiples Myelom

= **Morbus Kahler**
= **Plasmozytom (bei solitärem Tumor)**

11.6.1 Klinik

- AZ ↓
- B-Symptomatik
- Bi- oder Panzytopenie + *deren Folgen*
- Knochenschmerzen, besonders in der Wirbelsäule
- Osteolyse (Plasmozytomzellen stimulieren Osteoklasten und hemmen Osteoblasten) → Osteoporose → ↑ Risiko pathologische Frakturen
- CRAB-Kriterien: Hyper **C**alcemia, **R**enal Failure, **A**nemia and **B**one Lesions

LittleDoc meint
Bitte die CRAB-Kriterien sehr gut beherrschen!

11.6.2 Diagnostik

- Differenzialblutbild: Bi- oder Panzytopenie + deren Folgen
- Serum- und Urin-Immunelektrophorese: Plasmozytomtyp
- freie Leichtketten: Bence Jones in Serum und Urin
- BSG ↑↑ = „Sturzsenkung"
- Hyperkalzämie
- β2-Mikroglobulin ↑ in Blut und Urin
- Nierenwerte – Ausschluss Niereninsuffizienz
- Knochenmark: ↑ Plasmazellanteil? Plasmazellnester?
- Röntgen: Pariser Schema: Schädel lateral („Schrotschuss-Schädel"), Wirbelsäule lateral, Humerus, Becken, Femur: osteolytische Knochenherde
- CT: Osteolysen?

Ossermann-Kriterien

- für eine positive Diagnose (mindestens 2)
- monoklonale Immunglobuline in Serum oder Urin
- Eiweiß ↑ im γ-Bereich = der *M-Gradient*
- ≥ 15 % Plasmazellen im Knochenmark oder ein Plasmazelltumor (Knochenmarksbiopsie)
- radiologischer Nachweis von Osteolysen

11.6.3 International Staging System

Das International Staging System zur Einschätzung der Prognose (adaptiert nach: Shah / Seiter 2019):
- **Stadium I**
  - β2-Mikroglobulin ≤ 3,5 g / dl und Albumin ≥3,5 g / dl
  - BSG ≥ 4 mg / dl
  - Plasmazell-Labeling-Index < 1 %
  - keine del(13)
  - Serum IL-6 Rezeptor ↓
  - initiale Plateau-Phase ↑
- **Stadium II**
  - β2-Mikroglobulin ≥3,5 bis < 5,5 g / dl *oder*
  - β2-Mikroglobulin < 3,5 g / dl und Albumin < 3,5 g / dl
- **Stadium III**
  - β2-Mikroglobulin ≥ 5,5 g / dl
- **Überlebenszeit**
  - Stadium I: 62 Monate
  - Stadium II: 44 Monate
  - Stadium III: 29 Monate

11.6.4 Komplikationen

- Hyperviskositätssyndrom
- hyperkalzämische Krisen
- Niereninsuffizienz
- AL-Amyloidose
- Polyneuropathie
- Plasmazellleukämie: Übergang der neoplastischen Zellen in die Peripherie

11.6.5 Therapie

- bei jungen Patienten mit gutem AZ: Chemotherapie + autologe Stammzelltransplantation
- bei Risiko-Patienten: Lenalidomid, Dexamethason
- Anämie: Eisen, Bluttransfusion
- Osteolysen: Bestrahlung, Bisphosphonate, Analgetika
- viel Flüssigkeit, ggf. Infusionstherapie, Harnalkalisierung – Prophylaxe Niereninsuffizienz
- Calcitonin, Glukokortikoide (→ Osteoklastenhemmung) bei Hyperkalzämie
- hyperkalzämische Krise: forcierte Diurese + Flüssigkeitssubstitution + Furosemid i. v.
- Plasmapherese falls Hyperviskositätssyndrom
- Antikörpermangelsyndrom: Substitution von Immunglobulinen, Antibiotika

> **MERKE**
> Cave bei Bisphosphonaten! Falls zahnärztliche Eingriffe: Risiko Kieferosteonekrosen → Bisphosphonate sollten bis zum Abheilen der Osteonekrose abgesetzt werden.

Differenzialdiagnose Morbus Waldenström

- monoklonale IgM ↑
- Ø Osteolyse
- Ø Hyperkalzämie
- IgM-Globuline binden Gerinnungsfaktoren → Thrombozytenaggregationshemmung → hämorrhagische Diathese

> **TIPP**
> Psychologische Unterstützung empfehlen!

11.7 Myelodysplastisches Syndrom (MDS)

= klonale Stammzellerkrankung → abnormale Hämatopoese

Ätiopathogenese

- primär: unbekannt
- sekundär
  - iatrogene Myelosuppression
  - Strahlung
  - Benzol, Pestizide

Einteilung nach WHO

WHO-Einteilung des MDS (adaptiert nach: ACS 2018)
- **MDS-SLD:** MDS mit Single-Lineage Dysplasie
  - Dysplasie ≥ 10 % der Vorläufer von 1 Zelllinie im Knochenmark
  - ↓↓ Anzahl von 1 oder 2 Zelllinien, aber die andere(n) Linienanzahl ist normal
  - < 5 % Blasten im Knochenmark und Ø Blasten im peripheren Blut
- **MDS-MLD:** MDS mit Multilineage-Dysplasie
  - Dysplasie ≥ 10 % der Vorläufer von ≥ 2 Zelllinien im Knochenmark
  - Leukopenie und / oder Thrombozytopenie und / oder Anämie
  - < 5 % Blasten im Knochenmark und Ø Blasten im peripheren Blut
- **MDS-RS:** MDS mit Ringsideroblasten
  - ≥ 15 % Vorläufer der Erythrozyten sind Sideroblasten *oder* ≥ 5 % haben eine SF3B1 Genmutation
  - 2 Subtypen:
    - **MDS-RS-SLD:** MDS-RS mit Single-Lineage-Dysplasie
    - **MDS-RS-MLD:** MDS-RS mit Multilineage-Dysplasie

- **MDS-EB:** MDS mit Blastenvermehrung
  - Blasten im Knochenmark ± im Blut ↑ ↑
  - ↓ ↓ Anzahl von ≥ 1 Zelllinien
  - ± schwere Dysplasie im Knochenmark
  - 2 Subtypen
    - **MDS-EB1:** 5 % – 9 % Blasten im Knochenmark oder 2 % – 4 % Blasten im peripheren Blut
    - **MDS-EB2:** 10 % – 19 % Blasten im Knochenmark oder 5 % – 19 % Blasten im peripheren Blut
- **MDS mit del(5q)**
  - Die Chromosomen der Zellen im Knochenmark haben del(5q)
  - Eine andere gleichzeitige Mutation ist möglich, aber nicht das 7. Chromosom
  - ↓ ↓ Anzahl von 1 oder 2 Zelllinien, aber die andere(n) Linienanzahl(en) ist (sind) normal
  - Dysplasie in ≥ 1 Zelllinie
- **MDS-U:** unklassifizierbare MDS
  - selten!
  - entweder eine Kombination der anderen Typen oder mindestens eine Genmutation, die spezifisch für MDS oder Leukämie ist

Klinik

- häufig asymptomatisch
- Zytopenie – die spezifischen Symptome

Diagnostik

- Blut: Panzytopenie
- Knochenmark – ↑ Zellularität
  - Dyserythropoese: Ringsideroblasten, Makrozytose, Kernausreifungsstörungen, ↑ Speichereisengehalt
  - Dysgranulopoese: ↑ Blasten, Pelger-Huët-Anomalie (Laminopathie: Missbildung des Leukozytenkerns: Hyposegmentierung), Ø Peroxidase, Ø Esterase
  - Dysthrombopoese: Mikromegakaryozyten, mononukleäre Megakaryozyten
- molekular-zytogenetische Untersuchung

Differenzialdiagnosen

- megaloblastäre Anämie
- chronisch myeloproliferative Erkrankungen
- medikamentös-toxischer Knochenmarksschaden

Therapie

- allogene Knochenmarkstransplantation = die einzige kurative Therapie
- Hochrisiko-MDS: Azacitidin

- Erythrozytenkonzentrate
- Wachstumsfaktoren (EPO, G-CSF)
- Behandlung von Infektionen
- Blastenkrisen: Chemotherapie

TIPP
Psychologische Unterstützung empfehlen!

11.8 Agranulozytose

11.8.1 Ätiopathogenese

- allergisch bedingt: Medikamente: Metamizol, NSAR, Cotrimoxazol, Thyreostatika usw.: wirken als Haptene und binden Plasmaproteine → Antigen bei Wiederholung der Einnahme: Autoantikörperbildung
- autoimmune Krankheiten: SLE, Felty-Syndrom

11.8.2 Klinik

- Fieber + Angina tonsillaris + Stomatitis aphthosa
- Infektanfälligkeit → Sepsis

11.8.3 Diagnostik

- Agranulozytose = Granulozyten im Blut < 500 / µl → ↑ ↑ ↑ Sepsisrisiko
- Blutkulturen
- Rachenabstrich

11.8.4 Therapie

- Absetzen des Medikaments
- Umkehrisolation
- Breitbandantibiotikum ggf. mit Breitbandantimykotikum
- Filgastrim

11.9 Hämorrhagische Diathesen

11.9.1 Begriffe

Diathese = Prädisposition, Neigung
hämorrhagische Diathese = Blutungsneigung

11.9.2 Ätiologie

- *Thrombozytopathien und Thrombozytopenien:* z. B. bei ASS-Gabe, myelodysplastisches Syndrom, Hypersplenismus, thrombotisch-thrombozytopenische Purpura
- *Koagulopathien:* z. B. bei Hämophilie A und B, Von-Willebrand-Jürgens-Syndrom, Verbrauchskoagulopathie
- *vaskuläre hämorrhagische Diathesen:* z. B. bei Purpura Schönlein-Henoch, Vaskulitis

11.9.3 Diagnostik

LittleDoc meint
Diese Diagnostik ist sehr wichtig für die FSP! Bitte gut lernen.

- Thrombozyten: normal 150 000–350 000 / μl
- INR ↑
  - normal 1; Ziel bei Therapie: 2–3
  - pathologisch ↑ bei
    - Vitamin-K-Mangel: Mangel der Gerinnungsfaktoren II, VII, IX und X (werden normalerweise von Vitamin K aktiviert)
    - gestörte Vitamin-K-Resorption: abhängig von der Fettresorption → Malabsorptionssyndrom, Gallensäuremangel → Vitamin-K-Mangel
    - Vitamin-K-Antagonisten (Phenprocoumon)
    - Leberschädigung: ↓ Faktorsynthese
    - Verbrauchskoagulopathie: ↑ Faktorenbedarf
- **Koller-Test:** Vitamin K i. v.-Gabe
  - INR nach 24 Stunden ↓ = Vitamin-K-Mangel (wahrscheinlich gestörte Resorption)
  - INR nach 24 Stunden unverändert = Faktorensynthesestörung (wahrscheinlich Leberschädigung)
- **PTT** (partielle Thromboplastinzeit) und **aPTT** (aktivierte partielle Thromboplastinzeit)
  - wichtig für die intrinsische Gerinnung; sensitiv für Faktoren V, VIII, IX, X, XI und XII
  - normal 20–40 Sekunden; ↑ bei
    - Heparin-Gabe
    - Verbrauchskoagulopathie
    - plasmatischer Gerinnungsstörung

MERKE
INR – Kontrolle der Marcumar-Therapie.
aPTT – Kontrolle der Heparin-Therapie.

- **Blutungszeit**
  - wichtig für die primäre Hämostase; sensitiv für den Von-Willebrand-Faktor (Trägerprotein für den aktivierten Faktor VIII)
  - Test: Stich am Ohrläppchen oder Finger → tupfen, bis die Blutung aufhört

- normal: 2–4 Minuten; ↑ bei:
  - Vaskulopathien, Thrombozytopathien, Thrombozytopenien
  - Von-Willebrand-Jürgens-Syndrom
- **Quick-Test**
  - extrinsischer Teil des Gerinnungssystems + die Thrombinbildung + Prothrombin (II), V, VII und X Faktoren beurteilen
  - normal: > 70 % und umgekehrt proportional zu INR
- **Fibrinogen (Faktor I)**
  - relativ stabil; sehr wichtig bei Verbrauchskoagulopathie (↓); dient auch als Akute-Phase-Protein
  - normal: 200–400 mg/dl
- **Rumpel-Leede-Test**
  - Vaskulopathien: 5-minütige Stauung mit der Blutdruckmanschette → petechiale Blutungen
- *Blutungszeit in der Norm + Rumple-Leed-Test negativ → Koagulopathie*
- **Fibrin-stabilisierender Faktor (Faktor XIII)**
  - normal: 2 mg/l

LittleDoc meint
Was versteht man unter dem „viktorianischen Leiden"? Hat es etwas mit dem Herzog von Albanien oder eher mit Großbritannien zu tun?
#ErbkrankheitenbeimAdel :-P

11.9.4 Hämophilien

Ätiopathogenese

- Hämophilie A (ca. 90 %): ↓ Faktor VIII
- Hämophilie B (ca. 10 %): ↓ Faktor IX
- ± zusätzliche iatrogene Hemm-Hämophilie: nach Substitution: Alloantikörper gegen die substituierten Faktoren
- X-chromosomal rezessiv →
  - Frauen können entweder krank sein (wenn beide X-Chromosomen beteiligt sind) → können auch Konduktorinnen sein (100 % Chancen, das beteiligte Chromosom an Kinder zu übertragen) oder Trägerinnen (ein X-Chromosom ist beteiligt) → können auch Konduktorinnen sein (50 % Chancen, das beteiligte Chromosom an Kinder zu übertragen)
  - Männer sind immer krank, weil die nur ein X-Chromosom haben → können auch Konduktoren sein (50 % Chancen, das beteiligte Chromosom an Kinder zu übertragen)

Klinik

- Nabelschnurblutungen: 1. Zeichen
- großflächige Einblutungen
- Gelenkeinblutungen → hämophile Arthropathie → frühzeitige Arthrose
- Muskulatureinblutungen (sehr schmerzhaft): häufig Psoas → Differenzialdiagnose Appendizitis?
- Mundbodenblutungen → Erstickungsgefahr
- starke Blutungen nach Verletzungen
- Frauen: starke Regelblutungen

Diagnostik

- *nur* aPTT ↑
- Faktoren VIII / IX ↓

Therapie

- regelmäßige Substitution des fehlenden Faktors bzw. „On Demand"-Substitution bei leichter Krankheit
- Desmopressin: ↑ Faktor-VIII-Freisetzung
- Hemm-Hämophilie: Plasmapherese, Immunadsorption

11.9.5 Von-Willebrand-Syndrom

- AD-Vererbung
- Schleimhautblutungen
- aPTT *und* Blutungszeit ↑
- Faktor-Substitution + Desmopressin

11.9.6 Thrombozytopenien

- ≤ 150 000 Thrombozyten / µl
- < 20 000 / µl: Spontanblutungen

Ätiologie

- Hypersplenismus
- pathologische Thrombozytopoese: z. B.: Knochenmarksschädigung wegen Alkohol, Zytostatika, Strahlen, Chemikalien usw., CMV, Parvovirus, Malignome etc.
- beschleunigter Verbrauch: Autoantikörper gegen Thrombozyten, heparininduzierte Thrombozytopenien 1 und 2, Verbrauchskoagulopathie usw.
- Pseudothrombozytopenie = Agglutination der Thrombozyten im EDTA-Blut → Blutausstrich oder Messung in Zitrat- oder Heparinblut

LittleDoc meint
Um alle Thrombozytopenien zu besprechen, müsste ich noch ein weiteres Buch schreiben – und das tue ich nicht, auch wenn Sie mir sehr lieb sind :-P

11.9.7 Disseminierte intravasale Gerinnung (DIC)

= **Verbrauchskoagulopathie**

Ätiopathogenese

- Sepsis
- Schock
- Traumata und Verbrennungen

- Operationen
- Malignome
- vorzeitige Plazentalösung (bei Schwangeren)
  - Freisetzung von Prothrombinaktivatoren (die Prothrombinaktivatoren – *P-Organe:* Pulmones, Pankreas, Plazenta und Prostata)
  - Freisetzung von Endotoxinen, besonders bei Gramnegativen Infektionen
  - Mikrozirkulationsstörungen – bei Traumata oder Verbrennungen
- → Aktivierung verschiedener Gerinnungsfaktoren → systemische Gerinnungsaktivierung → *Mikrothromben* → Ø Gerinnungsfaktoren und Thrombozyten → *Blutungen*
- → multiples *Organenversagen* durch Ischämie

Labor

- ↓: Thrombozyten, Fibrinogen, Faktoren V, VIII und XIII, Quick-Wert
- ↑: aPTT, Fibrinspaltprodukte (D-Dimere, Fibrinmonomeren)
- Blutausstrich: Fragmentozyten

Therapie

- Prä- und Post-DIC: Heparin
- DIC: Frischplasma, Antithrombin III-Substitution, Prothrombin-Substitution und Thrombozytenkonzentrate. *Kein Heparin!!*

11.10 Säure, Basen und Elektrolyte

- Blut-pH: 7,36–7,44; BGA: Azidose / Alkalose – respiratorisch? metabolisch?
- blutspezifisches Gewicht 1,057–1,060 g/cm³
- Urin-pH: schwankt abhängig von der Nahrung: 5–7,5
- urinspezifisches Gewicht 1,016–1,025 g/ml
- Base Exzess (BE) = Menge an Puffersubstanz, die einer Blutprobe zugeführt werden muss, um einen pH von 7,4 zu erreichen → normal = 0 (♀ −2,4 bis +2,3; ♂ −3,3 bis +1,2)
- Formel: −BE × 0,3 × Gewicht = benötigte mmol Puffersubstanz (meistens 8,4-prozentige Natriumbikarbonat-Lösung)
- Total Base: 145–160 mEq/l
- pCO_2: 7,36–7,41 mmHg (venös)
- pO_2: 65–100 mmHg (arteriell), 40–45 mmHg (venös)
- *positive Ionen*
  - Na^+: 145 mmol/l
  - K^+: 3,5–5,5 mmol/l (mehr intrazellulär: 150 mmol/l)
  - Ca^{2+}: 1,1–1,4 mmol/l
  - Mg^{2+}: 0,65–1,05 mmol/l

- *negative* Ionen
  - Cl$^-$: 95–103 mmol/l
  - HCO$_3^-$: 21–28 mmol/l
  - PO$_4^{3-}$: 1–1,5 mmol/l
  - SO$_4^{2-}$: 0,09–0,63 mmol/l
  - Proteine: 60–80 g/l, davon Albumin 35–55 g/l
  - organische Säure
- **Na+**
  - ↑: Dehydratation, M. Conn, M. Cushing
  - ↓: Verbrennung, Diarrhöe, Erbrechen, M. Addison, Malabsorption, Hyper-ADH, Diuretika
- **K+**
  - ↑: Nieren-Insuffizienz, Chemotherapie, DIC, M. Addison, DM, SLE;
  - ↑↑ lebensbedrohlich → Therapie mit 200 ml 40%-Glukoselösung + 40 IE Altinsulin, Schleifendiuretika, Dialyse
  - ↓: Diarrhöe, Erbrechen, Malabsorption, Anorexie, Verbrennungen, Bartter-Syndrom, C$_2$-Abusus, Hyperaldosteronism

11.11 AB0-System und Rhesus-System

Tab. 11.3 AB0-System und Rhesus-System, die beiden wichtigsten Blutgruppensysteme

Blutgruppe	Antigen	Antikörper	Kompatibilität
0	Ø	A und B	0
A	A	B	A, 0
B	B	A	B, 0
AB	AB	Ø	AB, A, B, 0
Rh negativ	Ø	Ø oder Anti-D (Rhesus-Antikörper, falls früherer Kontakt)	Rh negativ (nur im Notfall +)
Rh positiv	D	Ø	Rhesus positiv, Rhesus negativ

0 negativ = Universalspender; AB positiv = Universalempfänger

LittleDoc meint
Nach „Macaca mulatta" googeln!

KAPITEL 12 Nephrologie

12.1 Nephrotisches vs. nephritisches Syndrom

Nephrotisches Syndrom

- **Proteinurie** > 3,5 g / 24 Stunden
- trüber Urin
- Hypalbuminämie + Ödeme
- Hyperlipidämie – Versuch der Leber, den onkotischen Druck zu normalisieren
- generalisierte Ödeme, manchmal ↑ Serositis → Dyspnoe, Thoraxschmerzen
- *assoziiert:* Minimal-Change-Glomerulonephritis, fokal-segmentale Glomerulosklerose, membranöse Glomerulonephritis, diabetische Nephropathie, Plasmozytom, Nierenvenenthrombose
- *Cave!* Immunglobulinverlust → ↑ Infektanfälligkeit, Antithrombin-III-Verlust → ↑ Thromboserisiko, ↑ RAAS → aHT

Nephritisches Syndrom

- **Hämaturie:** mikroskopisch oder makroskopisch + dysmorphe Erythrozyten (= Zelldeformierung in der Niere) – Anulozyten, Akanthozyten + Erythrozytenzylinder
- *makroskopische Hämaturie* → dunkler Urin, „wie Cola"
- *mikroskopische Hämaturie:* nur durch Teststreifen nachweisbar (*Cave!* Teststreifen differenzieren nicht zwischen Hämoglobin, Myoglobin und Erythrozyturie → Urinausstrich nötig)
- Proteinurie < 3,5 g / 24 Stunden
- leichte aHT
- Diurese < 300 ml / 24 Stunden
- Ödeme: Augenlid + prätibial
- *assoziiert:* poststreptokokkische Glomerulonephritis – häufig nach einer respiratorischen oder Racheninfektion; IgA Nephropathie, rapid progressive Glomerulonephritis; membranoproliferative Glomerulonephritis; Purpura Schönlein-Henoch; M. Wegener usw.

Proteinurie

- *prärenale* Proteinurie: Überschreitung der tubulären Rückresorptionskapazität: Leichtketten (z. B. multiples Myelom), Hb (Hämolyse), Myoglobin (Myolyse)

- *selektive glomeruläre* Proteinurie: Albumin → leichte Schädigung
- *unselektive glomeruläre* Proteinurie: Podozyten zerstört und Basalmembran porös: Albumin + IgG → schwere glomeruläre Schädigung
- *tubuläre* Proteinurie: β2-Mikroglobulin → Pyelonephritis
- *gemischte* Proteinurie: alle Fraktionen → glomerulär-tubuläre Schädigung

Generalisierte Ödeme – Ätiologie

- Rechtsherzinsuffizienz → ↑ hydrostatischer Druck
- Niereninsuffizienz → ↓ der Filtrations- und Ausscheidungsfunktionen → Störung des Wasser-, Elektrolyt- und Säure-Basen-Haushalts → Wassereinlagerung
- Leberinsuffizienz → Hypalbuminämie → ↓ intravaskulärer onkotischer Druck → Flüssigkeit übertritt extravaskulär → Ödeme
- exsudative Enteropathie → Durchfälle + Malabsorptionssyndrom → Gewichtsreduktion + Ödeme

12.2 Glomerulonephritis

12.2.1 Einteilung

- **proliferativ**
  - extrakapillär
  - membranoproliferativ
  - mesangioproliferativ: mit IgG-, IgM- *oder* IgG- + IgM-Einlagerung
  - IgA-Nephropathie (Berger-Nephropathie): fokale oder diffuse mesangioproliferative Glomerulonephritis
  - fokal-segmentale Glomerulosklerose
- **non-proliferativ**
  - minimal
  - membranös
- **sklerosierend**

LittleDoc meint
Bitte aufpassen: Glomerulonephritis vs. Pyelonephritis! Wie behandelt man die eine Erkrankung und wie die andere? NICHT VERWECHSELN!

12.2.2 Beispiele

- **Poststreptokokken-Glomerulonephritis**
  - ca. 10–14 Tage nach einer Infektion mit β-hämolysierenden Streptokokken der Gruppe A
  - Ablagerung zirkulierender Immunkomplexe an den glomerulären Kapillaren
  - parainfektiöse Hämaturie ist möglich (≠ nephrotisches Syndrom Hämaturie)
  - dann: nephritisches Syndrom + Rückenschmerzen (Nierenkapselspannung)

- Therapie: Penicillin: 3 Mega IE / d für 2 Wochen
- Kochsalz- und Eiweiß-, Flüssigkeitsrestriktion
- ACE-Hemmer, Diuretika bei HTA
• **IgA-Nephropathie (Morbus Berger)**
  - besonders bei Erwachsenen
  - asymptomatisch, nach einem Infekt im Nasenrachenraum
  - Mikrohämaturie, ggf. auch leichte Makrohämaturie
  - Proteinurie
  - Therapie: GKK, Antihypertensiva, aber keine Heilung

12.2.3 Komplizierte Formen (Beispiele)

• *rapid-progressive Glomerulonephritis* = **Notfall**
  - Nierenbiopsie: Nekrose + intra- und extrakapilläre Proliferation + Halbmondbildung
  - Therapie: Immunosuppression
• *pulmorenales Syndrom* bei
  - Goodpasture-Syndrom: Anti-Basalmembran-Antikörpern + Nierenbiopsie
  - M. Wegener: ANCA im Serum
  - SLE

12.3 Infekte der unteren und oberen Harnwege

• Urin ist normalerweise steril
• Bakterien-, Pilz- oder Protozoen-Nachweise = Harnwegsinfekte
  - der unteren Harnwege: Zystitis, Urethritis
  - der oberen Harnwege: Pyelonephritis

> **TIPP**
> \> 100 000 Keime / ml im Mittelstrahlurin → Infektion.
> Alle Nachweise von Keimen im Punktionsurin → Infektion.

12.3.1 Ätiopathogenese

• **Erreger:** E. coli – am häufigsten, Proteus, Klebsiellen, Pseudomonas, Staphylokokken, Chlamydien und Ureaplasmen
• Prädisponierende Faktoren
  - ♀:
    - kürzere Urethra
    - Schwangerschaft: Obstruktion durch Uterus, Progesteron-bedingte Urethra-Dilatation
    - Menopause: ↓ Östrogen

- Harnwegsobstruktion
  - Konkrement, Koagel
  - Fehlbildungen
  - Tumor – von innen oder außen
  - Prostatahyperplasie
- ↓ Flüssigkeitszufuhr → Spüleffekt ↓
- immunkompromittierte Patienten
- neurogene Blasenentleerungsstörung
- vesikoureterorenaler Reflux
- DM, Gicht
- NSAR-Abusus → Nierenperfusionsstörung
- Geschlechtsverkehr – Honeymoon-Zystitis nach den Flitterwochen
- **aszendierende Infektion:** die Erreger (meistens aus dem Darm) → Urethra → Blase → Ureteren → Nieren
- **deszendierende Infektion:** Lymphe / Blut (meistens bei einer Sepsis) → Nieren → Ureteren → Blase

12.3.2 Klinik

- Dysurie
- Algurie
- Pollakisurie
- ± Makrohämaturie
- Urethra-Ausfluss + Jucken beim Wasserlassen → Urethritis
- Fieber + Flankenschmerzen → akute Pyelonephritis

12.3.3 Diagnostik

- Urinuntersuchung:
  - Erreger, Keimzahl, Antibiogramm
  - Leukozytenzahl ≥ 10 Leukozyten / µl Urin
  - Leukozytenzylinder
  - Nitrit
  - ± Erythrozyturie
  - ± Proteinurie
- Harnröhrenabstrich bei V. a. Urethritis
- Blut: BB, Entzündungsparameter, Krea
- Nieren-Sonografie: Harnstau? Lithiasis? Abszess?
- KM-CT falls V. a. Fehlbildungen
- Miktionszystourogramm
- bei steriler Leukozyturie: V. a. Analgetikanephropathie, Tripper oder urogenitale-TB

12.3.4 Komplikationen

- Urosepsis
- Chronifizierung
- aHT
- Hydronephrose
- Pyonephrose, Abszess
- Infektionssteinen: Magnesiumammoniumphosphat und Kalziumphosphat
- Niereninsuffizienz

12.3.5 Therapie

- asymptomatische Bakteriurien werden i. d. R. nicht therapiert. Ausnahmen: Gravidität *(keine Tetrazykline, Fluorchinolone oder Aminoglykoside)*, Harnabflussstörungen, immunkompromittierte Patienten, präoperativ
- bei anwesender Symptomatik:
  - ↑ ↑ Flüssigkeitszufuhr
  - Metamizol
  - Spasmolytika
  - Zystitis: Cotrimoxazol oder Amoxicillin in hoher Dosis ×1, oder Standarddosis für 3 Tage
  - Pyelonephritis: Chinolonen für mindestens 7–10 Tage (manchmal sogar 14 Tage) oder Cephalosporin + Aminoglykosid bei Komplikationen

LittleDoc meint
Wie kommt es hier zum Pingpong-Effekt?

12.4 Nephro- und Urolithiasis

12.4.1 Harnleiterkolik

Klinik

- krampfartige Flankenschmerzen mit Ausstrahlung:
  - in Mittelbauch und Rücken → Steine im Nierenbeckenkelchsystem
  - in die Leiste → Steine im mittleren Harnleiterdrittel
  - in die Labien / Hoden → Steine im distalen Harnleiterdrittel
- Übelkeit, Erbrechen
- kaltes Schwitzen
- ± makroskopische Hämaturie
- Subileus
- Bewegungsdrang

Diagnostik

- Sonografie: aufgestautes Nierenbecken ± Steine
- Spiral-CT
- i. v. Ausscheidungsurogramm

12.4.2 Urolithiasis

- Pollakisurie
- Dysurie

12.4.3 Therapie

- Metamizol: analgetisch + spasmolytisch
- Metoclopramid
- Spasmolytika (Buscopan)
- ggf. Hydromorphin
- Harnsäuresteine: Zitratsalze, Allopurinol, purinarme Kost
- Steine < 5 mm können ausgeschieden werden
- Steine > 5 mm:
  - proximal: ESWL + Schiene, um den Harnabfluss zu sichern
  - distal: Ureteroskopie + Schlingenextraktion

12.5 Chronische Nierenerkrankung

12.5.1 Begriffe

- **chronische Nierenerkrankung** (früher: chronisches Nierenversagen) = umfasst alle Stadien der Nierenfunktionsstörung – von leichter Nierenfunktionsstörung bis zum Nierenversagen
- **terminale Niereninsuffizienz** = endgültiges, dauerhaftes Nierenversagen → ↑ harnpflichtige Stoffen im Blut
- **Urämie** (Harnvergiftung) = Blutkontamination mit harnpflichtigen Stoffen → alle Systeme werden betroffen → Koma bis zum Exitus
- **GFR** (glomeruläre Filtrationsrate) = filtrierte Volumen in den Glomeruli pro Zeiteinheit (ml/min); ideal > 90 ml/min/1,73 m^2
- **eGFR** (geschätzte glomeruläre Filtrationsrate bzw. **e**stimated **G**lomerular **F**iltration **R**ate) = GFR-Abschätzung abhängig von Serumkreatinin sowie Alter, Geschlecht und Hautfarbe
- zur Berechnung von GFR und eGFR gibt es spezielle Formeln; heutzutage nutzt man dafür Handy- oder Computer-Apps *[because we're doctors, not mathematicians, #joeytribbiani]*

12.5.2 Stadieneinteilung

Stadieneinteilung der chronischen Nierenerkrankung (adaptiert nach: Pradeep 2019).
- Stadium **1:** Nierenschädigung mit normaler oder leicht erhöhter GFR ≥ 90
- Stadium **2:** leichte Nierenschädigung mit GFR 60–89

- Stadium **3a:** mäßige Nierenschädigung mit GFR 45–59
- Stadium **3b:** mäßige Nierenschädigung mit GFR 30–44
- Stadium **4:** schwere Nierenfunktionseinschränkung mit GFR 15–29
- Stadium **5:** Niereninsuffizienz GFR < 15 oder Dialyse

12.5.3 Diagnostik

- Stadium **1–3**
  - meistens asymptomatisch
  - man kann aHT und / oder DM assoziieren
  - Albuminurie > 30 mg / 24 h
  - auffälliges Urin-Sediment, Elektrolytwerte im Blut, manchmal sind Nierenfehlbildungen vorhanden
- Stadium **4–5** (u. a.):
  - starke Proteinurie mit Muskelatrophie, Schwäche, Malnutrition
  - Ödeme, Serositis
  - Anämie
  - aHT, Herzinsuffizienz
  - Osteopenie
  - Azidose
  - Enzephalopathie, Neuropathien
  - Xerodermie, Pruritus
  - Thrombozythopathie
  - Amenorrhoe, Impotenz

12.5.4 Therapie

- Prophylaxe!
- Therapie der einzelnen Komplikationen (Anämie, Elektrolytensubstitution, Puffer usw.)
- Hämodialyse, Peritonealdialyse, Nierentransplantation

KAPITEL 13 Endokrinologie und Stoffwechselerkrankungen

13.1 Schilddrüsenerkrankungen

13.1.1 Begriffe

- **Struma** = Schilddrüsenvergrößerung
  - kann durch Kompression ein Kloßgefühl im Hals, Dysphagie, Dyspnoe, Heiserkeit verursachen
  - kann Knoten oder Zysten assoziieren
- **blande Struma** = Schilddrüsenvergrößerung + normale Struktur + Euthyreose (normale Schilddrüsenfunktion)
  - bei Jodmangel
  - bei ↑ Jodbedarf – Gravidität (→ 200 µg Jodid + 75–100 µg Levothyroxin / d, 2 Jahre), Stillzeit, Wachstum
- Struma-Einteilung der WHO:
  - **Grad 0:** Vergrößerung der Schilddrüse klinisch unmöglich; Feststellung nur sonografisch möglich
  - **Grad 1:** Vergrößerung tastbar
    - **Grad 1a:** tastbar, aber nicht sichtbar, auch bei Reklination des Kopfes
    - **Grad 1b:** tastbar und nur bei Reklination des Kopfes sichtbar
  - **Grad 2:** sichtbar auch ohne Reklination des Kopfes
  - **Grad 3:** lokale Komplikationen (Dyspnoe, Dysphagie, Dysphonie usw.)
- *latente Hyperthyreose* = ↓ TSH + normale fT3, fT4
- *manifeste Hyperthyreose* = ↓ TSH + ↑ fT3, fT4
  - häufig von autonomen Arealen verursacht (diese produzieren Schilddrüsenhormone unabhängig von den TSH-Werten)
  - Diagnostik: Suppressionsszintigrafie: normale Szintigramm → Levothyroxin 2 Wochen → ↓ TSH-Sekretion, aber die autonomen Areale produzieren trotzdem Hormone → beim 2. Szintigramm → Darstellung der autonomen Areale (ggf. zum Vergleich des ersten Szintigramms)
- *immunogene Hyperthyreose* = Morbus-Basedow-Graves: Autoantikörper gegen TSH-Rezeptoren (Thyreotropin-Rezeptor-Autoantikörper, TRAK) in der Schilddrüse

13.1.2 Normale Blutwerte

- *Trijodthyronin (T3)*
  - gesamtes T3: 70–132 ng / dl
  - freies T3: 0,2–0,52 ng / dl

- *Tetrajodthyronin / (Levo-)Thyroxin (T4)*
  - gesamtes T4: 5–12 µg / dl
  - freies T4: 0,7–1,9 ng / dl
- *Thyrotropin / Thyreoidea stimulierendes Hormon (TSH)*
  - 0,27–4,2 µIU / ml
  - in der Schwangerschaft: ideal ≤ 1,5–2 µIU / ml

13.1.3 Hyperthyreose

- *allgemeine Symptome*
  - Gewichtsverlust trotz Polyphagie (Heißhungerattacken)
  - warme, gerötete Haut
  - Hyperhidrose → Polydipsie
  - Hyperthermie und Wärmeintoleranz
  - Unruhe, Reizbarkeit, Konzentrationsstörungen
- *Herz-Kreislauf*
  - Tachykardie
  - Vorhofflimmern
- *neurologisch*
  - Tremor in den Akren
  - thyreotoxische Enzephalopathie → Koma, Exitus (während einer thyreotoxischen Krise)
- *dermatologisch*
  - dünne Haut
  - Pruritus
  - Alopezie
  - Onycholyse
- *gastroenterologisch*
  - Diarrhö
- *gynäkologisch und sexuell*
  - Impotenz ♂
  - Gynäkomastie ♂
  - Spaniomenorrhö, Oligo- bis Amenorrhö ♀
  - Infertilität ♀, ♂
- *lokomotorisch*
  - Myopathie, Muskelatrophie
  - Osteopathie
- *Stoffwechsel*
  - Hypocholesterinämie
  - ↑ Kalzämie
  - pathologische Glukosetoleranz
- *Orbithopathie*
  - Antikörper gegen TSH-Rezeptoren in der Orbita → chronische Entzündung + Lymphozyten-, Kollagen- und Glykosaminoglykanen-Infiltration
  - okuläres Fremdkörpergefühl
  - Exophthalmus + „fixierter Blick" wegen Augenmuskellähmungen → ↓ Augenbeweglichkeit, Doppelbilder

- Lidretraktion → Cornea-Ulzerationen
- Chemose
- Visuseinschränkung bis zur Amaurose (wenn N. opticus beteiligt ist)
- Lichtempfindlichkeit
- *Hyperthyreose + endokrine Orbitopathie = typisch für Morbus-Basedow-Graves*
- *Merseburger Trias* der M.-Basedow-Graves = Struma + Exophthalmus + Tachykardie
- *wichtige Zeichen des Exophthalmus*
  - Dalrymple-Zeichen: Retraktion des Oberlidretraktion + Exophtalmus → sichtbare Sklera zwischen Oberlidunterkante und Limbus corneae als weißer Streifen
  - Stellwag-Zeichen: ↓ Lidschlagfrequenz
  - Von-Graefe-Zeichen: Augenlid bleibt bei Blicksenkung zurück
  - Möbius-Zeichen: Konvergenzschwäche der Augen

Labor

- TSH ↓
- periphere Schilddrüsenhormone ↑
- TSH-Rezeptorautoantikörper (TRAK) – nicht bei jeder Hyperthyreose!
- Sonografie: echoarme Areale
- Szintigrafie: ↑ Speicherung der Radionuklide:
  - heiße Knoten: ↑ Speicherung
  - kalte Knoten: ↓ Speicherung; V. a. Zyste, Malignom

Therapie

- Allgemeinmaßnahmen
  - Nikotinkarenz!
  - keine jodhaltigen Kontrastmittel oder Medikamente wie Amiodaron – falls jodhaltiges KM nötig: vor der KM-Gabe und 2 Wochen danach: Thyreostatika
- Thyreostatika für 1 Jahr: Perchlorat, Thiamazol, Carbimazol, Propylthiouracil
  - falls Rezidiv: thyreoablative Radiojodtherapie
- progrediente Orbitopathie: Steroidtherapie, retrobulbäre Bestrahlung, Resektion der Orbita-Bindegewebe zur Dekompression des N. opticus

Thyreotoxische Krise

- Herzrhythmusstörungen, Tachykardie
- Fieber
- Hyperhidrose
- ↑↑↑ Nervosität
- Bewusstseinstrübungen
- Koma

LittleDoc meint

Eine thyreotoxische Krise ist ein Notfall!
Es kann manchmal sogar sein, dass sich die Patienten mit V.a. Psychose vorstellen.

- Therapie:
  - intensivstationäre Behandlung
  - Volumen- und Elektrolytsubstitution
  - hoch dosierte Thyreostatika
  - β-Blocker
  - Fiebersenkung: Wadenwickel, extrakorporaler Kreislauf
  - Plasmapherese
  - Glukokortikoide – prophylaktisch; Gefahr: Nebennierenrindeninsuffizienz
  - Notfall: Schilddrüsenresektion

13.1.4 Hypothyreose und Hashimoto-Thyreoiditis

2 Stadien: subklinisch und klinisch

- Apathie, Abgeschlagenheit, verlangsamte Sprache mit rauer Stimme, Konzentrationsstörungen
- Gewichtszunahme, Myxödem
- seltenere Stuhlgänge bis zur Obstipation
- Kälteintoleranz
- trockene, teigige Haut
- Haarausfall und Hertoghe-Zeichen oder *Queen-Anne-Zeichen* (Zurückweichen der seitlichen Augenbrauen)
- Bradykardie
- Hypertriglyzeridämie

Labor

- ↑ TSH
- ↓ periphere Schilddrüsenhormone
- *aber:* bei Hashimoto – am Anfang: zerstörte Thyreozyten → ↑ Schilddrüsenhormone werden freigesetzt → Hyperthyreose
- ggf. Tg-, TPO-Autoantikörper

Einteilung

- *primäre Hypothyreose:* Autoimmunthyreoiditis (Morbus Hashimoto), nach Strumektomie, Thyreostatika, Radiojodtherapie, Lithium usw. (iatrogen)
- *sekundäre Hypothyreose:* ↓ TSH (Hypophysen-Krankheiten, -Defekte usw.)
- *tertiäre Hypothyreose:* Pickardt-Fahlbusch-Syndrom, Hypothalamus-Krankheiten oder -Defekte, Schilddrüsenhormonresistenz

Hashimoto-Thyreoiditis

= **autoimmune Erkrankung**
- familiäre Prädisposition
- kleine Schilddrüse, echoarm, homogen oder mit Knoten

LittleDoc rätselt

Bei den Porträts von John de Critz dem Älteren (1605) und Marcus Gerards dem Jüngeren (1612) handelt es sich wahrscheinlich um *Anna von Dänemark*. Die Zeichen der Hypothyreose kann man sehr gut darauf erkennen – auch wenn es keinen klaren Beweis gibt, dass sie daran erkrankt war. Andere vermuten, dargestellt sei Anne Boleyn, Anne de Beaujeu oder Anna von Kleve.
Meines Erachtens hätte Anne Boleyn nie an Hypothyreose leiden können :-) und das Gleiche würde ich dank ihrer Kraft und Beharrlichkeit von Anna von Kleve sagen. Auf gar keinen Fall bin ich der Meinung, dass Madame la Grande Hypothyreose hatte.
Ich bleibe also bei Anna von Dänemark. Was meinen Sie?

- Autoantikörper gegen Thyreoglobulin (Tg-Antikörper) und gegen thyreoidale Peroxidase (TPO-Autoantikörper), HLA-Merkmale
- lymphozytäre Infiltration
- kann mit folgenden Krankheiten assoziiert werden: Schilddrüsenlymphom, DM Typ I, Sprue, SLE, Sklerodermie, rheumatoide Arthritis, Sjögren, Biermer-Anämie, Nephrolithiasis usw.

Therapie

- lebenslange L-Thyroxin-Substitution, schon seit dem subklinischen Stadium (TSH erhöht + normale periphere Schilddrüsenhormone): am Anfang 25–50 µg für 3 Monate mit TSH Kontrolle → wenn TSH normalisiert: weiter mit der gleichen Dosierung; wenn TSH noch unter der Norm → 75 µg usw.

13.1.5 Schilddrüsenkarzinome

- häufig stellen sich die Patienten wegen eines Knotens am Hals vor
- Palpation des Knotens: indolent, derb, verbacken, lässt sich schwer (oder nicht) verschieben, gleitet nicht, wie normalerweise zu erwarten wäre, während des Schluckens mit dem Kehlkopf nach kranial; wächst schnell
- Sonografie: unscharf begrenzt, echoarmes, häufig nicht homogenes Areal
- Szintigrafie: kalter Knoten, Infiltration der Umgebung
- gezielte Feinnadelpunktion nötig – negative Zytologie schließt ein Malignom nicht aus, deswegen Resektion häufig indiziert
- klinisch: Kompression / Invasion der benachbarten Organe: Dyspnoe, Dysphagie, Dysphonie, Heiserkeit, Claude-Bernard-Horner-Syndrom (*Cave*: N. laryngeus recurrens, auch bei der OP!)

Histologische Einteilung

- *papilläres* Karzinom: Marker Thyreoglobulin – wichtig nach Thyroidektomie: wenn ↑ → Metastasen; gute Prognose
- *follikuläres* Karzinom: Marker Thyreoglobulin – wichtig nach Thyroidektomie: wenn ↑ → Metastasen; mäßige Prognose
- *anaplastisches* (undifferenziertes) Karzinom: schlechte Prognose
- *medulläres* Schilddrüsenkarzinom: Marker Calcitonin: mäßige Prognose

Therapie

Je nach histologischem Typ:
- totale Thyroidektomie mit Lymphadenektomie: bei allen Typen
- adjuvante thyreoablative Radiojodtherapie, falls Reste nachweisbar: papillär und follikulär, weil die beiden anderen histologischen Typen ohnehin kein Jod speichern
- Post-OP Levo-Thyroxin: papillär und follikulär, sodass ein ↑ TSH eventuelle Metastasen nicht reizt

- adjuvante Strahlentherapie: anaplastisch
- Tyrosinkinaseinhibitoren (palliativ): medullär

TIPP
Psychologische Unterstützung empfehlen!

13.2 Hyperkortisolismus (Cushing-Syndrom)

13.2.1 Ätiologie

- iatrogen / exogen: Therapie mit Glukokortikoiden
- Nebennierenrindentumoren mit ↑ Kortisolproduktion
- zentrales Cushing-Syndrom = Morbus Cushing = autonome ACTH-Produktion (Hypophysenadenom) oder ektopes ACTH-Syndrom (paraneoplastisch, z. B. bei einem kleinzelligen Bronchialkarzinom)

13.2.2 Klinik

- psychisch: Depression, Angstattacken
- Vollmondgesicht, Gesichtsrötung
- zentripetale Adipositas („Lemon on Toothpicks") mit verbreitertem Nacken
- livide breite Streifen (Striae distensae), besonders im abdominalen Bereich
- Akne, Furunkel, Wundheilungsstörungen (ähnelt hier DM), Hirsutismus
- Menstruationsstörungen
- Impotenz
- aHT, DM
- Myopathie, Osteoporose
- gastrointestinale Beschwerden (Ulkus)
- Osteoporose

13.2.3 Diagnostik

- Labor: K ↓ und Na ↑
- Dexamethason-Suppressionstest (Kurztest): 2 mg Dexamethason um Mitternacht → um 8 Uhr am nächsten Tag: Serumkortisol-Spiegel? Normal < 3 µg / dl; bei Cushing-Syndrom ↑ ↑ (Ø Suppression)
- hoch dosierter Dexamethason-Hemmtest: 8 mg Dexamethason → normal: ↓ Serumkortisol-Spiegel um > 50 %; ektopisches und adrenales Cushing-Syndrom: Ø Suppression
- beim *zentralen* Morbus Cushing können die Adenomzellen auf CRH reagieren, die ACTH-Konzentration steigt nach CRH-Gabe an
- beim *ektopen und adrenalen* Cushing-Syndrom ist die hypophysäre ACTH-Produktion durch die chronisch erhöhte Kortisolkonzentration vollständig unterdrückt, der ACTH-Anstieg nach CRH-Gabe bleibt aus

- Kortisol im 24-Stunden-Urin: ↑
- Kortisol im Serum im Tagesprofil: ↑
- ACTH basal
  - ↑ → zentral (Morbus Cushing)
  - ↓ → adrenal
- CRH-Test: 100 µg CRH einspritzen → ACTH-Spiegel nach 15, 30, 60 und 90 min: ↑↑↑ ACTH → zentral
- Nebennierensonografie
- CT-/MRT Abdomen

13.2.4 Differenzialdiagnosen

- Iatrogene Ursachen
- andere Ursachen der aHT
- metabolisches Syndrom
- Nierenarterienstenose
- Hyperaldosteronismus, Pseudohyperaldosteronismus
- Hyperparathyreoidismus
- Phäochromozytom

13.2.5 Therapie

- Operation: Adrenalektomie, transsphenoidale Adenomektomie usw.
- paraneoplastisches ACTH-Syndrom: Ketoconazol + Octreotid

13.3 Hyperaldosteronismus (Morbus Conn)

13.3.1 Ätiopathogenese

- **primärer Hyperaldosteronismus**
  - Nebennierenrindenadenom
  - bilaterale Nebennierenrindenhyperplasie
- **sekundärer Hyperaldosteronismus:**
  - ↓ Nierenperfusion: Nierenarterienstenose, maligne aHT, Herzinsuffizienz usw.
  - Leberzirrhose → ⊗ Aldosteronabbau → tubulärer Na-Verlust → ↓ Serum-Na

13.3.2 Diagnostik

- aHT + ↓ Serum-K + metabolische Alkalose
- Aldosteron-Renin-Quotient im Plasma > 200 bei primärem Hyperaldosteronismus (und normal bei sekundärem Hyperaldosteronismus)

> **TIPP**
> 14 Tage vor der Diagnostik: Diuretika, β-Blocker, ACE-Hemmer, Aliskiren und AT1-rezeptor-Blocker absetzen! Die beeinflussen das Renin-Angiotensin-Aldosteron-System!

- Kochsalzbelastungstest: Kochsalzzufuhr → normal: ↓ Aldosteronproduktion; bei primärem Hyperaldosteronismus: Ø Suppression
- Orthostasetest: Plasmaaldosteronspiegel morgens vor dem Aufstehen und nach Bewegung (nach ein paar Stunden): Nierenperfusion wird erniedrigt und Aldosteron sollte ansteigen
  - bei einem Aldosteron-produzierenden Adenom: Ø Aldosteronanstieg
  - bei Nebennierenrindenhyperplasie bds.: Aldosteronanstieg
- Fludrokortisonhemmtest
  - Gabe von Mineralokortikoiden (unter Substitution von NaCl und Kalium) → physiologischer Aldosteronabfall <50 ng/L; bei primärem Hyperaldosteronismus bleiben die Aldosteron-Werte >60 ng/L
- Abdomen-MRT oder -CT

13.3.3 Therapie

- Nebennierenrindenadenome: Exzision mit vorheriger Spironolacton-Gabe (BD ↓ und K ↑)
- bilaterale Nebennierenrindenhyperplasie: Aldosteronantagonisten wie Spironolacton, Eplerenon, Maxrenon

13.4 Nebennierenrindeninsuffizienz (Morbus Addison)

13.4.1 Ätiopathogenese

- Nebennierenrindenerkrankung → ↓ Kortisol und ↓ Aldosteron
- autoimmun: allein oder in Kombinationen z. B. Schmidt-Syndrom = primäre Nebennierenrindeninsuffizienz + M. Hashimoto
- Nebennieren-Metastasen
- infektiös (z. B. TB)
- **Differenzialdiagnose** mit sekundärer Nebenniereninsuffizienz (Hypothalamus- oder Hypophysen-Störungen), wo auch die Schilddrüsenhormone bzw. die Sexualhormone ↑ sind + keine Hauthyperpigmentierung

13.4.2 Klinik

- Allgemeinsymptome: Abgeschlagenheit, Kraftlosigkeit, Gewichtsverlust, Übelkeit, Cephalgie, Kollapsneigung
- arterielle Hypotonie

- Hyperpigmentierung der Haut (besonders an den Handfurchen) und Schleimhäute
- Achsel- und Pubesbehaarung ↓ ↓

LittleDoc meint
Lassen Sie uns kurz an die Oktober-Überraschung von 1960 denken :-)
Hinweis: JFK.

Addison-Krise

- *Ursachen*
  - akute Belastungen ohne Erhöhung der GKK-Dosis
  - plötzliches Absetzen der GKK- und Mineralkortikoidtherapie
  - Antikoagulanzien → Nebennierenrinden-Hämorrhagie
  - Waterhouse-Friderichsen-Syndrom: entweder bei Neisseria meningitidis, Pneumokokken, Hämophilus influenzae, Staphylokokken-Infektion oder bei OPSI-Syndrom (**O**verwhelming **P**ost-**S**plenectomy **I**nfection) → Sepsis und DIK → Nebennierenrindeninfarkt oder Hämorrhagie
- Dehydratation + trotzdem Hyponatriämie *(typisch!)*
- Bewusstseinsstörung
- Fieber
- starke arterielle Hypotonie
- Hypoglykämie
- Schock
- Oligurie
- Pseudoperitonitis

13.4.3 Diagnostik

- hyponatriämie Hyperkaliämie
- ↓ Serumaldosteronspiegel
- ACTH basal – indirekt: ↑ bei Hypokortisolismus
- ACTH-Kurztest: ACTH-Gabe → Ø Kortisolanstieg; falls 21-Hydroxylasemangel bei einem adrenogenitalen Syndrom → ↑ ↑ Steroidpräkursoren
- Plasmarenin sowie Urinrenin im 24-Stunden-Sammelurin: ↑
- Kortisol- und Aldosteron im 24-Stunden-Sammelurin: ↓
- Kortisol- und Aldosteron im Serum: nicht so aussagekräftig wegen Tagesschwenkungen

13.4.4 Therapie

- Hydrokortison und Fludrokortison p. o.
- GKK (Hydrokortison): gesamte Dosis zwischen 6–8 Uhr morgens; falls abends auch unbedingt nötig: minimale Dosis
- bei Operationen, Stress oder Infektionen: doppelte Dosierung von Hydrokortison
- *Addison-Krise:* 100 mg Hydrokortison Bolus, dann kontinuierlich 100–200 mg / d i. v. + Flüssigkeitssubstitution mit Glukoselösung + NaCl 0,9 %

13.5 Phäochromozytom

= **Tumor, der Katecholamine produziert; meist im Nebennierenmark**

13.5.1 Klinik

- entweder therapieresistent aHT oder paroxysmale BD-Krisen
- Tachykardie, Palpitationen
- plötzliche Gesichtsblässe
- Hyperhidrose
- Nervosität
- Gewichtsverlust
- *Cave* bei der Palpation des Abdomens: auch ein leichter Druck auf den Tumor kann eine starke Katecholaminausschüttung verursachen

13.5.2 Diagnostik

- Noradrenalin, Adrenalin, Metanephrin, Normetanephrin in 24-Stunden-Sammelurin: ↑
- Clonidinhemmtest: normal: ↓ Katecholaminproduktion und Plasmakatecholamine ↓; bei Phäochromozytom Ø Senkung

TIPP
Vor dem Clonidinhemmtest: Clonidin, Reserpin, MAO-Hemmer und/oder α-Methyldopa absetzen!

- Abdomensonografie
- MRT/CT Abdomen
- Meta-Jod-Benzyl-Guanidin-Szintigrafie

13.5.3 Therapie

- Tumorexzision

MERKE
Gefahr: negatives Feedback auf die präoperative Vasokonstriktion (mit Flüssigkeitsmangel) → postoperative Vasodilatation → starke BD-Senkung!
Vor der Tumorexzision, α-Blocker (Phenoxybenzamin)-Gabe + viel Flüssigkeit!

- keine β-Blocker ohne α-Blocker, Gefahr ⊗ Vasodilatation → ↑ ↑ BD

13.6 Adrenogenitales Syndrom

13.6.1 Ätiopathogenese

- 21-Hydroxylase *defekt* → ↓ oder gestörte Kortisolsynthese → ↑ ACTH → Nebennierenrindensynthese von zu vielen Kortisolvorstufen → in Androgene umgewandelt
- 21-Hydroxylase *komplett defekt* → auch Ø Aldosteronsynthese → Salzverlustsyndrom mit ↓ Na und arterieller Hypotonie

13.6.2 Klinik

- **XX**
  - beschleunigtes Größenwachstum im Kindesalter durch einen Androgenüberschuss
  - Kleinwuchs im Erwachsenenalter, weil ↑ Androgene → frühzeitiger Verschluss der Epiphysenfugen
  - primäre Amenorrhö
  - Pseudohermaphroditismus femininus: Gonade weiblich, Aussehen männlich = Virilisierung: tiefe Stimme, Hirsutismus, Klitorisvergrößerung
- **XY**
  - Pseudopubertas praecox mit spezifischer männlicher Behaarung durch einen Androgenüberschuss
  - sekundärer Hypogonadismus, weil Androgene ↑ → ↓ Gonadotropinen

13.7 Diabetes mellitus

= **Zuckerkrankheit, Blutzuckerkrankheit**

13.7.1 Ätiopathogenese

- ein relativer oder absoluter Mangel an Insulin oder eine verminderte Insulinwirkung
- **BZ** = 70–100 mg / dl
  - ↓ von Insulin
  - ↑ von Glukagon, Kortisol, Katecholaminen, STH
- **Insulin** = 6–25 mU / l (μU / ml) nach 12-stündigem Fasten; ≤ 200 mU / l (μU / ml) nach Stimulation (Glukose oder Glukagon-Gabe)
- Abspaltung des C-Peptids von Proinsulin → Insulin
  - ↑ von: ↑ Glukose, Aminosäuren, Fettsäuren, Ketonkörper, β-Stimulation, Azetylcholin, GIP, CCK, Sekretin, Gastrin, GLP1
  - ↓ von: Insulin, Noradrenalin, Adrenalin, α2-Stimulation, BZ ↑, Somatostatin

Einteilung

- **DM Typ 1**
  - autoimmune oder idiopathische Zerstörung der β-Zellen des Pankreas → absoluter Mangel an Insulin
  - genetische Prädisposition, familiäre Belastung, HLA-DR3 oder HLA-DR4
  - Auftreten: meist bei Kindern und Jugendlichen, selten bei Erwachsenen: LADA (**L**atent **A**utoimmune **D**iabetes in **A**dults)
  - klinisch nachweisbar, wenn 80 % der Zellen schon zerstört sind
- **DM Typ 2**
  - Überernährung + Bewegungsarmut → Insulinresistenz (↓ Wirkung an den peripheren Insulinrezeptoren)
  - gestörte Insulinsekretion → relativer Insulinmangel
- **DM Typ 3:** von a bis h
  - **Typ 3a:** MODY (**M**aturity **O**nset **D**iabetes of the **Y**oung): AD-vererbter genetischer Defekt → β-Zellfunktionsstörung
  - **Typ 3b:** Insulinrezeptor-Gendefekte
  - **Typ 3c:** Störung der exokrinen Funktion → endokrine Insuffizienz (z. B. Pankreatitis, Pankreasresektion, Pankreastumoren, Trauma, Mukoviszidose usw.)
  - **Typ 3d:** endokrine Krankheiten, die eine Zuckerstoffwechselstörung verursachen (z. B. Hyperthyreose, Morbus Cushing, Phäochromozytom, Adenome die Somatostatin, Glukagon, Aldosteron usw. sekretieren)
  - **Typ 3e:** iatrogen – durch Medikamente (GKK, Levo-Thyroxin, Thiazide; *Cave!* IFN-α kann die Bildung von Autoantikörpern gegen Inselzellen verursachen)
  - **Typ 3 f.:** infektionsbedingt: CMV, Röteln
  - **Typ 3 g:** autoimmunbedingt
  - **Typ 3h:** genetische Syndrome, die DM assoziieren können (Trisomie 21, Monosomie X oder XXY-Syndrom)
- **Schwangerschaftsdiabetes**
  - Gravidität-induzierte periphere Insulinresistenz und reduzierte Insulinsekretionskapazität
  - häufig Normalisierung des Glukosestoffwechsels nach der Entbindung

> **LittleDoc meint**
> Nein, Sie brauchen nicht alle Typen von Typ 3 auswendig zu lernen!

13.7.2 Klinik

- **Diabetes mellitus Typ 1**
  - Polyurie
  - Polydypsie
  - Gewichtsabnahme
  - Leistungsschwäche
  - ggf. Pruritus, Hautinfektionen, Schmerzen und Missempfindungen in den Extremitäten
  - manchmal die Erstmanifestation: Coma diabeticum
- **Diabetes mellitus Typ 2**
  - oftmals assoziiert mit Hypertonie und Hypertriglyzeridämie

- Polyurie
- Polydypsie
- Gewichtsabnahme
- Leistungsschwäche
- ggf. Pruritus, Hautinfektionen, Schmerz und Missempfindungen in den Extremitäten
- meist adipöser EZ
- „gesunde" Gesichtsfarbe: Rubeosis diabetica

13.7.3 Diagnostik

- Blutglukose
  - spontan (nicht nüchtern) > 200 mg/dl oder wiederholter Nüchtern-Blutzucker > 125 mg/dl → Diagnose gesichert
  - Nüchtern-Blutzucker > 100 mg/dl, aber < 125 mg/dl → „gestörter Nüchtern-Blutzucker"
- oraler Glukosetoleranztest (oGTT) bei Vorliegen eines gestörten Nüchtern-Blutzuckers indiziert
  - 2-h-Wert > 200 mg/dl → Vorliegen eines DM
  - 2-h-Wert > 140 mg/dl, aber < 200 mg/dl → gestörter Nüchtern-Blutzucker

> **MERKE**
> Falsch positive Werte des oGTT bei
> - Z.n. längerem Fasten
> - kohlenhydratarmer Kost
> - Einnahme von bestimmten Medikamenten, z.B. Steroiden, Furosemid, Phenytoin

- Bestimmung des C-Peptids: Typ 1 oder Typ 2?
  - Typ 1: ∅ oder sehr ↓
  - Typ 2: normal oder ↑
- HbA1c-Bestimmung (glykosyliertes Hämoglobin) – objektive Feststellung der durchschnittlichen Glukosekonzentration in den letzten 2–3 Monaten, die nicht beeinflusst werden kann
  - Grenzwert ≤ 6,5 %
- BZ am Abend (22 Uhr): Bedarf an Langzeitinsulin am Morgen
  - Zielwert 110–135 mg/dl
- BZ-Tagesprofil
  - zeigt, ob auch Hypoglykämien unter der Therapie auftreten
- serologische Marker für DM Typ 1
  - Inselzell-Antikörper (ICA)
  - Insulin-Autoantikörper (IAA)
  - Autoantikörper gegen Glutamatdecarboxylase (GADA)
  - Tyrosinphosphatase-verwandte Proteine (IA-2)
  - HLA-Typisierung
- BD-Messung an beiden Armen bzw. 24-h-BD-Messung zum Ausschluss einer aHT

- Bestimmung des LDL-Cholesterins
  - Zielwert < 70 mg / dl
- Glukosurie
  - Normalerweise: komplette tubuläre Glukose-Resorption aus dem Primärfiltrat
  - Es gibt aber ein tubuläres Transportmaximum bei Plasmaschwellenkonzentration von ca. 180 mg / dl; wenn es überschritten wird → Glukosurie
- Albuminurie / Proteinurie
- EKG, Echokardiografie
- Elektrophorese – Dysproteinämie?
- Augenhintergrund und Visus
- neurologische Untersuchung
- Karotidsonografie

HOMA-Index

HOMA = **Ho**meostasis **M**odel **A**ssessment
- zur Abschätzung einer Insulinresistenz
- wird aus Nüchterninsulin und Nüchternglukose berechnet

$$\text{HOMA-Index} = \frac{\text{Nüchterninsulin}^{\mu U}/_{ml} \times \text{Nüchternblutzucker}^{mg}/_{dl}}{405}$$

Tab. 13.1 HOMA-Index zur Abschätzung der Insulinresistenz

Stadium	HOMA-Index	Insulinresistenz?
1	< 2,0	unwahrscheinlich
2	2,0–2,5	es gibt Hinweise darauf
3	2,5–5,0	wahrscheinlich
4	> 5,0	ja

LittleDoc meint
Bitte alle Komplikationen – akut und spät – gut beherrschen!

13.7.4 Akute Komplikationen

Ketoazidotisches Coma diabeticum

= **Hyperglykämie mit Azidose durch Ketonkörper**
- **Ätiopathogenese**
  - absoluter Insulinmangel → fast nur bei *DM Typ I* (bei ¼ der Fälle auch die Erstmanifestation) → nur kontrainsuläre Hormone (wie Glukagon)
    - Hyperglykämie mit vermindertem Transport in die Zelle → intrazelluläre Dehydratation durch Osmose (außer ZNS: dort befinden sich *Osmole* in den Zellen, die den Wasserfluss in die Zelle antreiben und sich danach sehr langsam auslösen)
    - osmotische Diurese → Exsikkose
    - ↑ Lipolyse → ↑ Ketogenese → metabolische Azidose
    - ↑ Glukoneogenese → Hyperglykämie

- **Klinik**
  - Hyperglykämie mit osmotischer Diurese: Polyurie → Polydipsie
  - Antriebsschwäche
  - Bewusstseinstrübung
  - Ketoazidose: Nausea, Vomitus, Kußmaul-Atmung, Azetongeruch, Pseudoperitonitis diabetica
  - Elektrolytverschiebungen: Herzrhythmusstörungen
  - Exsikkose:
    - Xerodermie
    - Puls ↑, Riva-Rocci ↓
    - Erregung, Delirium, Somnolenz, Koma
    - Nierenfunktionsstörung
- **Labor**
  - Ketone im Urin
  - Blutzucker: 400–800 mg/dl
  - Blut-pH ↓
  - Elektrolyte?
  - Nierenwerte: Kreatinin, Harnstoff?
  - Blutfette ↑
- **EKG**
  - Rhythmusstörungen und andere Ausweise der Elektrolytstörungen
- **Therapie**
  - intensivmedizinische Überwachung
  - Infusionstherapie: isotone NaCl-Lösung, 1 L in der ersten Stunde (ca. 10 % vom Körpergewicht binnen 12 Stunden)
  - Kalium substituieren, auch bei normalem Serumkalium (5–20 mval KCl/h i. v.); Natrium kontrollieren

TIPP

K+ kann die Gefäße reizen → bei höherem Bedarf, bitte ZVK!

  - Insulin-Dauerinfusion → langsame Blutzuckersenkung (50 mg/dl/Stunde); ab Glukose 250 mg/dl: weiterhin Insulin + 10 % Glukose und K
  - pH < 7,1: Pufferlösungen wie Natriumbicarbonat
  - ggf. Magensonde

Hyperosmolares Coma diabeticum

- **Ätiopathogenese**
  - relativer Insulinmangel → vor allem bei *DM Typ II*
    - falsche Ernährung
    - orale Antidiabetika vergessen oder inkorrekt eingenommen
    - ↑ Bedarf, Infekte
    - GKK-Einnahme
  - Hyperglykämie bis > 1000 mg/dl
  - Lipolyse ist noch ↓↓ → auch die Ketogenese ist ↓ → Ø Azidose
  - starke Exsikkose

- **Klinik**
  - Polyurie → Polydipsie
  - starke Dehydratation
  - Bewusstseinstrübung
- **Therapie**
  - intensivmedizinische Überwachung
  - Infusionstherapie (intensiver als bei Ketoazidose), Elektrolyte
  - Insulin zur langsamen BZ-Senkung

Laktatazidotisches Koma

- **Ätiopathogenese**
  - mitochondriale Transportstörungen → ↑ Laktat
  - häufige Auslöser:
    - Biguanide
    - C_2
    - Fruktose, Süßstoffe
    - Hypoxie
- **Klinik**
  - Azidosezeichen (s. ketoazidotisches Koma)
- **Diagnostik**
  - Blut-Laktatspiegel > 5 mmol/l
  - Blut-pH < 7,25
- **Therapie**
  - forcierte Diurese → Laktat ↓
  - Hämodialyse → Biguanide ↓

Hypoglykämie

= BZ < 45 mg / dl + Symptomatik
- *Hypoglykämie + Schockzeichen = hypoglykämischer Schock*
- **Ätiopathogenese**
  - Hyperinsulinämie
    - Insulinom
    - ↑ Insulin-Gabe
    - Fisch und Fleisch (mit viel Leucin) → ↑ Insulin
    - Inselzellhypertrophie (z. B. bei chronischer Pankreatitis)
  - paraneoplastisch
  - plötzliche und übermäßige Insulinsekretion, wie beim Spätdumping-Syndrom (nach Magenresektion) oder bei ↓ Glukosetoleranz
  - ↓ Nahrung trotz Insulin-Einnahme
  - ↑ Glukosebedarf, wie bei Sepsis oder Leberinsuffizienz (Glukoneogenese und Glykogenbildung sind gestört)
  - C_2: ↓ Glykogenabbau in der Leber
  - β-Blocker: ↓ Glykogenabbau in den Muskeln
- **Klinik**
  - *vegetative Reaktionen*

- Zuerst parasympathisch:
  Hunger, aber auch leichte Nausea bis zum Vomitus
  Harn- und Stuhldrang
  Schwäche
- Dann sympathisch:
  Nervosität, Tremor
  Hyperhidrose
  Puls ↑, RR ↑
  Mydriasis
– *ZNS-Reaktionen*
  - Aufmerksamkeitsstörung, Verhaltensstörungen
  - Cephalgie
  - Visusminderung (Linsen-Schrumpfung wegen osmotischer Flüssigkeitsverschiebung bei Schwankungen der Glykämie)
  - später: Krampfanfälle, Dyspnoe, Koma bis zum Exitus
  - *Cave!* DD Schlaganfall – bei Pat. mit neurologischen Auffälligkeiten immer BZ messen!
- **Therapie**
  – Glukose p. o. (nicht bei Vigilanzminderung – Aspirationsgefahr!)
  – Glukagon s. c. oder i. m. (wirkt bei C_2-Abusus nicht)
  – anhaltende Ohnmacht: Glukose i. v.
  – Therapie der Ursache

13.7.5 Späte Komplikationen

Mikroangiopathie

= chronische Hyperglykämie → Verdickung der Kapillären-Basalmembrane

Mikroangiopathie – diabetische Nephropathie

- **Ätiopathogenese**
  – Ablagerung von Glykoproteinen in der Basalmembran → Verdickung der Basalmembran der Glomeruli bis zur Glomerulosklerose (Kimmelstiel-Wilson-Glomerulosklerose) → Störung der glomerulären Filtration
  – falls aHT-assoziiert: ↑ Glomerulosklerose
  – DM: Immunität ↓ → rezidivierende akute Pyelonephritiden → ↑ Nierenschädigung
- **Stadieneinteilung**
  – Nierenschädigung mit *normaler Nierenfunktion = Stadium 1*
    - **Stadium 1a** (Mikroalbuminurie): Albuminausscheidung ♀ 20–300 mg / l, ♂ 20–200 mg / l, Kreatinin-Clearance > 90 ml / min
    - **Stadium 1b** (Makroalbuminurie): Albuminausscheidung ♀ > 300 mg / l, ♂ > 200 mg / l, Kreatinin-Clearance > 90 ml / min
  – Nierenschädigung mit *Niereninsuffizienz*
    - **Stadium 2** (leichtgradig): Albuminausscheidung ♀ > 300 mg / l, ♂ > 200 mg / l, Kreatinin-Clearance 60–89 ml / min

- **Stadium 3** (mäßiggradig): Albuminausscheidung ♀ > 300 mg/l, ♂ > 200 mg/l, Kreatinin-Clearance 30–59 ml/min
- **Stadium 4** (hochgradig): Albuminausscheidung ↓, Kreatinin-Clearance 15–29 ml/min
- **Stadium 5** (terminal): Albuminausscheidung ↓, Kreatinin-Clearance < 15 ml/min

- **Klinik**
  - aHT
  - Ödeme wegen eines nephrotischen Syndroms
  - ↑ Infektanfälligkeit wegen Proteinurie → Ig-Mangel
  - Niereninsuffizienz/Urämie
- **Therapie**
  - Eiweißzufuhr ↓: 0,8 g/kg/d
  - Nikotinkarenz
  - Blutzucker- und Blutdruckeinstellung < 140/80 mmHg (mit ACE-Hemmer oder Angiotensin-II-[AT1-]Rezeptor-Antagonist)
  - LDL < 70 mg/dl (ggf. Statine)

Mikroangiopathie – diabetische Retinopathie

- häufigste Erblindungsursache
- nicht-proliferative Retinopathie
  - Mikroaneurysmen
  - punktförmige Hämorrhagien
  - harte Exsudate (scharf begrenzte weißliche Flecke)
  - weiche Exsudate
- proliferative Retinopathie
  - Gefäßproliferationen
  - Glaskörperblutungen
  - Mikroinfarkte = Cotton-Wool-Herde (unscharf begrenzte weißliche Flecken)
  - Amotio retinae (Netzhautablösung) wegen Kapillaren-Verschluss

Diabetische Makroangiopathie

- Atherosklerose der großen und mittleren Gefäße
  - KHK
  - pAVK
  - zerebrale Perfusionsstörung

Diabetische Neuropathie

- symmetrische distale sensomotorische Neuropathie
  - besonders an den Beinen
  - Parästhesie, Hypästhesie und Algesie („Burning Feet") → Vibrations-, Temperatur- und Schmerz-Missempfindung
  - Muskeleigenreflexe können auch beteiligt sein
  - ↑ typischerweise nachts (in Ruhe)

- autonome Neuropathie
  - schmerzlose Myokardinfarkte
  - gestörte Pupillenreflexe – aufgehaltene Mydriasis
  - Augenmuskellähmung
  - Fazialislähmung
  - Blasenatonie
  - Impotenz
  - Gastroparese
  - ↓ Thermoregulation wegen ↓ Schweißproduktion und ↓ Vasodilatation

Diabetisches Fußsyndrom

- entweder wegen Makroangiopathie oder Neuropathie oder deren Kombination

> **TIPP**
> Häufige Ulzera an der Fußsohle = *Malum perforans*.

- *wegen Ischämie (Makroangiopathie, pAVK)*
  - belastungsabhängiger Beinschmerz, Claudicatio, dann Ruheschmerz
  - Haut blass, atrophisch-livid, evtl. zyanotisch
  - schmerzhafte Nekrosen und Ulzera, Fuß kalt
  - Reflexe sind nicht betroffen
  - Fußpulse ↓
  - Doppler-Verschlussdruck < 60 mmHg
  - ABI < 0,9
  - epikritische Sensibilität normal
  - transkutanes O_2 ↓
- *wegen Neuropathie*
  - Parästhesie, Hypästhesie
  - ohne Schmerzen oder selten, in Ruhe
  - Fuß warm, voluminös trocken, mit Hyperkeratosen
  - Drucknekrosen oder Ulzera
  - Haut normal oder rosig, ggf. mit Hyperkeratosen (Callus, Schwielen)
  - epikritische Sensibilitäts-, Temperatur-, Nozizeptions- und Propriozeptions-Missempfindungen mit „sockenartiger Begrenzung"
  - Achillessehnenreflex und / oder Patellarsehnenreflex sind betroffen
  - Fußpulse normal
  - Doppler-Verschlussdruck > 60 mmHg
  - ABI > 0,9
  - transkutanes O_2 normal
- *wegen einer Kombination (am häufigsten)*
  - Parästhesie, Hypästhesie
  - Haut blass, evtl. zyanotisch, schmerzlose Nekrosen und Ulzera, Fuß kalt
  - epikritische Sensibilitäts-, Temperatur- und Propriozeptions-Missempfindungen
  - Reflexe sind betroffen
  - Fußpulse ↓

LittleDoc meint

An dieser Stelle bitte das Kapitel „pAVK" wiederholen!

- Doppler-Verschlussdruck < 60 mmHg
- ABI < 0,9
- transkutanes O_2 ↓

13.7.6 Therapie

LittleDoc meint

Es ist bekannt und mir auch bewusst, dass viele die Patientenschulungen ignorieren oder dass sie manchmal Akupunktur, Psychotherapie, Ergotherapie oder Kunsttherapie usw. gar nicht mehr erwähnen. Man sollte verstehen, dass Medizin auch Prophylaxe und psychische Unterstützung involviert, auch wenn man mit diesen Formen der Patientenbehandlung früher vielleicht nicht gearbeitet hat oder dazu nichts gelernt hat. Sie sind aber wichtig und sollten in Betracht gezogen werden, auch wenn es manchen am Anfang schwerfällt.

- Ziele:
  - Nüchtern-Blutzucker 90–120 mg/dl
  - postprandialer Blutzucker < 160 mg/dl
  - HbA1c < 6,5 %
- **Patientenschulung:** Ernährung, Insulin oder orale Antidiabetika, Wunden-Vermeidung und -Pflege, spezielles Schuhwerk, Komplikationen der Krankheit usw.
- Proteine : Lipide : Kohlenhydrate = 15–20 % : 30 % : 45–55 %

DM Typ 1: Insulintherapie

- morgens und abends: lang wirksame Verzögerungsinsuline
- bei den Mahlzeiten: schnell wirksames Normalinsulin
  - je nach geplanter Nahrungsaufnahme (BE-Faktor)
  - je nach dem aktuellen Blutzuckerwert
- *oder* kontinuierliche s.c. Insulininfusion + Bolusgabe über eine Insulinpumpe bei den Mahlzeiten

> **TIPP**
> BE-Faktor = Broteinheiten-Faktor → zur Berechnung der benötigten Insulindosis pro BE.
> BE-Faktor = 0,5–5; 1 BE = 12 g Kohlenhydrate.
> *Beispiel:* BE-Faktor = 3 → die Insulindosierung (in IE) vor einer Mahlzeit beträgt mit 4 Broteinheiten = 12 IE.

DM Typ 2: Diät + körperliche Bewegung + orale Antidiabetika

- Biguanide: Metformin = die Erstlinientherapie
  - ↓ intestinale Glukoseresorption
  - ↓ hepatische Glukosefreisetzung und Glukoneogenese
  - ↑ steigern die Glukoseaufnahme in den Muskeln
  - Ø Gewichtszunahme
  - Ø Hypoglykämie
  - *Nebenwirkung:* Laktazidose, gastrointestinale Beschwerden
- Glukosidase-Hemmer (Acarbose)
  - ⊗ Glukoseaufnahme im Darm
  - ⊗ postprandialer Blutzuckeranstieg
  - *Nebenwirkung:* gastrointestinale Beschwerden
- SGLT-2-Hemmer (Sodium-dependent-Glucose-Co-Transporter-2-Hemmer), Gliflozine (Dapagliflozin)
  - ↓ renale Glukose-Reabsorption
  - *Nebenwirkung:* Harnwegsinfektionen

- Sulfonylharnstoffe (Glibenclamid)
  - ↑ Insulinsekretion der β-Zellen
  - *Nebenwirkung:* Hypoglykämie, Gewichtszunahme
- Sulfonylharnstoff-Rezeptoragonisten (Repaglinid)
  - ↑ Insulinsekretion der β-Zellen
  - *Nebenwirkung:* Hypoglykämie, Gewichtszunahme
- Insulin-Sensitizer (in Deutschland nur Pioglitazon)
  - ↑ Insulinsensitivität
  - *MI-Gefahr* → Glitazone wurden vom Markt genommen
- Inkretinmimetika (Exenatid)
  - glukoseabhängige Insulinsekretion ↑ (wie z. B. GLP-1)
  - *Nebenwirkung:* Hypoglykämie, Cephalgie, Nausea
- Dipeptidyl-Peptidase-4 Inhibitoren (Sitagliptin)
  - Inkretinabbau
  - *Nebenwirkung:* Nausea, Ödeme

13.8 Metabolisches Syndrom

= „das tödliche Quartett": Adipositas, aHT, Hyperglykämie und Hypertriglyzerdämie (mit HDL ↓)
- kann von Hyperurikämie, Hyperkoagulabilität und ↑ OB-Hormon (Leptin) begleitet sein

Tab. 13.2 Diagnostik des metabolischen Syndroms

Pflicht-Kriterium: stammbetonte (zentripetale) Adipositas mit Taillenumfang ≥	♀ 80 cm; ♂ 94 cm
+ 2 der folgenden Kriterien	Nüchtern-Blutzucker ≥ 100 mg/dl bzw. DM Typ 2
	Triglyzeride ≥ 150 mg/dl
	systolischer Blutdruck ≥ 130 mmHg bzw. diastolischer Blutdruck ≥ 85 mmHg
	HDL ♀ < 50 mg/dl; ♂ ≤ 40 mg/dl

Tab. 13.3 BMI-Einteilung

BMI (kg/m²)	Stadium
18,5–24,9	Normalgewicht
25,0–29,9	Übergewicht (Präadipositas)
30,0–34,9	Adipositas Grad I
35–39,9	Adipositas Grad II
≥ 40	Adipositas Grad III
Die Werte können nach Alter und Geschlecht leicht variieren.	

13 Endokrinologie und Stoffwechselerkrankungen

> **MERKE**
> - Cholesterin: ideal < 200 mg/dl
> - HDL (HDL-Cholesterin): ideal > 40 mg/dl
> - LDL (LDL-Cholesterin): ideal < 160 mg/dl bei gesunden Menschen, Ø Risikofaktoren; < 130 mg/dl bei Risikofaktoren und < 100 mg/dl bei schon vorhandenen Gefäßkrankheiten (KHK, Atherosklerose usw.)
> - Dyslipoproteinämie: LDL > 130 mg/dl + HDL < 35 mg/dl oder LDL/HDL > 5
> - Triglyzeride: < 150 mg/dl

$$BMI = \frac{Gewicht\ (kg)}{Körpergröße^2\ (m^2)}$$

13.9 Gicht

13.9.1 Begriffe

- **Hyperurikämie** = Harnsäure im Blut > 6,4 mg/dl
- **Gicht** = Hyperurikämie + Uratablagerung in den Geweben; kann chronisch oder akut (*akuter Gichtanfall*) sein
- **Arthritis urica** = Gelenkentzündung wegen einer Uratkristallenablagerung in der Gelenkflüssigkeit mit allen Entzündungszeichen nach Galen anwesend
- **chronische Uratarthropathie** = Gelenkerkrankung, ggf. mit Arthrose (degenerative Erkrankung der Gelenke) wegen Uratablagerung in den Gelenken – das heißt, Entzündung ist nicht unbedingt vorhanden.
- **Gicht-Tophus** (Plural: -Tophi) = Uratablagerung im Weichteil- oder Knorpelgewebe
- **Uratnephrolithiasis** = Harnsäuresteine in den Harnwegen
- **akute Uratnephropathie** = schnell progrediente Nierenfunktionsstörung bis zur Niereninsuffizienz wegen erhöhter Harnsäurenwerte im Urin (Hyperurikosurie)

13.9.2 Ätiopathogenese

- Abbau der Nukleinsäuren Adenin und Guanin → Purine
- Endstoffwechsel von Purinen = Harnsäure
- *primäre Hyperurikämie*
  - ↓ Harnsäureausscheidung: genetisch bedingt
  - Harnsäure-Hypersynthese: Lesch-Nyhan-Syndrom, Kelley-Seegmiller-Syndrom
- *sekundäre Hyperurikämie*
  - Überproduktion: Tumorlyse-Syndrom, Chemotherapie, Strahlentherapie, myelo- oder lymphproliferative Erkrankungen
  - verminderte Harnsäureausscheidung: bei Nierenerkrankungen, Thiaziden, Ciclosporin A, strenger Fastenkur oder hyperproteischer Kost

- ♂ > ♀
- Bei ♀: nach den Wechseljahren wegen Östrogene ↓ (sie hatten einen urikosurischer Effekt)
- **akuter Gichtanfall**
  - plötzlicher Anstieg des Harnsäurewerte und / oder eine Abwandlung der Solubilitätsgrenze der Harnsäurekristalle in der Synovia → Harnsäurekristalle bauen sich → werden phagozytiert → ↑ Entzündungsmediatoren → akute Synovialitis
  - Auslöser: C_2, purinreiches Essen, pH ↓, Temperatur ↓

13.9.3 Klinik

- **Stadien**
  1. asymptomatische Hyperurikämie
  2. akuter Gichtanfall
  3. symptomloses Intervall zwischen Anfällen
  4. chronische Gicht – nach Jahren Hyperurikämie
- **Arthritis urica**
  - Monoarthritis mit Dolor (sehr starken Schmerzen, auch die Berührung ist manchmal unerträglich), Calor, Rubor, Tumor und Functio laesa (alle Zeichen nach Galen)
  - Fieber
  - Hauptlokalisation: Zehen (Podagra), Daumen (Chiragra)
- **chronische Gicht**
  - Kristallarthropathie
  - Tophi: besonders in Sehnen und Knorpel (Ohrmuschel häufig betroffen)
  - Uratnephrolithiasis und / oder Uratnephropathie
  - Uratarthropathie

13.9.4 Diagnostik

- Labor: Harnsäure in Blut und Urin ↑ oder normal (selten), Entzündungsparameter ↑, Krea, Harnstoff?
- Röntgen Gelenke
- Gelenkpunktion: phagozytierte Uratkristalle im Punktat

13.9.5 Differenzialdiagnostik

- **Pseudogicht (Chondrokalzinose)**
  - Ablagerung von Kalziumpyrophosphat-Dihydrat
  - Kniegelenk häufig betroffen
  - Harnsäure normal
  - Röntgen Gelenke: Verkalkungen des Faserknorpels
  - Gelenkpunktat: Kalziumpyrophosphat-Dihydrat-Ablagerungen

13.9.6 Therapie

- Allgemeinmaßnahmen: purinarme Kost, kein C_2-Abusus, ggf. Gewichtsabnahme
- Ruhigstellung der Gelenke, Kühlen, Stoßtherapie mit Glukokortikoiden 1. Wahl (oder NSAR, aber die Patienten haben oft auch schlechte Nierenwerte); Reservemedikament: Colchicin
- Urikostatika: Allopurinol
- Urikosurika: Benzbromaron oder Probenecid
- Ureolytikum: Rasburikase (besonders bei Tumorlyse-Syndrom, Chemotherapie, Strahlentherapie, myelo- oder lymphproliferativen Erkrankungen)

KAPITEL 14 Chirurgie

14.1 Begriffe

LittleDoc meint
Diese Begriffe werden Sie auch im Klinikalltag brauchen – unabhängig von Ihrer Fachrichtung!

- **Entzündung** = Inflammation = lokale oder systemische Reaktion mit Dolor (Schmerzen) + Calor (Überwärmung) + Rubor (Rötung) + Tumor (Schwellung) + Functio laesa (eingeschränkte Funktion) = Galen-Zeichen; kann infektiös oder nicht-infektiös sein; das Ziel ist Heilung; das heißt:
  - Eine Schwellung ist kein Synonym für eine Entzündung!
  - Eine Entzündung ist nicht immer eine Infektion!
- **Infektion** = Ansiedlung und Proliferation von Mikroorganismen in einem Organismus
- **Ödem** = Flüssigkeitsansammlung aus den Gefäßen im interstitiellen Raum; das heißt, eine Schwellung ist nicht immer ein Synonym für ein Ödem!
- **Neoplasie** = Neubildung; das heißt:
  - Eine Neoplasie kann entweder benign (gutartig) oder malign (bösartig) oder borderline sein!
  - Neoplasie ist nicht Krebs! Maligne Neoplasie ist Krebs!
- **Tumor** = Raumforderung; eine Zyste, eine Hernie, eine Neoplasie, ein Ödem können alle als „Tumor" beschrieben werden
- **Abszess** = Ansammlung von Eiter in einem neu gebildeten Hohlraum → ein Abszess hat eine Kapsel!
- **Phlegmone** = diffuse, sich ausbreitende Ansammlung von Eiter im interstitiellen Raum des Bindegewebes; die Phlegmone kann weiterhin Muskeln, Sehnen und Faszien, Serosen infiltrieren → nekrotisierende Fasziitis, Empyeme, Sepsis; eine Phlegmone hat keine Kapsel!
- **Erysipel** = Infektion der Haut, meistens mit β-hämolysierenden Streptokokken (Streptococcus pyogenes); man sagt, das Erysipel sei eine Sonderform der Phlegmone, aber mit einer Abgrenzung zum gesunden Gewebe; trotzdem können Subkutis, Faszien und Muskeln infiltriert werden – dann spricht man von einer echten Phlegmone
- **Empyem** = Eiteransammlung in einem vorbestehenden Hohlraum (Pleura, Perikard, Peritoneum und Synovia usw.)
- **Lymphangitis** = Entzündung der intra- und subkutanen Lymphbahnen
- **Lymphadenitis** = Entzündung der Lymphknoten
- **Lymphadenose** = Lymphknotenschwellung = Lymphknotenvergrößerung; diese kann entzündlich (infektiös oder nicht infektiös) oder neoplastisch sein
- **Lymphadenopathie** = Erkrankung der Lymphknoten, Lymphadenitis oder Lymphadenose

- **Bakteriämie** = Nachweis von Bakterien im Blut
- **Septikämie** = Bakterien und ihre Toxine im Blut; die Bakterien vermehren sich schon im Blutgewebe
- **Sepsis** = lebensbedrohliches Multiorganversagen wegen einer systemischen Infektion
- **Septikopyämie** = metastasierende Sepsis = Ausbildung multipler Abszesse in verschiedenen Organen durch hämatogene Verbreitung und Absiedelung der Erreger bei einer Sepsis
- **SIRS** = systemisches inflammatorisches Response-Syndrom; Kriterien:
  - Körpertemperatur < 36 °C oder > 38 °C
  - Herzfrequenz > 90 / min
  - Tachypnoe > 20 / min + pCO_2 ≤ 33 mmHg oder Horovitz-Index < 200 mmHg (Oxigenierungsindex)
  - Leukozyten < 4000 / mm^3, > 12 000 / mm^3 oder Linksverschiebung: > 10 % Leukozyten-Vorstufen im peripheren Blut
- **Asepsis** = Maßnahmen zur Beseitigung von Krankheitserregern; *Ziel = totale Keimfreiheit*
- **Antisepsis** = Maßnahmen zur Verminderung von infektiösen Keimen auf verschiedenen Oberflächen (Desinfektion der Instrumente, der Hände, der Wunden usw.) und damit zur Verhinderung einer Infektion, z. B. vor einer Operation; eine totale Keimfreiheit ist bei Antisepsis aber nicht erreichbar

14.2 Akute Appendizitis

= Entzündung des Wurmfortsatzes (Appendix vermiformis)

TIPP
Viele Patienten sagen „Blinddarmentzündung" – das ist aber Typhlitis. Richtig wäre „Wurmfortsatzentzündung".

14.2.1 Ätiopathogenese

- meistens: Koprolithen (Kotsteine), Abknickungen, Parasiten (Wurmbefall), Fremdkörper → Obstruktion des Wurmfortsatzlumens → Entleerungsstörung → Entzündung → Appendizitis
- GIT-Infekte
- hämatogene Infekte

Stadien

- katarrhalisch
- phlegmonös / eitrig-fibrinös
- gangränös (nekrotisierend)
- perityphlitischer Abszess
- perforierte Appendizitis mit lokaler oder diffuser Peritonitis

14.2.2 Klinik

- Abdominalschmerzen entweder direkt im Unterbauch rechts oder zuerst periumbilikal/im Epigastrium → in den rechten Unterbauch
- Übelkeit und Erbrechen
- Abwehrspannung
- Kinder: Durchfälle, hohes Fieber, ↓ AZ
- Ältere: ↓ Symptomatik
- Schwangere/Patienten mit retrozäkaler Appendix: atypische Stelle der Schmerzen – manchmal im rechten Oberbauch (Differenzialdiagnosen Cholezystitis)

Körperliche Untersuchung

- McBurney-Punkt: Druckschmerz: Mittelpunkt einer Linie zwischen Nabel und Spina iliaca anterior superior rechts
- Lanz-Punkt: Druckschmerz: Punkt beim Übergang rechtes zu mittlerem Drittel einer Linie zwischen Spinae iliacae anteriores superiores
- Psoas-Zeichen: bei Anheben des rechten Beines → Schmerzen im rechten Unterbauch
- Blumberg-Zeichen: Loslassschmerz
- Rovsing-Zeichen: Schmerzen in der Appendixregion beim retrograden Ausstreichen des Kolonrahmens
- Douglas-Schmerz: bei der rektal-digitalen Untersuchung
- Erschütterungsschmerz beim Gehen oder Springen
- Temperaturdifferenz axillär-rektal von 0,5–1 °C (normal 0,5 °C)

14.2.3 Diagnostik

- Labor
  - BB (mäßige Leukozytose 11 000–14 000/μl), Entzündungsparameter ↑, Nieren, Leber, U-Status, β-HCG
- Sonografie
  - freie intraabdominelle Flüssigkeit, insbesondere im Douglas-Raum (Excavatio rectouterina) – manchmal
  - falls Wandverdickung: „Kokarde" im Querschnitt: Wand – Lumen – Koprolith
  - wichtig für Differenzialdiagnosen-Ausschluss

14.2.4 Differenzialdiagnosen

- *gastroenterologisch*
  - Gastroenteritis, Kolitis
  - Divertikulitis
  - chronisch entzündliche Darmerkrankungen
  - Meckel-Divertikel

- symptomatische Cholezystolithiasis
- Mesenterial-Infarkt
- Lymphadenitis mesenteriales
- Tumoren
- *urologisch*
  - Harnwegsinfektion
  - Urolithiasis
  - Fehlbildungen
  - Tumoren
- *gynäkologisch*
  - Adnexitis
  - prämenstruelles Syndrom
  - symptomatische Ovarialzysten
  - rupturierte Ovarialzysten
  - Extrauterin-Gravidität – *β-HCG Werte bei Frauen!*
  - Ovarialtorsion
  - Tumoren

14.2.5 Therapie

- unsichere Diagnose
  - Infusionstherapie
  - Nahrungskarenz
  - Keine Analgesie bis die Diagnose sicher ist
- sichere Diagnose
  - Appendektomie laparoskopisch oder konventionell
  - unkomplizierter Fall: 1 × Cephalosporin prä-OP
  - Komplikationen: 1 × Cephalosporin prä-OP + post-OP Ceftriaxon und Metronidazol für 7 Tage
  - Kostaufbau ab dem 1. Tag post-OP

14.2.6 Post-OP-Komplikationen

- Wundheilungsstörungen
- Stumpfinsuffizienz
- Zökalfistel
- Verwachsungen und Briden → mechanischer Ileus
- Bauchdecken- oder intraabdomineller Abszess

14.3 Leistenhernie

14.3.1 Anatomische Basics

Canalis inguinalis = Leistenkanal
- Leistenkanal durchzieht die vordere Bauchwand
  - von dorsal, kranial und lateral nach ventral, kaudal und medial
  - 4–6 cm lang
  - Öffnungen:
    - Anulus inguinalis profundus (innerer Leistenring): ca. 1 cm über den Ligamentum inguinalis (Leistenband)
    - Anulus inguinalis superficialis (äußerer Leistenring): ca. 1 cm lateral zur Arteria epigastrica inferior
  - Dach: kaudale Ränder der Musculus obliquus internus abdominis und transversus abdominis
  - Boden: Leistenband (lateral) und Ligamentum reflexum von Fasern der Aponeurose des Musculus obliquus externus (medial)
  - Vorderwand: Aponeurose des Musculus obliquus externus abdominis und Fasern des Musculus obliquus internus abdominis (lateral)
  - Hinterwand: Fascia transversalis
- *Enthält bei ♂:*
  - Nervus ilioinguinalis
  - Funiculus spermaticus mit:
    - Ductus deferens (Samenleiter)
    - Arteria und Vena testicularis, Plexus pampiniformis, Arteria und Vena ductus deferentis, Arteria und Vena cremasterica, Ramus genitalis des Nervus genitofemoralis, Plexus testicularis und Plexus ductus deferentis, vegetative Nervenfasern
  - Lymphbahnen
  - Processus vaginalis peritonei
  - Fasern des Musculus cremaster
- *Enthält bei ♀:*
  - Nervus ilioinguinalis
  - Ligamentum teres uteri
  - Arteria ligamenti teretis uteri
  - Lymphbahnen
  - Ramus genitalis des Nervus genitofemoralis

14.3.2 Ätiopathogenese

Prädisponierende Faktoren

- ↑ intraabdomineller Druck: COPD, Adipositas, Tumoren, Gravidität, häufig schwere Gewichte tragen
- Bindegewebsschwäche: entweder angeboren oder langzeitige Therapie mit GKK, Immunsuppressiva

Formen

- *indirekte* Leistenhernie: Eintritt am Anulus inguinalis profundus *lateral* der epigastrischen Gefäße; Austrittspunkt Anulus inguinalis superficialis; kann angeboren oder erworben sein
- *direkte* Leistenhernie: Eintritt *medial* der epigastrischen Gefäße in die musculo-aponeurotische Lücke – Hesselbach-Dreieck; Austrittspunkt Anulus inguinalis superficialis; kann nur erworben sein

14.3.3 Diagnostik

LittleDoc meint
In der FSP fragen Sie den Patienten: „Wird diese Schwellung größer, wenn Sie husten oder stehen? Können Sie sie zurückschieben?"

- Schwellung in der Leistenregion, idealerweise reponierbar
- nicht reponierbarer Leistenbruch + evtl. Zeichen eines akuten Abdomens + Nausea, Vomitus → Einklemmung (Inkarzeration) einer Darmschlinge → Notfall-OP, ideal innerhalb 4–6 h; Gefahr Peritonitis, Darmischämie, Darmgangrän, Ileus
- nicht sichtbar → positiver Hustenanprall?
  - Patient ist im Stehen → der Untersucher führt den kleinen Finger durch das Skrotum und den äußeren Leistenring in den Leistenkanal ein → der Patient soll husten → Hustenanprall?
- immer beide Leistenregionen untersuchen!
- ggf. Auskultation: Darmgeräusche im Tumor?
- Sonografie der Leistenregion bds. + Gefäßbeurteilung
- ggf. MRT Becken

14.3.4 Differenzialdiagnosen

- Schenkelhernie
- Lymphadenopathie
- Weichteiltumor, z. B. Lipom
- Lymphozele
- Hydrozele
- Varikozele
- Varixknoten der V. saphena magna oder Aneurysma der A. femoralis

14.3.5 Therapie

- Ziele: Verschluss der Bruchpforte und Verstärkung der Leistenregion
- konventionell oder minimalinvasiv, mit oder ohne Kunststoffnetz
- OP-Verfahren:
  - OP nach Shouldice: konventionelle OP + Doppelung der Transversalisfaszie
  - OP nach Lichtenstein: konventionelle OP + Implantation eines Kunststoffnetzes auf die Transversalisfaszie

- OP nach Rutkow: Verschluss der Bruchlücke durch einen Kunststoff-Plug
- TEP und TAPP: Laparoskopie: totalextraperitoneale Netzimplantation oder transabdominelle präperitoneale Netzimplantation

14.4 Hämorrhoiden

14.4.1 Ätiopathogenese

- knotenförmige Erweiterungen und Hyperplasien des arteriellen Plexus haemorrhoidalis
- Risikofaktoren:
  - viel Sitzen
  - Thrombosen
  - Obstipation → verstärktes Pressen
  - Gravidität

14.4.2 Klinik

- häufig asymptomatisch
- peranale Blutabgänge
- Nässen
- Pruritus
- thrombosiert → druckdolent, verhärtet
- ausdrückbar (Differenzialdiagnostik mit Marisken)

14.4.3 Gradeinteilung

Tab. 14.1 Schweregradeinteilung bei Hämorrhoiden (adaptiert nach: Goligher 1980)

Schweregrad	Befund
Grad I	nicht tastbar, nur proktoskopisch darstellbar
Grad II	nur bei Defäkation prolabierend
Grad III	dauerhaft prolabiert, aber manuell reponierbar
Grad IV	nicht reponibel

14.4.4 Diagnostik

- Inspektion
- rektal-digitale Untersuchung
- Rektoskopie

- Koloskopie zum Ausschluss eines gleichzeitigen kolorektalen Karzinoms, falls der Patient Blutungen angibt, ggf. Gastroskopie, Kapselendoskopie, Push-Enteroskopie, selektive Angiografie

14.4.5 Differenzialdiagnosen

- Angiodysplasien
- Divertikulose, Divertikulitis
- kolorektales Karzinom
- Polypen
- ischämische Kolitis

14.4.6 Therapie

- *keine Beschwerden* → keine Therapiemaßnahmen nötig; gesunde Ernährung, viel Flüssigkeit, regelmäßige Bewegung.
- *Grad I:* Analtampons, Salben
- *Grad I, II:* Sklerosierung
- *Grad II:* Gummibandligatur
- *Grad III, IV:* Hämorrhoidektomie

KAPITEL 15 Orthopädie und Traumatologie

> **TIPP**
> Bei allen orthopädischen, rheumatologischen und ggf. neurologischen Fällen: periphere **D**urchblutung, **M**otorik und **S**ensibilität (DMS) überprüfen und dokumentieren!

15.1 Begriffe

- **Diarthrose** = *echte* Gelenke mit einer Diskontinuität zwischen den Knochen = Gelenkspalt; Beweglichkeit ↑
  - Gelenkkapsel
  - Gelenkinnenhaut
  - Gelenkspalt
  - Gelenkfläche
  - Gelenkhöhle
  - ggf. Bänder
  - ggf. Gelenkzwischenscheiben
  - ggf. Gelenklippen
  - ggf. Schleimbeutel
  - ggf. Gelenktaschen
- **Synarthrosen** = *unechte* Gelenke: kontinuierliche Verbindungen zwischen Knochen; Ø Gelenkspalt; Beweglichkeit ↓
  - *Synostose* = knöcherne Verbindung zwischen Knochen (z. B. Beckengürtel, Kreuzbein, Steißbein)
  - *Sutur* (bei den Schädelknochen), *Gomphosis* (Einkeilung eines Knochens in einen anderen Knochen z. B. Zähne in der Maxilla), *Syndesmose* (Bindegewebsfasern, die zwei Knochen verbinden z. B. Membrana interossea antebrachii) = Knochenverbindungen durch Bindegewebe
  - *Symphyse, Synchondrose* = Verbindung zwischen zwei Knochen durch hyalinen Knorpel

15.2 Frakturen

15.2.1 Ätiopathogenese

- **Fraktur** = Unterbrechung der Kontinuität eines Knochens
- **Fissur** = Spalt = unvollständige Unterbrechung der Kontinuität eines Knochens

- *je nach Mechanismus*
  - direkte Frakturen: durch äußere Gewalteinwirkung auf den Knochen (Kollision, Schlag)
  - indirekte Frakturen: interne Gewalteinwirkung (Biegung, Abriss, Stauchung) oder die Läsion ist von der Kontaktstelle entfernt
  - Stressfrakturen: persistierende mechanische Einwirkung (a. k. a. Ermüdungsfraktur)
  - pathologische Frakturen: bei Knochen, die schon erkrankt sind, entweder durch Metastasen, durch Osteoporose oder durch Osteogenesis imperfecta
- *je nach Dislokation*
  - nicht-dislozierte Frakturen
  - dislozierte Frakturen: laterale Fragmentdislokation, Achsabknickung (anterior, posterior, varus, valgus), Rotation, Verkürzung oder Verlängerung-Fehlstellung
- *je nach Verteilung*
  - Etagenfrakturen: mehrere Frakturen an einem Knochen
  - Serienfrakturen: mehrere Frakturen an einer Extremität
  - Polyfrakturen: Frakturen an mehreren Extremitäten
- *je nach Gewalteinwirkungsform*
  - durch Biegung
  - durch Kompression
  - durch Torsion
  - durch Abriss oder Avulsion
  - durch Abscherung
  - Trümmerfrakturen (Splitterfrakturen, mit Berstung und Zerstörung des Knochens)
  - unvollständige Frakturen (Grünholzfrakturen bei Kindern)

LittleDoc meint
Wieso sind Grünholzfrakturen spezifisch für Kinder?

15.2.2 Frakturzeichen

- *sichere Zeichen*
  - Fehlstellung
  - abnormale Bewegung
  - Krepitation (Differenzialdiagnose Hautemphysem!)
  - Knochenfragmente (bei offenen Frakturen)
- *unsichere Zeichen*
  - Schmerzen
  - Schwellung
  - Funktionsstörung
  - Hämatombildung und / oder Hämorrhagie

15.2.3 Formen der Knochenheilung

- primär (direkt): ohne Kallusbildung → Restitutio ad integrum nach ca. 1–2 Jahren
- sekundär (indirekt): Frakturhämatom → bindegewebiger Kallus → Härtung → knöcherner Kallus → Remodelling

Komplikationen der Frakturheilung

- Pseudarthrose: Ø knöcherne Überbrückung nach 6 Monaten; kann atrophisch oder hypertrophisch sein
- verzögerte Heilung: Ø richtige Konsolidierung nach 6 Monaten
- Refrakturen: zu frühe Belastung, zu frühe Metallentfernung

15.2.4 Frakturkomplikationen

Akute Komplikationen

- Weichteilschäden → DMS überprüfen!
- Hämorrhagien → Schock
- Verletzung innerer Organe
- Embolie (Fettembolie Risiko ↑)
- Kompartmentsyndrom (Logensyndrom)
  - ↑ Druck in einem Kompartiment (wie eine Muskelloge: Tibialis-anterior-Syndrom, Volkmann-Kontraktur) → Muskeln, Gefäße und Nerven werden komprimiert → Funktionsstörung
  - z. B. nach Anpralltrauma im Fußball, sehr enge Verbände
  - schmerzhafte, pralle Schwellung mit DMS-Störungen
  - Kompartmentdruck 30–40 mmHg (normal < 5 mmHg)
  - *Therapie:* Fasziotomie und Entfernung der Verbände
  - Komplikation: Muskelnekrose, ischämische Muskelkontraktur

LittleDoc meint
DMS „überprüfen" Sie in der FSP mit Fragen: Parästhesien? Kältegefühl? Abnormale Bewegung?/ Keine Bewegung möglich?

Späte Komplikationen

- Heilungsstörungen
- Refrakturen
- Pseudarthrose
- Osteomyelitis
- posttraumatische Arthrose
- Myositis ossificans
- komplexes regionales Schmerzsyndrom (CRPS), Morbus Sudeck

15.2.5 Behandlung

> **TIPP**
> Bevor und nachdem man etwas behandelt, muss DMS (**D**urchblutung, **M**otorik und **S**ensibilität) überprüft werden. Bitte auch im Arztbrief und bei der Fallvorstellung nicht vergessen!

- *Reposition:* Wiederherstellung der anatomischen Lage nach dem Prinzip „Zug und Gegenzug"
- *Retention:* Ruhigstellung + Schienung und / oder operative Stabilisierung
  - äußere Schiene: Gips, Brace, Fixateur externe usw.
  - innere Schiene: Nägel, Schrauben, Fixateur interne, Drähte

- *Rehabilitation:* Nachbehandlung
- Osteosynthese: chirurgische Behandlung der Frakturen anhand Implantaten (s. innere Schiene)
- Gelenkersatz oder Versteifung
- ggf. *Resektion*

Komplikationen

- Infektionen
- Nerven: Einklemmung oder Läsion → Reintervention zur Befreiung oder zum Nähen
- Gefäßverletzung → Durchblutungsstörungen → Reintervention

15.3 Osteoporose

15.3.1 Begriffe

- **Osteoporose** = *Knochenschwund* = pathologisch verminderte Knochenmasse und veränderte Knochenstruktur; T-Score bei Osteodensitometrie $\leq -2{,}5$
- **Osteopenie** = verminderte Knochenmasse; T-Score bei Osteodensitometrie zwischen -1 und $-2{,}5$; nicht immer pathologisch, gehört manchmal zu einem höheren Lebensalter; kann aber auch eine Vorstufe der Osteoporose sein
- **Osteomalazie** = Demineralisation und Erweichung der Knochen → nur die Knochenmineralisierung wird gestört, die Knochengrundsubstanz bleibt normal
- **Osteochondrose** = aseptische Nekrose von Knochen wegen Ischämie (bei GKK, SLE, Chemo- und/oder Strahlentherapie, C_2-Abusus, Tauchen)
- **Osteopetrose** = *Marmorknochenkrankheit* = Erbkrankheit: Störung des Knochenabbaus → pathologische Ablagerung von Knochenmatrix im Körper
- **Ost(e)itis** = Knochenentzündung = Entzündung (septisch oder aseptisch) des Knochengewebes – Kompakta, Spongiosa oder beide, aber *nicht das Knochenmark!*
- **Osteomyelitis** = akute oder chronische Entzündung des Knochens und Knochenmarks (meist bakteriell)

15.3.2 Ätiologie

LittleDoc meint
Welche Rolle spielt eigentlich Östrogen in der Pathogenese der Osteoporose?

- *primäre Osteoporose* – meist bei Älteren
    - postmenopausale Osteoporose (↓ Östrogen)
    - senile Osteoporose
    - idiopathische juvenile Osteoporose

- *sekundäre Osteoporose*
  - endokrinbedingt: Hyperkortisolismus, Hyperthyreose, Hyperparathyreoidismus, Akromegalie, Hypogonadismus
  - Stoffwechselstörungen: DM, Malabsorbtion (oder Diarrhö-Krankheiten), Vitamin-D-Mangel
  - medikamentös bedingt: GKK, Schilddrüsenhormone, Heparin
  - autoimmun
  - Malignome
  - mechanisch bedingt: lange Immobilisation
  - chronische Niereninsuffizienz (renale Osteopathie)
  - Osteoporosis circumscripta cranii

Risikofaktoren

- ♀: Menopause + Knochenmasse < ♂
- familiäre Belastung
- hohes Alter

15.3.3 Klinik

- Rückenschmerzen
- Körpergröße ↓
- thorakale Hyperkyphose
- Spontanfrakturen

15.3.4 Diagnostik

- Labor
  - Differenzialblutbild
  - BSG
  - Kalzium (Hyperparathyreoidismus?)
  - Vitamin D
  - PA (↑? Morbus Paget)
  - Phosphat (chronische Niereninsuffizienz?)
  - Blut und Urin: Bence-Jones-Ketten (multiples Myelom?)
- Osteodensitometrie: Dual X-Ray Absorptiometry (DEXA) – Knochendichtemessung: normal ≥ −1
  - Osteopenie −1 bis −2,5
  - Osteoporose ≤ −2,5; manifeste Osteoporose + 1–3 Wirbelbrüche
- Röntgenaufnahmen der Wirbelsäule
  - Keil-, Fisch- oder Plattwirbel
  - Deckplatteneinbrüche bis Plattwirbel
  - vermehrte Strahlentransparenz
  - Trabekel wird rarefiziert
  - spongiosa Vertikalbetonung (strähniges Aussehen)
  - leere Diaphysen der langen Röhrenknochen

- Sonografie und CT-Knochendichtemessungen
- ggf. Knochenbiopsie

15.3.5 Therapie

- Kalzium 1 g/d
- Vitamin D 1000 IE/d
- Bisphosphonate: hemmen die Osteoklasten
- Denosumab: hemmt die Osteoklasten
- rekombinantes PTH
- Kalzitonin: aktiviert Osteoblasten + wirkt zentral analgetisch
- Strontiumranelat: osteoanabol
- Raloxifen: selektiver Östrogenrezeptor-Modulator (SERM), nur bei Postmenopause; antiresorptiv
- Fluoride

15.3.6 Prophylaxe

- Vitamin D_3, Calcium
- Östrogene oder Raloxifen (postmenopausal)
- Sport

15.4 Wirbelsäulenfrakturen

15.4.1 Ätiologie

- direkte Gewalteinwirkung, z. B. Schlag oder Schuss
- indirekte Gewalteinwirkung, z. B. Sturz aufs Gesäß
- pathologische Frakturen: Osteoporose, Metastasen

15.4.2 Klinik

- stabile Frakturen: häufig asymptomatisch
- Schmerzen bei Bewegung
- neurologische Manifestationen – sensibel oder motorisch
- Querschnittsyndrom

15.4.3 Körperliche Untersuchung

- Inspektion: Körperhaltung, physiologische Krümmungen der Wirbelsäule
  - Halslordose, Lendenlordose
  - Brustwirbelsäulenkyphose

> **LittleDoc meint**
>
> „*Physiologische Skoliose: zwischen Mythos und Realität*" – dieses Thema werde ich hier nicht besprechen, da es zu viel Streit darüber gibt. Ich vermute, Sie alle haben eine leichte Skoliose (z. B. eine sinistro-konkave Halsskoliose, weil Sie so viel schreiben); aber solange sie nicht mehr als 15–20° misst, würde ich sie nicht pathologisch nennen. Andere sagen, dass eine Skoliose immer pathologisch ist und immer mehr als 20° misst ... Tja ;-)

- Druck, Kompressions- oder Klopfschmerzen
- Tonus der Analsphinkter überprüfen

Einteilung der Wirbelsäulenfrakturen nach Denis

= **Dreisäulenmodell,** um die Stabilität einer Wirbelkörperfraktur einzuschätzen
- **Typ A:** Wirbelkörperfraktur ohne Beteiligung der Hinterkante
- **Typ B:** Wirbelkörperfraktur mit Beteiligung der Hinterkante und der Bogenwurzel sowie des hinteren Längsbandes
- **Typ C:** Wirbelbogen- und Fortsatz-Fraktur, Intervertebralgelenke und hinterer Bandapparat

15.4.4 Diagnostik

- Röntgen Wirbelsäule in 2 Ebenen + Beckenübersicht
- Computertomografie: Beurteilung der Hinterkante + Einengung des Wirbelkanals?
- MRT: Beurteilung des Rückenmarks, Spinalkanalhämorrhagien, Diskusprolapse

15.4.5 Therapie

- **Typ A**
  - einige Tage Bettruhe → Mobilisierung
  - Schmerztherapie
  - Röntgenkontrollaufnahme nach ca. 7 Tagen
  - ggf. osteosynthetische Stabilisierung bei Hyperkyphose oder Instabilität
  - bei Osteoporose: Kyphoplastie
- **Typ B und C**
  - operative Versorgung: posterior Fixateur interne und anterior Defektausfüllung mit Spongiosa oder Knochenzement
  - 2 Wochen komplette Bettruhe
  - ab der 3. Woche Krankengymnastik im Bett
  - nach ca. 4 Wochen: Mobilisierung

15.5 Diskusprolaps (Bandscheibenvorfall)

15.5.1 Ätiopathogenese

- Degeneration des Anulus fibrosus mit Strapazierung und Rissen → Verschiebung der Bandscheibengewebe nach posterior
- schwächster Punkt: paramedian
- sehr häufig im Lumbalbereich

- Einteilung in Grade
  - **Grad I:** Protrusion: intakter Anulus fibrosus
  - **Grad II:** Prolaps: Nucleus pulposus durchbricht den Anulus fibrosus
  - **Grad III:** Sequester: Teil des Diskus frei im Spinalkanal

15.5.2 Klinik

- unspezifische Schmerzen (im Lumbalbereich: *Lumbalgie*), scharf und stechend
- Husten, Niesen oder Pressen → ↑ der Beschwerden
- wenn der Druck ↑ → Kompression der Nervenwurzeln → zur Schmerzausstrahlung, Motorik und Sensibilitätsstörungen entsprechend der betroffenen Wurzel (z. B. Lumboischialgie)
- Hackengang → Lähmung der Fußheber (L5)
- Zehengang → Lähmung der Fußsenker (S1)
- Gangunsicherheit → beginnende Paresen
- positives Lasègue-Zeichen → Dehnungsschmerz des N. femoralis
- manchmal *Reflex-Störungen*
  - *bei L3-Diskusprolaps:* Parese des M. quadriceps femoris, ggf. M. iliopsoas, ⊗ Patellarsehnenreflex; betroffenes Dermatom: Trochanter major → Oberschenkel medial → Kniegelenk
  - *bei L4-Diskusprolaps:* Parese der Mm. Quadriceps femoris und tibialis anterior, ⊗ Patellarsehnenreflex; betroffenes Dermatom: Oberschenkel anterior → Knie → Wade medial → medialer Knöchel
  - *bei L5-Diskusprolaps:* Parese der Mm. extensor hallucis longus und extensor digitorum brevis, ⊗ Tibialisposterior-Reflex; betroffenes Dermatom: Oberschenkel lateral → Knie → Unterschenkel anterior und lateral → Fußrücken medial → Großzehe
  - *bei S1-Diskusprolaps:* Parese der Mm. peronaei, triceps surae und glutaeus maximus, ⊗ Achillessehnenreflex; betroffenes Dermatom: Oberschenkel posterior → Unterschenkel posterior → Kniekehle (Fossa poplitea) → Knöchel lateral → Fuß-Rand → Kleinzehe

15.5.3 Komplikationen

- *Cauda-equina-Syndrom*
  - Blasen- und Darminkontinenz
  - Paraparese
  - Reithosenanästhesie
  - radikuläre neuropathische Schmerzen
  - positives Lasègue-Zeichen
  - → Notfallindikation für OP
- *Erb-Duchenne-Lähmung:* C5–C6-Plexusläsion
  - Lähmungen der Mm. deltoideus, biceps brachii, brachioradialis, supinator, supra und infraspinatus, ggf. pectoralis und Handextensoren

LittleDoc meint
Bitte begründen Sie: Wieso hat das Cauda-equina-Syndrom eine Notfallindikation für eine OP?

- Arm hängt in Innenrotationsstellung des Armes + Handfläche posterio
- Bizepssehnenreflex gestört
- *Déjerine-Klumpke-Lähmung:* C7–C8 Plexusläsion
  - Paresen der langen Fingerbeuger und kleinen Handmuskeln →
    Krallenstellung, ggf. Lähmung des M. triceps brachii
  - Horner-Syndrom

15.5.4 Diagnostik

- Röntgen der LWS in 2 Ebenen:
  - Fehlhaltungen oder Fehlbildungen
  - Degenerative oder entzündliche Veränderungen
  - Tumoren
- MRT oder CT
  - Prolapsgrad
  - Spinalkanalstenose
- Myelografie
- Elektromyografie
- Nervenleitgeschwindigkeit

15.5.5 Differenzialdiagnosen

- Morbus Bechterew
- Blockierungen der Wirbelgelenke
- Tumoren
- Entzündungen
- Irritationen des N. ischiadicus oder des N. femoralis durch Krankheiten des kleinen Beckens oder Polyneuropathien
- DM, C_2-Abusus

15.5.6 Therapie

- *konservativ*
  - Bettruhe
  - Massagen, Elektrotherapie
  - Krankengymnastik
  - Patientenedukation: mit den Beinen heben, nicht mit dem Rücken
  - Akupunktur
  - Analgetika, Antiphlogistika (Diclofenac), Glukokortikoide
  - Myotonolytika (Tetrazepam)
  - CT-kontrollierte Nervenwurzelblockade mit Lokalanästhetikum und Kortison
- *operativ:* bei neurologischen Ausfällen, therapierefraktären Schmerzen
  - mikrochirurgische Techniken
  - perkutane lumbale Nukleotomie bei Protrusionen

- Mikrodiskektomie: bei ausgedehnten Protrusionen, Prolaps und Sequester
- konventionelle Nukleotomie mit Laminektomie bzw. Hemilaminektomie: bei Protrusionen, Prolaps und Sequestern
- Spinalkanalstenose
- Anlage eines Mieders
- Mobilisation nach 1–2 Tagen
- Physiotherapie
- Komplikation
- Postdiskektomie-Syndrom: Arthrose der Wirbelgelenke durch die fehlende Bandscheibe → diffuse, bilaterale radikuläre und/oder pseudoradikuläre Beschwerden
- *Psychotherapie* bei Chronifizierung

15.6 Schultergelenk-Luxation

15.6.1 Klinik

- Schmerzen
- Bewegungseinschränkung
- Arm leicht abduziert
- DMS überprüfen!

15.6.2 Diagnostik

- Schulterkontur ist deformiert: sichtbare Eindellung = Epaulettenphänomen
- außerhalb der Gelenkpfanne kann der Schulterkopf ertastet werden
- ggf. Hill-Sachs-Delle = Impression am Humeruskopf durch den Druck der Schultergelenkspfanne
- ggf. Bankart-Läsion = Abreißen des Labrum glenoidale im unteren Bereich des vorderen Pfannenrandes → 100 %ig Rezidiv ohne OP
- Röntgenaufnahme der Schulter in 2 Ebenen und Y-Aufnahme (Scapula tangential)

15.6.3 Therapie

- Reposition unter leichter Sedierung und Analgesie nach der Methode von Arlt oder Hippokrates
  - Arlt-Methode: Patient auf einem Stuhl sitzend, der betroffene Arm hängt über der Stuhllehne → Zug am Arm → Reposition
  - Hippokrates-Methode: Patient auf einer Liege → Arzt stemmt seinen Fuß in die Axilla des Patienten und zieht am Arm → Reposition
  - DMS- und Rx.-Kontrolle!

- OP: Gefäß- und / oder Nerven-Verletzungen, dislozierte Frakturen, Bankart-Läsion, Hill-Sachs-Läsion und wiederholte Luxationen bei jungen Menschen – *Goldstandard:* arthroskopisch assistierte Refixation

MERKE
Rotatorenmanschette – stabilisiert das Schultergelenk und besteht aus:
- Musculus infraspinatus
- Musculus supraspinatus
- Musculus subscapularis
- Musculus teres minor
- Ligamentum coracohumerale

15.7 Humerusfraktur

- Einteilung allgemein
  - Humeruskopffrakturen
  - Humerusschaftfrakturen
  - distale Humerusfrakturen
- *Humeruskopffraktur:* typisch bei älteren Menschen
- *suprakondyläre Fraktur:* häufig bei Kindern

Einteilungen

- Einteilung der proximalen Humerusfraktur von *Neer*
  - **I** mit minimaler Verschiebung
  - **II** Fraktur am Collum anatomicum
  - **III** Fraktur am Collum chirurgicum
  - **IV** Abriss des Tuberculum majus
  - **V** Abriss des Tuberculum minor
  - **VI** Luxationsfrakturen (anterior oder posterior)
- Einteilung der Frakturen der Röhrenknochen nach der *AO-Klassifikation* (adaptiert nach: Güthoff et al. 2017)
  - **1. Stelle** = betroffener Knochen
    - 1 = Humerus
    - 2 = Radius und Ulna
    - 3 = Femur
    - 4 = Tibia und Fibula
  - **2. Stelle** = betroffenes Segment
    - 1 = proximal
    - 2 = diaphysär
    - 3 = distal
  - **3. Stelle** = Morphologie der Fraktur
    - wenn diaphysär: A = einfach, B = Keifraktur, C = komplex
    - wenn proximal oder distal: A = extraartikulär, B = partielle Gelenkfraktur, C = vollständige Gelenkfraktur
  - **4. und 5. Stelle:** genauere Bewertung der Frakturschwere

15.7.1 Ätiopathogenese

- direkt: Schlag
- indirekt: Sturz auf Hand oder Ellenbogen

15.7.2 Klinik

- die typischen Frakturzeichen
- DMS überprüfen

Mögliche Komplikationen

- Fettembolie, Hämorrhagie, Infektion usw. (s. „Frakturkomplikationen")
- proximale Fraktur
  - Verletzung von N. axillaris, Plexus brachialis, A. und V. axillaris; Einklemmung der Bizepssehne
  - Humeruskopfnekrose
- Schaftfraktur
  - Verletzung von N. radialis: Fallhand
  - Verletzung von A. und V. brachialis
- distale Fraktur
  - Verletzung von N. ulnaris: Krallenhand
  - Verletzung von N. medialis: Schwurhand
  - Verletzung von A. und V. radialis und ulnaris
  - Varusfehlstellung der Ellenbogenachse

LittleDoc meint
Umschreiben Sie Fallhand, Krallenhand und Schwurhand mit Ihren eigenen Worten. Wie sehen sie aus?

15.7.3 Diagnostik

- Röntgenaufnahme des Humerus in 2 Ebenen plus Y-Aufnahme
- CT oder RMN: bei komplizierten Frakturen oder bei Verdacht auf okkulte oder pathologische Frakturen
- DSA bei fehlendem Puls der A. radialis

15.7.4 Therapie

- *konservativ*
  - stabile Frakturen, ohne Dislokation
  - möglich bei Klavikula-, Scapula-, Humerusschaft-Frakturen
  - stabilisierender Verband: Rucksack- bzw. Gilchrist- oder Desault-Verband 1–3 Wochen, dann ca. 2 Wochen Oberarm-Brace
  - Analgetika
  - Krankengymnastik
- *operativ*
  - Osteosynthese, dann ca. 8 Tage Gilchrist- oder Desault-Verband
  - Physiotherapie

15.8 Femurfraktur

15.8.1 Lokalisation

- proximal beim Sturz auf die Hüfte, bei älteren Patienten, Osteoporose oder ossären Filiae
  - Femurkopf
  - Schenkelhals
  - pertrochantäre Fraktur: häufig Mehrfragmentfrakturen bis hin zur Trümmerfraktur
- Femurschaft: Hämorrhagien, Schock, Weichteilverletzungen – häufig bei Verkehrsunfällen
- distal – häufig bei Verkehrsunfällen
- Schenkelhalsfraktur-Einteilung nach *Pauwels*
  - **Typ I** (Abduktionsfraktur): Winkel < 30°, Valgusfehlstellung
  - **Typ II:** Winkel von 30° bis 50°
  - **Typ III** (Adduktionsfraktur): Winkel > 50°, Varusfehlstellung

15.8.2 Klinik

- die typischen Frakturzeichen – *Cave!* größte Gefahr hier: Hämorrhagie
- DMS: N. ischiadicus und N. peroneus, Knieflexion, Fuß sowie Dorsalextension und Plantarflexion, A. poplitea, A. tibialis posterior und A. dorsal pedis – Pulse? wenn abwesend → Doppler

15.8.3 Diagnostik

- Rx.: Beckenübersicht, axiale Aufnahme, Femur antero-posterior und lateral
- CT oder MRT: okkulte oder pathologische Frakturen

15.8.4 Therapie

- i. v. Zugänge + Infusionstherapie mit Ringer-Laktat, Schmerztherapie ggf. mit Piritramid
- Thrombose- und Dekubitusprophylaxe
- pertrochantäre Fraktur: OP möglichst schnell
- Osteoporose, V. a. Hüftkopfnekrose oder Trümmerfraktur: Hemi-Endoprothese (HEP) oder Total-Endoprothese (TEP)

15.8.5 Komplikationen

- Hämorrhagien + Bluttransfusionsrisiken
- Thrombose, Embolien

LittleDoc meint
Nennen Sie hier die Wundheilungsstörungen.

- Infektionen
- Wundheilungsstörungen
- Erweiterung des Eingriffs, ggf. Gelenkersatz durch TEP oder HEP
- Gewebs-, Gefäß- und Nerven-Verletzungen
- Implantdislokationen, -lockerung oder -bruch → Re-OP
- Hüftkopfnekrose
- Koxarthrose
- Pseudarthrose

15.9 Koxarthrose

15.9.1 Ätiologie

- Degeneration des Hüftgelenks: Abbau der Knorpel und subchondralen Knochen → Zerstörung des Gelenks
  - primär
  - sekundär: eine präarthrotische Läsion war schon vorhanden
- prädisponierende Faktoren
  - Trauma
  - Infektionen
  - GKK
  - rheumatische Erkrankungen
  - angeborene Hüftdysplasie
  - Coxa vara, Coxa valga
  - Autoimmunerkrankungen
  - längere Immobilisation
  - DM
  - Gicht
  - Adipositas

15.9.2 Klinik

- Bewegungs- und Belastungsschmerzen mit zunehmender Bewegungseinschränkung
- morgendlicher Einlaufschmerz
- Kapseldruckschmerz
- Trochanterklopfschmerzen

15.9.3 Diagnostik

- Röntgen: Beckenübersichtsaufnahme antero-posterior, Hüftgelenk axial, Kniegelenk, Lendenwirbelsäule
  - Gelenkdeformierung
  - Osteophyten: Spangen, Höcker

- Verschmälerung des Gelenkspaltes
- subchondrale Sklerosierung
- Geröllzysten: zystische Osteolysen im subchondralen Knochenbereich
• CT oder MRT: Hüftkopfnekrose?
• Labor: Entzündungsparameter, Rheumafaktor
• Gelenkpunktion: Bakteriologie / Serologie

15.9.4 Therapie

• Gewichtsreduktion
• Gehstock
• leichte Sportarten: Schwimmen, Radfahren, Krankengymnastik
• NSAR
• GKK intraartikulär
• OP
  - Umstellungsosteotomie
  - HEP oder TEP
  - ausnahmsweise Arthrodese = Gelenkversteifung (bei schweren Knochendefekten, schweren Infektionen)

15.9.5 Differenzialdiagnosen

• rheumatologische Erkrankungen
• Hüftkopfnekrose
• Koxitis

15.10 Knieläsionen: Menisken und Bänder

15.10.1 Klinik

• Schmerzen
• Bewegungseinschränkung
• Schwellung des Knies
• Giving-way-Symptomatik = Instabilitätsgefühl und Einknicken im Kniegelenk → Kreuzbandruptur
• Streckhemmung → Meniskusläsion + Einklemmung im Gelenkspalt
• Unhappy Triad: Ruptur des vorderen Kreuzbandes + Innenmeniskusläsion + medialer Seitenbandriss
• Schonhaltung des Kniegelenks → leichte Beugung
• ggf. Atrophie des M. vastus medialis bei älteren Läsionen

Zeichen und Tests

- *Steinmann-I-Zeichen*
  - Läsion des Außenmeniskus → Innenrotation des Unterschenkels bei gebeugtem Kniegelenk → Schmerzen
  - Läsion des Innenmeniskus → Außenrotation des Unterschenkels bei gebeugtem Kniegelenk → Schmerzen
- *Steinmann-II-Zeichen*
  - Meniskusläsion → Beugung des Knies → Schmerzen am Kniegelenkspalt
- *Böhler-Test*
  - mediale Meniskusläsion → Varusstress im Kniegelenk → Schmerzen
  - laterale Menisukusläsion → Valgusstress im Kniegelenk → Schmerzen
- *Neutral-Null-Methode*
  - dreistelliger Code: die Bewegung von der Neutral-Null-Position („Mitte") wird in Winkelgraden ausgedrückt
  - z. B.: Extension / Flexion: 10-0-120 (im Hüftgelenk)
- *Payr-Zeichen*
  - Innenmeniskusläsion → im Schneidersitz → Schmerzen am inneren Gelenkspalt
- *Apley-Zeichen*
  - Meniskusläsion → Rotation + Kompression in 90°-Beugestellung in Bauchlage → Schmerzen am Gelenkspalt
  - Innen- oder Außenbandläsion → bei Valgus- oder Varusstress → seitliche Aufklappbarkeit
- *Schubladentest*
  - in 90°-Beugestellung: Ruptur des vorderen Kreuzbandes → Tibiakopf kann nach ventral subluxiert werden
  - in 90°-Beugestellung: Ruptur des hinteren Kreuzbandes → Tibiakopf kann nach dorsal subluxiert werden
- *Lachmann-Test*
  - 20–30°-Beugestellung → Verschiebbarkeit des Femurs dem Tibiakopf gegenüber?
- *Pivot-Shift-Test*
  - gestrecktes Kniegelenk: Valgusstress + Innenrotation des Unterschenkels → fühlbares Schnappen
- Druck auf die Kniescheibe → „tanzende" Patella → Kniegelenkerguss

LittleDoc meint
Diese Zeichen sollten Sie bitte gründlich lernen. Sie sind auch für die Differenzialdiagnostik wichtig!

15.10.2 Diagnostik

- Röntgen-Kniegelenk in zwei Ebenen + tangentiale Patellaaufnahme: Knochenläsion?
- Gelenkpunktion → V. a. septische oder entzündliche Synovitis? Hämarthrose? + Schmerzlinderung
- Knie-MRT: Meniskus und Bandstrukturen Beurteilung; Knochenläsionen? Bone Bruise = subchondrale ossäre Kontusion
- Arthroskopie: diagnostisch + ggf. therapeutisch

15.10.3 Therapie

- analgetisch und antiphlogistisch: NSAID
- Hochlagerung und Kühlung des Knies
- Unterarmgehstützen
- Thromboseprophylaxe bei vorhandenen Risikofaktoren
- vordere Kreuzbandruptur → arthroskopisch assistierter Ersatz durch Sehnentransplantate aus der Semitendinosus- oder Patellasehne wegen Gonarthrose-Gefahr + Therapie der ggf. vorliegenden Begleitverletzungen
- konservativ: Ruhigstellung + Kniegelenkorthese bei anderen Bandrupturen, 6 Wochen
- Meniskusläsion: Resektion oder Refixation verletzter Anteile
- nach der Operation
  - Kniegelenkorthese
  - Thromboseprophylaxe
  - 6–8 Monate keine schweren Sportarten

15.11 OSG-Fraktur

= **Fraktur des oberen Sprunggelenks**

15.11.1 Ätiopathogenese

- direkt
- indirekt
- Kompressionsfraktur
- Luxationsfraktur: Torsion- und Biegekräfte

15.11.2 Einteilung

- *Maisonneuve*-Fraktur: Proximale Fibulafraktur mit Läsion am Innenknöchel
- *Weber*
  - Weber **Typ A:** Fraktur der Fibula distal der Syndesmose (diese ist nicht verletzt)
  - Weber **Typ B:** Fraktur der Fibula in Höhe der Syndesmose (diese kann verletzt sein)
  - Weber **Typ C:** Fraktur der Fibula proximal der Syndesmose (diese ist auch verletzt)

15.11.3 Diagnostik

- typische Frakturzeichen
- Röntgen

- isolierte Fraktur
- Bimalleolarfaktur
- Volkmann-Dreieck: Trimalleolarfraktur

15.11.4 Therapie

- Luxation / Subluxation: Reposition (Gefahr einen inneren Dekubitus bei ↑ Kompression des Knochens auf die Haut)
- operative Rekonstruktion, Fixateur externe
- primäre Arthrodese bei Trümmerfrakturen
- Maisonneuve-Fraktur: Fixierung der OSG-Gabel mit einer Stellschraube

15.12 Kalkaneus-Fraktur

= **Fersenbein-Fraktur**

15.12.1 Ätiopathogenese

- Sturz aus größer Höhe
- axiales Kompressions-(Stauchungs-)Trauma

15.12.2 Klinik

- typische Frakturzeichen
- Verbreiterung des Rückfußes
- nach einigen Tagen: Ablaufhämatom auf einer horizontalen Linie (entspricht der Fußsohle)
- *Joint-Depression* = keilartig eindringende Fraktur durch das Vordringen des Processus lateralis talii in den Kalkaneus
- *Tongue-Type* = horizontale Spaltung des Tuber calcanei

15.12.3 Diagnostik

- Röntgen in zwei Ebenen
- CT
- *Einteilung nach Sanders* (je nach Darstellung koronarer CT-Schichten des Subtalargelenks)
  - **Typ I:** ∅ dislozierte Frakturen
  - **Typ II:** 1 dislozierte Fraktur
  - **Typ III:** 2 dislozierte Frakturen
  - **Typ IV:** ≥ 3 dislozierte Frakturen

15.12.4 Therapie

- dislozierte Frakturen: OP → reponiert und retiniert
- nicht dislozierte Frakturen: konservativ: 6 Wochen Entlastung → Röntgenkontrolle
- Fraktur des Sustentaculums: immer OP

15.13 Polytrauma

= **gleichzeitige Verletzung** von mindestens 2 Körperregionen oder -systemen, wobei mindestens eine Verletzung oder die Kombination mehrerer *lebensbedrohlich* ist

Tab. 15.1 Schweregrade eines Polytraumas nach Schweiberer (adaptiert nach: Vogel 2015)

Grad	Beschreibung
Grad I	• mäßige Verletzungen • pO$_2$ normal • Ø Schock • Letalität ↓
Grad II	• schwere Verletzungen, aber Ø akute vitale Bedrohung • leichter hämorrhagischer Schock • Blutverlust ≤ 25 % • pO$_2$ leicht ↓ • Letalität ≤ 10 %
Grad III	• lebensbedrohliche Verletzungen • meistens Ohnmacht • hämorrhagischer Schock • Blutverlust ≥ 50 % • pO$_2$ < 60 mmHg • ↑ Letalität

15.13.1 Vorgehen

1. Primary Survey nach der ABCDE-Regel:
   - **A**irway (Atemweg)
   - **B**reathing (Belüftung)
   - **C**irculation (Kreislauf)
   - **D**isability (neurologisches Defizit)
   - **E**nvironment (Exposure, Umfeld)
   - **F**ocused **A**ssessment with **S**onography for **T**rauma (FAST)
   - Flüssigkeit im Abdomen? (Morison-, Koller-, Douglas-Pouch), Pleura- oder Perikardergüsse?

   Notfalleingriffe
   - Intubation

> **LittleDoc meint**
> Es ist wichtig, dass Sie das Primary Survey gut beherrschen!

- Thoraxdrainage
- Koniotomie usw.

Binnen 15 Minuten: Mehrschicht-Spiral-Computertomografie (Polytraumaspirale – MSCT)
- native Schädel-CT (CCT)
- CT mit KM: Thorax, Abdomen, Becken und Extremitäten

Secondary Survey:
- ABCDE-Regel
- Therapie
- CCT nach ca. 1 Stunde

Definitive Care: wenn die Noteingriffe nicht mehr nötig sind

Tab. 15.2 Therapie-Phasen bei Polytrauma

Phase	Eingriffe / Operationen
Reanimationsphase ≤ 3 Stunden	• Noteingriffe
Primärphase 4–72 Stunden	• Organverletzungen • blutende, offene Wunden oder Frakturen • Frakturen des Oberschenkels • Kompartmentsyndromen → Spaltung
Sekundärphase 3–10 Tage	• Frakturenversorgung

15.13.2 Labor

- Blutbild, BGA
- Entzündungsparameter
- Gerinnung: Fibrinogen → DIK?
- Elektrolyte
- Blutzucker
- Myoglobin: Crush-Syndrom, Rhabdomyolyse, Zerquetschungsverletzungen?
- Transaminasen
- Nierenwerte
- Pankreaswerte
- Blutgruppe und Kreuzblut (Bedside-Test? Bluttransfusion?)

15.13.3 Komplikationen

- hämorrhagischer Schock
- spinaler Schock (Verletzung des Rückenmarks → periphere Vasodilatation durch Sympathikusblockade)
- Bronchus- oder Tracheaabriss
- Verletzung größerer thorakaler Gefäße
- Herzverletzung oder Herzkontusion → Arrhythmie, Asystolie
- Perikardtamponade
- (Hämo-)Pneumothorax

- Leber-Ruptur (spontan oder zweizeitig: subkapsuläres Hämatom, das nach Stunden, Tagen, Wochen bricht, wenn ↑ Druck)
- Milz-Ruptur (spontan oder zweizeitig: subkapsuläres Hämatom, das nach Stunden, Tagen, Wochen bricht, wenn ↑ Druck): Kehr-Zeichen: die Schmerzen strahlen in die linke Schulter aus
- Hypothermie (fast alle polytraumatisierten Patienten sind unterkühlt)
  - Kardio → ≥ 30 °C Bradykardie, arterielle Hypotonie, Rhythmusstörungen, ≤ 30 °C Kammerflimmern
  - Lungen → ↓ Atemfrequenz und das Atemzugvolumen (Tidal Volume); ≤ 24 °C Apnoe
  - ZNS → 33 °C Bewusstseinsstörungen, 30 °C Ohnmacht
  - Gerinnung

15.13.4 „Zweitkrankheit"

- **A**cute **R**espiratory **D**istress **S**yndrome (ARDS)
- Nierenversagen
- DIK
- Stoffwechselstörungen
- Hirnödem nach Schädel-Hirn-Trauma

15.14 Schädel-Hirn-Trauma (SHT)

- **Schädel-Hirn-Trauma** durch Gewalteinwirkung → mindestens kurzzeitige neurologische Symptomatik mit oder ohne Hirnverletzung
- **offenes SHT**
  - direkt: Austritt von Hirngewebe, Liquor und Blut aus dem Schädel
  - indirekt (Schädelbasisfrakturen): Austritt von Blut oder Liquor aus Ohren, Nase und/oder Mund
- **Schädelprellung** durch Gewalteinwirkung → ohne neurologische Symptomatik

15.14.1 Klinik

- Kopfschmerz
- Schwindel
- neurologische Ausfälle
- Bewusstlosigkeit
- Hypakusis
- Visus-Störungen
- Amnesie
- vegetative Symptome

15.14.2 Diagnostik

- initiale CCT ohne KM: intrakranielle Blutung? Hirnödem?
- frische Blutung: hyperdens (weiß)
- ↑ Hirndruck: verstrichene Gyrierung oder Mittellinienverschiebung, später eine obere (auch transtentorielle) Einklemmung verschiedener Strukturen (z. B. N. III → Pupillenerweiterung) im Tentoriumschlitz oder untere Einklemmung im Foramen magnum → Verletzung der Medulla oblongata
- nach 4–8 Stunden und bei klinischem Verdacht: CCT Wiederholung
- Epiduralblutung (EDB)
    - zwischen Kalotte und Dura
    - bikonvex oder linsenförmig
    - kontralateral eine Kontusionsblutung (Coup) + frontal eine kleinere (Contrecoup)
- Subduralblutung (SDB)
    - unter der Dura + ggf. Contrecoup
    - sichel- oder halbmondförmig
- Subarachnoidalblutung (SAB)
    - zwischen Arachnoidea und Pia
    - hyperdense Linien entlang der Gyri und Sulci
- intrazerebrale Blutung (ICB)
    - polymorph, hyperdens

Tab. 15.3 Glasgow Coma Score (GCS, auch: Glasgow-Koma-Skala) dient insbesondere in der Intensivmedizin der Abschätzung einer Bewusstseinsstörung (adaptiert nach: Güthoff et al. 2017)

Öffnen der Augen		
spontan	4 Punkte	
bei Ansprache	3 Punkte	
bei Schmerzreiz	2 Punkte	
kein Öffnen der Augen	1 Punkt	
Beste verbale Antwort		
konversationsfähig, orientiert	5 Punkte	
konversationsfähig, desorientiert	4 Punkte	
„Wortsalat"	3 Punkte	
sinnlose Laute	2 Punkte	
Ø verbale Antwort	1 Punkt	
Beste motorische Antwort		
bei Aufforderung	6 Punkte	
gezielte Bewegung bei Schmerzreiz	5 Punkte	
ungezielte Bewegung bei Schmerzreiz	4 Punkte	
Beugesynergismen	3 Punkte	
Strecksynergismen	2 Punkte	
Ø motorische Reaktion	1 Punkt	
Gesamtpunktzahl	(3–15 Punkte)	

Tab. 15.3 Glasgow Coma Score (GCS, auch: Glasgow-Koma-Skala) dient insbesondere in der Intensivmedizin der Abschätzung einer Bewusstseinsstörung (adaptiert nach: Güthoff et al. 2017) *(Forts.)*

Interpretation		
15–14 Punkte	keine Bewusstseinsstörung	keine diesbezüglichen Maßnahmen
13–12 Punkte	leichte Bewusstseinsstörung	Monitoring
11–9 Punkte	mittelschwere Bewusstseinsstörung	Intubationsbereitschaft
8–3 Punkte	schwere Bewusstseinsstörung, komatös	Schutzintubation wegen fehlender Schutzreflexe

15.14.3 Therapie

- Glasgow Score < 15: stationäre Überwachung
- Glasgow Score < 9: intensivstationäre Überwachung, Schutzintubation
- Hirndruckzeichen + intubierte Patienten: intensivstationäre Überwachung
- Hirndrucksenkung (Mannit, TRIS, NaCl 10 %)
- Bohrlochtrepanation, Kraniektomie
- Frakturen-Versorgung: erst nach Stabilisierung

KAPITEL 16 Dermatologie

16.1 Malignes Melanom (schwarzer Hautkrebs)

16.1.1 Ätiologie

Risikofaktoren

- ↑ Anzahl schwerer Sonnenbrände (Dauer ist bei Basaliomen wichtig) – meistens an Hautstellen, die in der Regel bedeckt sind
- Hauttyp: hell
- UV-Strahlung
- ≥ 50 Nävuszellnävi > 2 mm → 64× höheres Melanomrisiko
- Genmutationen (BRAF)
- Immunsuppression, HIV
- chronisch lymphatische Leukämie und Non-Hodgkin-Lymphome

16.1.2 Klinik

- „buntes" Bild: dunkel schwarz, aber auch graue, rote, weiße, blaue Punkte oder Flecke, mit Krusten, Erosionen, Pruritus, selten auch Blutungen; häufig schon > 5 mm
- Hutchinson-Zeichen: longitudinale Nagel- und periunguale Pigmentierung
- *ABCDE-Regel*
  - **A** (Asymmetrie): nicht rund, sondernn asymmetrisch geformt
  - **B** (Begrenzung): unregelmäßig, scharfe und unscharfe Zonen
  - **C** (Colorit): Farbmischung
  - **D** (Durchmesser): Fleck wächst, ist meist größer als 5 mm
  - **E** (Erhabenheit): Herausragen über das Hautniveau

16.1.3 Typen

- superfiziell spreitend
- Lentigo maligna
- nodulär maligne
- amelanotisch
- akrolentiginös

16.1.4 Therapie

- beginnende Stadien: vollständige Exzision mit Sicherheitsabstand
- fortgeschrittene Stadien: Exzision + Chemotherapie + Strahlentherapie
- Metastasen, Resektion unmöglich: BRAF-Inhibitoren (Vemurafenib, Dabrafenib), monoklonale Antikörper Pembrolizumab, Nivolumab, Ipilimumab

TIPP
Psychologische Unterstützung empfehlen!

LittleDoc meint
Wenn Sie das Thema „Impfstoffe bei malignen Melanomen" besonders interessiert, lesen Sie bitte mehr dazu im Artikel von Hu-Lieskovan et al. (2019).

16.1.5 Prognose

- Metastasen?
- Tumordicke > 4 mm?

16.2 Herpes Zoster (Gürtelrose)

16.2.1 Ätiopathogenese

- endogene Reaktivierung neurotroper Varizella-Zoster-Viren (Zweitmanifestation) wegen einer Immundefizienz
  - es gab eine Erstinfektion (Varizellen / Windpocken) und die Erreger bleiben das ganze Leben in den Neuronen und Gliazellen der Spinalganglien
- Schmierinfektion durch Bläschenflüssigkeit möglich → Windpocken; Herpes Zoster ist *per se als Krankheit* nicht übertragbar

16.2.2 Klinik

- Prodromi: Müdigkeit, Cephalgie, manchmal auch Fieber, Muskelschmerzen: bis zu einer Woche vorher
- dann dumpfe, ziehende Schmerzen und Parästhesien entlang von 1 bzw. 2–3 Dermatomen → Hauteffloreszenzen = Gruppen von Bläschen mit klarer Flüssigkeit, die segmental auf einer erythematösen Haut angeordnet sind → sie konfluieren, die Flüssigkeit wird trübe → sie brechen auf → es bilden sich Krusten (gelb-bräunlich)
- falls es Überinfektionen oder Nekrosen gibt (Zoster gangraenosus) → zusammenziehende Narben, Hyper- oder Hypopigmentierung
- meistens sind Thoraxsegmente betroffen, aber auch zervikale und trigeminale Areale
- spezielle Formen (stationäre Behandlung):
  - Zoster ophthalmicus (Visusminderung möglich; Hutchinson-Zeichen: Hautläsionen auf der Nasenspitze können es andeuten)

- Zoster oticus (Hör- und Gleichgewichtsstörungen möglich)
- Zoster genitalis
- Zoster generalisatus (disseminatus wenn Virämie ↑)

16.2.3 Komplikationen

- oostzosterische Neuralgien
- Fazialisparese
- Zoster gangraenosus
- Zostermeningitis, -myelitis (u. a.)

16.2.4 Therapie

- lokal: austrocknende, antiseptische, krustenlösende Präparate
- antiviral: Aciclovir i. v. oder p. o., Valaciclovir p. o., Famiciclovir p. o., Brivudin p. o.
- Analgetika + bei postzosterischen Neuralgien trizyklische Antidepressiva
- Impfung: Immundefizit, Senioren

16.3 Psoriasis (Schuppenflechte)

16.3.1 Ätiopathogenese

- inkomplett geklärt, multifaktoriell
- Immunzellen-Dysregulation
- familiäre Prädisposition
- Keratinozyten brauchen bei Psoriasis nur 3–5 Tage, um die Hornschicht der Haut zu erreichen (normalerweise 28 Tage)
- ↑ ↑ ↑ Produktion der epidermalen Zellen → schnelle Regeneration der Epidermis
- **Auslöser**
  - Infektionen
  - Stress
  - Immundefizit
  - Medikamente (Antibiotika, Antihypertensiva, NSAR)
  - C_2-Abusus physikalische, chemische und entzündliche
  - Hautverletzungen, Sonnenbrand, Kratzen

16.3.2 Klinik

- chronische, schubweise verlaufende Hauterkrankung
- scharf begrenzte, erythematöse Herde mit weiß-silbernen lamellaren Schuppen wie Kerzenwachs (Kerzenfleckphänomen)

- die letzte Schicht der Epidermis = letzte Häutchen; wenn sie auch entfernt wird → punktförmige Blutung („blutiger Tau", Auspitz-Phänomen)
- Pruritus
- Arthritis psoriatica
- Lokalisation
  - Streckseiten (Ellenbogen, Knie)
  - Kreuzbein
  - Psoriasis palmoplantaris
  - Psoriasis capitis
- Krümelnagel oder Tüpfelnagel: kleine napfförmige Einziehungen mit gelblichen Verfärbungen („Ölflecken") und Splitterblutungen innerhalb der Nagelmatrix
- mehrere Formen, z. B.
  - Psoriasis punctata
  - Psoriasis anularis
  - Psoriasis geographica
  - Psoriasis pustulosa usw.

16.3.3 Diagnostik

- Klinik
- Hautbiopsie
  - Epidermis ↑
  - Stratum granulosum ↓ oder fehlt
  - Keratinozyten bleiben unreif: Zellkern auch in den obersten Schichten
  - Infiltration mit Entzündungszellen

16.3.4 Differenzialdiagnosen

- seborrhoisches Ekzem
- Mykosen
- Allergien
- HIV
- Syphilis
- Pityriasis rosea / rubra

16.3.5 Therapie

- *leichte Formen:* topische Behandlung mit GKK, Vitamin-D_3-Derivaten, Cignolin, Teer, und Salben mit Salicylsäure und Harnstoff
- *schwere Formen:*
  - Ultraviolettfototherapie (SUP), Fotochemotherapien (PUVA)
  - Retinoide
  - GKK

- Immunsuppresiva: MTX, Ciclosporin A
- monoklonale Antikörper: Adalimumab, Infliximab, Etanercept
- Arthritis psoriatica: NSAR, Immunsuppressiva, monoklonale Antikörper und physikalische Therapie

TIPP
Psychologische Unterstützung empfehlen!

16.4 Follikulitis, Furunkel und Karbunkel

16.4.1 Begriffe

- **Follikulitis** = Entzündung des Haarfollikels
- **Furunkel** = Entzündung von Haarfollikel und Talgdrüse
- **Karbunkel** = konfluierende Furunkel + ausgedehnter Abszess + Nekrose

16.4.2 Ätiopathogenese

- hormonelle Veränderungen
- mangelhafte Hygiene
- Diabetes mellitus und andere endokrine Erkrankungen (z. B. Morbus Cushing)
- Immunsuppression durch Therapie, maligne Krankheiten, Immundefekte
- häufigster Erreger: Staphylococcus aureus

16.4.3 Klinik

- häufig an Nacken, Rücken, Gesäß und äußerem Gehörgang, aber prinzipiell überall möglich, wo es Haare gibt
- lokale Entzündung und Schmerzen, Eiter-Erguss möglich
- AZ ↓, Fieber bei Furunkeln und Karbunkeln
- seltener: Sepsis (bei Karbunkeln)

16.4.4 Differenzialdiagnosen

- Akne
- Hautausschläge verschiedener Ätiologie
- infiziertes Atherom

16.4.5 Therapie

- lokale Desinfektion, antiseptische Salben

- Einschmelzung: Abszessspaltung, Wundabstrich, Sanierung mit Exzision der Nekrosen, Spülung
- ggf. Antibiose
- Gesichtsfurunkel: stationäre Aufnahme + systemische Antibiotikatherapie nach Antibiogramm + Kauverbot, ggf. Sprechverbot; kein Drücken oder Quetschen → Gefahr Sinus-cavernosus-Thrombose, eitrige Meningitis
- Tetanusschutz?

16.5 Wundbeschreibung

LittleDoc meint
Wichtig auch für pAVK, chronisch venöse Insuffizienz und diabetisches Fußsyndrom!

- Dauer
  - akut – Verletzung, Schnitt, OP usw.
  - chronisch > 4 Wochen
- Ort
- Größe
- Wundgrund
  - nicht belegt (sauber)
  - mit Granulation
  - mit Fibrin- / Kollagen-(Beläge)
  - mit Nekrose / Gangrän
  - mit Fremdkörper
- Wundrand
  - o. p. B.
  - unregelmäßig
  - mazeriert
  - entzündet
- Exsudat
  - Menge
  - Farbe und Konsistenz
  - serös
  - blutig
  - eitrig usw.
- Geruch
- Entzündungszeichen
  - calor
  - rubor
  - dolor
  - tumor
  - functio laesa

TIPP
Vergessen Sie bitte nicht, dass Sie in der FSP keine körperliche Untersuchung durchführen. Bitte nicht nur sagen: „Beschreiben Sie mir bitte die Wunde", sondern direkte Fragen stellen! Fragen Sie direkt während der Anamnese nach Ort, Dauer usw. der Wunde.

KAPITEL 17 Pädiatrie

17.1 Morbilli (Masern)

Achtung, meldepflichtig!

17.1.1 Ätiologie

- Erreger: Masern-Virus
- Übertragung: Kontakt, Tröpfchen, aerogen, vom 5. Tag der Inkubationszeit → 4. Tag des Exanthems
- Inkubationszeit: ca. 10 Tage
- inzwischen auch bei Erwachsenen

17.1.2 Klinik

- *Prodrom:* 3 Tage
  - Fieber
  - Konjunktivitis ± Fotophobie
  - Rhinitis, Bronchitis
  - Wangenschleimhaut gegenüber der Molaren: nicht abwaschbares Enanthem = Koplik-Flecke
  - Himbeerzunge
- *Exanthem:* 5–6 Tage
  - makulopapulös, dunkelrot, konfluierend → am Ende Schuppen
  - hinter den Ohren → Gesicht → Oberkörper → Glieder → Extremitäten (hier manchmal mit Blutungen, „schwarze Masern")

17.1.3 Komplikationen

- bakterielle Superinfektion, z. B. Masernotitis
- Pneumonie, Pseudokrupp
- Enzephalitis (Masernenzephalitis)
- Myokarditis

17.1.4 Therapie

- symptomatisch
- Bettruhe
- Prophylaxe: Mumps-Masern-Röteln-Impfung

LittleDoc meint
Ich würde bei diesen Krankheiten empfehlen, online nach Bildern zu schauen. So merken Sie sich schneller, wie jede aussieht :-)

17.2 Parotitis epidemica (Mumps)

Achtung, meldepflichtig!

17.2.1 Ätiologie

- Erreger: Mumps-Virus
- Übertragung: Tröpfchen, Schmierinfektion – Muttermilch und andere körperliche Sekretionen bzw. Ausscheidungen: vom 5. Tag vor der Schwellung → Abschwellung (ca. 8 Tage später); *Cave:* kontagiös, auch wenn asymptomatisch
- Inkubationszeit: 2–4 Wochen

17.2.2 Klinik

- *Prodrom:* 1–2 Tage
  - Fieber
  - Cephalgie
  - Arthralgien
- schmerzhafte Schwellung der Glandula parotis
- Ohrenschmerzen oder Schmerzen beim Kauen
- nach 1–2 Tagen ist die kontralaterale Speicheldrüse betroffen → Mumps-Gesicht
- manchmal sind auch kleinere Speicheldrüsen beteiligt

17.2.3 Diagnostik

- IgM-Antikörper → später IgG
- Amylase ↑
- PCR: Erregernachweis

17.2.4 Differenzialdiagnosen

- Lymphadenitis
- Sialolithiasis
- bakterielle Infektion der Speicheldrüse

17.2.5 Komplikationen

- Hörschädigung
- Pankreatitis
- Orchitis → Sterilität bzw. Oophoritis
- Meningoenzephalitis

17.2.6 Therapie

- Analgetika
- lokale Wärme
- GKK bei Enzephalitis und Orchitis
- Prophylaxe: MMR-Impfung

17.3 Rubeola (Röteln)

Achtung, meldepflichtig!

17.3.1 Ätiologie

- Erreger: Rubi-Virus
- Übertragung: Tröpfchen, diaplazentar; von einer Woche bevor → eine Woche nachdem das Exanthem auftritt
- Inkubationszeit: 2–3 Wochen

17.3.2 Klinik

- *Prodrom:*
  - Fieber
  - Katarrh der oberen Atmungswege
  - Zervikale schmerzlose Lymphadenitis → generalisiert → ggf. Splenitis
- *Exanthem:* nach 2 Tagen, dauert ca. 3 Tage
  - hinter den Ohren → Gesicht → Thorax → zentrifugal → Extremitäten
  - makulopapulös, hellrot, mit blässerem Rand, nicht konfluierend
  - durchschnittlich 5 mm groß
- makulöses Pharynx-Enanthem

17.3.3 Diagnostik

- Leukopenie, ggf. mit Lymphozytose
- IgM → später IgG

- PCR: Erregernachweis
- *Hämagglutinationshemmtest*

17.3.4 Differenzialdiagnosen

- Scharlach
- Masern
- Allergien

17.3.5 Komplikationen

- Embryopathien
- Enzephalitis
- Arthralgien
- Atemwegentzündungen
- Hepatosplenomegalie ± Hypersplenismus

17.3.6 Therapie

- symptomatisch
- Prophylaxe: MMR-Impfung

17.4 Varizellen (Windpocken)

Achtung, meldepflichtig!

17.4.1 Ätiologie

- Erreger: Varizella-Zoster-Virus
- Übertragung: aerogen, Schmierinfektion; von 2 Tagen vor dem Exanthem-Auftritt → alle Effloreszenzen = nur Krusten
- Inkubationszeit: 8–21 Tage
- Gravidität: ≤ 20. Schwangerschaftswoche: Abortio oder Missbildungen

17.4.2 Klinik

- Fieber
- Cephalgie
- Muskelschmerzen

- *Exanthem* mit Pruritus
  - kleine, rote Flecken oder Papeln → Bläschen mit erythematösem Rand → Pusteln → Krusten; Koexistenz der verschiedenen Stadien dieser Hautläsionen → Heubner-Sternenkarte oder -Sternenhimmel
  - Rumpf → Kopf → Gesicht → Extremitäten mit Ausnahme von Handinnenflächen und Fußsohlen (spezifisch)
- ggf. orales Enanthem

17.4.3 Therapie

- symptomatisch
- Aciclovir
- Prophylaxe: Impfung oder passive Immunisierung mit Varicella-Zoster-Immunglobulin

17.5 Scarlatina (Scharlach)

Achtung, meldepflichtig!

17.5.1 Ätiologie

- Erreger: β-hämolysierenden Streptokokken der Gruppe A
- Übertragung: Tröpfchen
- Inkubationszeit: 2–5 Tage

17.5.2 Klinik

- *Prodrom:* 1–2 Tage
  - Fieber
  - Allgemeinzustand ↓
  - eitrige Tonsillitis
  - Pharyngitis
  - Nausea, Vomitus
- *Exanthem* mit Effloreszenzen:
  - makulopapulös, klein, nebeneinander, rot, leicht herausragend
  - Hals → Nacken → Rücken → Rumpf → Extremitäten → Gesicht
  - am besten dargestellt an den Achseln und Leisten
  - Mund-Kinn-Dreieck bleibt frei = periorale Blässe
- ggf. Enanthem
- Zunge: am Anfang weißlich belegt → dann Himbeerzunge

17.5.3 Diagnostik

- Rachenabstrich + Kultur
- Schnelltests für Antigene der A-Streptokokken

17.5.4 Differenzialdiagnosen

- Masern
- Röteln

17.5.5 Komplikationen

- rheumatisches Fieber mit spezifischen Komplikationen (Herz-, Nierenbeteiligung, Chorea Sydenham)
- lokale Nekrose durch Scharlach-Toxine
- Hyperpyrexie
- ZNS-Beteiligung

17.5.6 Therapie

- Penicillin V
- Erythromycin p. o.

17.6 Pertussis (Keuchhusten)

Achtung, meldepflichtig!

17.6.1 Ätiologie

- Erreger: Bordetella pertussis
- Übertragung: aerogen
- Inkubationszeit: 7–20 Tage

17.6.2 Klinik

- Stadium catarrhale ca. 2 Wochen: grippeähnliche Symptomatik: Fieber, Schnupfen, Husten
- Stadium convulsivum: Husten ↑ ↑ ↑ → stakkatoartige Hustenanfälle mit keuchenden Geräuschen
  – Salven von 15–20

- Zunge ist herausgestreckt
- Gesicht wird zyanotisch
- zähes, schleimiges, glasiges Sputum
- manchmal Erbrechen

LittleDoc meint
Es gibt online viele Videos zu diesen Husten-Episoden. Gern „Whooping Cough" eingeben!

17.6.3 Diagnostik

- Lymphozytose
- Rachenabstrich + Kultur oder PCR mit DNA aus den Abstrichen
- IgM, IgG

17.6.4 Komplikationen

- Stimmlippenkrampf → Apnoe
- Pneumonie
- Otitis

17.6.5 Therapie

- Erythromycin
- Azythromycin
- Clarythromycin
- Prophylaxe: DTP-Impfung

TIPP
Den STIKO-Impfkalender für 2020/2021 in Deutschland finden Sie am Ende dieses Buches (s. Anhang).

KAPITEL 18 Ophthalmologie

18.1 Glaukom (grüner Star)

18.1.1 Ätiologie

- normale Werte des Augeninnendrucks < 22 mmHg; zwischen 22–26 mmHg V. a. Glaukom
- ↑ > 26 mmHg: Glaukom: gestörte Produktion und Abfluss des Kammerwassers →
  - Schädigung des Nervus opticus durch ↑ Druck
  - Beteiligung Sehnervenpapille
  - Skotome (Gesichtsfeldausfälle)

18.1.2 Einteilung

- **primäres Glaukom**
  - *primär chronisches Offenwinkelglaukom:* Hindernis der Kammerwasserpassage im Trabekelwerk
  - *primär akutes Winkelblockglaukom:* Hindernis der Kammerwasserpassage im Pupillarwinkel wegen einer akuten Verengung des Kammerwinkels durch die Iris = Glaukomanfall
  - *kongenitales Glaukom*
- **sekundäres Glaukom:** Folge einer anderen Augenerkrankung, nach Trauma oder iatrogen durch Eingriffe oder Medikamente
  - *sekundäres Offenwinkelglaukom* mit der Sonderform *pseudoexfoliatives Glaukom,* durch die Ablagerung von proteischen Granulen am Rand der Iris und an der Innenseite der Vorderkammer → Hindernis der Kammerwasserpassage im Trabekelwerk
  - *sekundäres Winkelblockglaukom:* Hindernis der Kammerwasserpassage im Pupillarwinkel

18.1.3 Diagnostik

- Spaltlampenuntersuchung – generelle Untersuchung des Auges
- Augeninnendruckmessung
- Gonioskopie – Beurteilung des Trabekelwerks
- Fundoskopie – Beurteilung der Sehnervenpapille und des Nervus opticus
- Perimetrie – Gesichtsfeldausfälle?

18.1.4 Therapie

- konservativ: Acetazolamid oder Pilocarpin lokal → ↓ Produktion von Kammerwasser
- Lasertrabekuloplastik
- Laseriridotomie
- Zyklophotokoagulation
- Trabekulektomie
- Goniotomie

18.2 Katarakt (grauer Star)

18.2.1 Ätiologie

- Trübung der Augenlinse
- kann genetisch oder erworben sein
  - *genetisch:* Neurodermitis, Morbus Wilson, Vitiligo, Down-Syndrom, Marfan-Syndrom, Alport-Syndrom, Morbus Anderson-Fabry usw.
  - *erworben:* infektiös (TORCH), Strahlung, GKK, lokales Trauma
- Formen: nuklear-sklerotisch, kortikal und posterior-subkapsulär

Risikofaktoren

- ↑ Alter
- aHT
- DM
- Rauchen
- Adipositas
- C_2-Abusus
- Augen-OPs
- übermäßige Sonneneinstrahlung

18.2.2 Klinik

- Visusminderung
- Myopie
- Blendungsempfindlichkeit

18.2.3 Therapie

- Katarakt-OP: Ersetzung der getrübten Augenlinse durch eine Kunstlinse

MERKE
- *Ametropie* = Fehlsichtigkeit durch Refraktionsanomalien und / oder Augenachsenlängenveränderung
  - *Myopie* = Kurzsichtigkeit = Form von Ametropie
  - *Hypermetropie* = Weitsichtigkeit = Übersichtigkeit = Form von Ametropie
- *Astigmatismus* = Stabsichtigkeit = Hornhautverkrümmung = eine Fehlsichtigkeit

KAPITEL 19 Psychiatrie

19.1 Psychopathologischer Befund

Wenn Sie den psychopathologischen Befund in der FSP gut vorstellen können, ist der Fall schon zu 50 % „gelöst". Um im Arzt-Arzt-Gespräch eine präzise und beeindruckende Fallvorstellung zu geben, benutzen Sie am besten die folgende Fachterminologie:
- äußeres Erscheinungsbild
  - gepflegt
  - ungepflegt
  - ggf. Beschreibung der Kleidung, Haare
- im Kontakt
  - freundlich
  - mürrisch, pampig
  - ablehnend
- Bewusstsein
  - wach
  - klar
  - benommen
  - intoxikiert
- Orientierung zu Ort, Zeit, Person und Situation
  - voll orientiert
  - unscharf orientiert
  - desorientiert
- Aufmerksamkeit, Gedächtnis, Auffassungsfähigkeit
  - unauffällig
  - reduziert
- formales Denken
  - kohärent, geordnet
  - inkohärent, zerfahren
  - verlangsamt
  - fixiert auf …
  - Gedankenkreisen
  - Ideenflucht
  - paralogisches Denken (z. B. „Ich kratze an der Wand, weil ich bemerkt habe, dass wenn ich Französisch lerne, die Werbesendung im Fernseher beginnt")
  - Gedankenabreißen
- inhaltliches Denken
  - Verfolgungswahn

LittleDoc meint
Auf keinen Fall werde ich versuchen, ein Psychiatrie-Fazit zu verfassen – schon das Wort „Basics" wäre mir hier zu viel. Ich werde also nur beispielhaft einige Krankheiten nennen und diese sehr oberflächlich vorstellen, sodass Sie keine Panik bekommen, falls Sie solche Fälle in der Prüfung haben.
Für die verkürzte Darstellung entschuldige ich mich ausdrücklich bei den Patientinnen und Patienten. Niemals würde ich eine Erkrankung verharmlosen.
Die traurige Wahrheit ist, dass Psychiatrie, Psychosomatik und Psychotherapie häufig bagatellisiert werden, leider auch unter Medizinern. Ergo: In der FSP sind die Anforderungen bei psychiatrischen Fällen deutlich geringer als bei Fällen aus Innerer Medizin, Chirurgie, Neurologie usw.

- Schuldwahn
- Verarmungswahn
- Beziehungswahn
- religiöser Wahn
- Größenwahn
- nihilistischer Wahn usw.
- Kommunikationsstörungen
  - Störungen der Sprache
    - Dysarthrie
    - Aphonie, Dysphonie
    - Stottern
    - Logoklonie
  - Störungen der Rede
    - Mutismus
    - Tachyphasie, Bradyphasie
    - Logorrhö
    - stockendes Reden
    - Palilalie, Verbigeration
    - Echolalie
  - Verständlichkeitsstörungen
    - Privatsymbolik
    - Parasyntax, Paragrammatismus
    - Vorbeireden
    - Neologismen
- Ich-Störungen
  - Entfremdung
    - Derealisation: die Umwelt, andere Menschen sind fremdartig
    - Depersonalisation: die eigene Person, Körper(teile) sind fremdartig
  - Beeinflussungserleben
    - Gedankeneingebung: eigene Gedanken seien von außen eingegeben
    - Gedankenausbreitung: eigene Gedanken könnten von anderen Menschen „gelesen" werden
    - Gedankenentzug: Fehlen von Gedanken, Gedankenabreißen, das von dem Patienten selbst empfunden wird
  - Transitivismus: Projektion des (eigenen) Krankseins auf andere
- dissoziative Störungen
  - ja / nein
- Sinnestäuschungen
  - optische Halluzinationen (z. B. weiße Mäuse bei Alkoholentzug, kleine Tiere, Geister, Türen, die sich öffnen, Wandverformungen usw.)
  - akustische Halluzinationen (Stimmen: imperative, kommentierende, bedrohende; Lach-, Musik-, Radio-Akoasmen usw.)
  - olfaktorische Halluzinationen
  - taktile (haptische) Halluzinationen
  - Geschmackshalluzinationen
- Affekt
  - Ambivalenz
  - Affektstarre

- Affektlabilität
  - Gefühl der Gefühllosigkeit
  - Affektarmut
  - Parathymie
- Ängste, Phobien oder Zwänge (welche? bitte nennen)
- Psychomotorik
  - ruhig
  - unruhig
  - entspannt
  - angespannt
- Antrieb
  - vermindert
  - gesteigert
  - unauffällig
- vegetative Begleitsymptome
  - Schwitzen
  - Erbrechen
  - Hyperventilation
  - Entzugserscheinungen usw.
- Suizidalität, Eigen- oder Fremdgefährdung

TIPP
Lesen Sie bitte auch, welche Fragen Sie den Patienten in der Anamnese stellen, wie Sie ein Gespräch beginnen und wie die ersten Fragen lauten (Kap. 2, Abschnitt „Psychiatrie").

19.2 Depression

Eine grundsätzliche Bedeutung des Wortes Depression ist „Sinken".

Ein Hauptsymptom der Depression ist oftmals ein *Gefühl der Gefühllosigkeit*. Daher ist diese Krankheit schon *etwas gänzlich anderes als eine einfache Traurigkeit*.

Depression ist keine Traurigkeit

Zurück zum Wort „Sinken". Stellen Sie sich bitte vor, Sie können nicht schwimmen und Sie sinken in den Marianengraben, Ihre Augen zugeklebt und Ihre Ohren verschlossen. Es ist Ihnen selbst *unklar, wie Sie dahin gekommen sind*. Sie sehen und hören niemanden. Es ist, als ob Sie ganz allein wären. – Wie könnten Sie nun wissen und auch 100-prozentig glauben, dass jemand nach Ihnen sucht und dass derjenige ein Boot in der Nähe hat?

Sie wissen natürlich, dass Sie schwimmen sollten, und Sie haben viele Menschen beim Schwimmen beobachtet. Ihre Glieder sind ja frei, also sollte das gut klappen. Es ist Ihnen klar, *dass Sie Arme und Beine koordinieren sollten, um nicht weiter einzutauchen*. Sie versuchen es, doch irgendwie funktioniert es nicht. Wieso haben Sie das nie gelernt? Sie sind selber *schuld*. Sie werden *müde und geben auf*. Sie akzeptieren es, es lohnt sich nicht, weiter zu kämpfen. Sie haben keine Chance. Sie sollten jetzt *einfach sterben,* weil Sie *das, was andere so einfach schaffen, nicht können. Sie haben es sich selbst ausgesucht.* Eine Stimme in Ihrem Kopf sagt noch: „Schwimm! Bist du *ein Idiot*?! Alle schaffen es, Kinder sogar. Es ist nicht schwer. Schwimm doch mal! Schwimm! Ach Gott, *etwas so Banales und du kannst es nicht.* Einfach Arme und Beine bewegen. Schwimm! Du *nervst* schon. Schau dich mal an. Du bist *lächerlich. Pathetisch.* EIN-FACH SCHWIM-MEN!" Sie sehen sich selbst wie aus der Ferne sinken.

Symptomatik

- Schon nach diesem kurzen Text können Sie einige **Symptome** nennen:
  - Hilf- und Hoffnungslosigkeit
  - Schuldgefühle
  - Müdigkeit
  - sinnloses Gedankenkreisen
  - Abulie (Antriebsstörung)
  - Freudlosigkeit
  - Wertlosigkeit
  - Reizbarkeit
  - Leere
  - Unmotiviertheit
  - Dysthymie
  - Wahnvorstellungen
- Man sollte auch über die folgenden 3 Punkte **Bescheid wissen:**
  - *Es bringt nichts,* Betroffenen zu sagen: „Snap out of it. Cheer up!" (im Sinne von: „Schwimm doch!"). Wenn Betroffene es könnten, würden sie es auch tun.
  - *Es bringt nichts,* Betroffenen zu sagen: „Das Leben ist doch schön. Du hast so viele gute Sachen in deinem Leben." Sie können es nicht sehen.
  - *Es bringt absolut nichts* – und es ist sogar fatal –, Betroffenen zu sagen: „Motiviere dich selbst! Wenn du dir nicht helfen willst, dann kann dir niemand helfen." Ihr Gedanke wäre: „Okay. Also auch andere meinen, sie sollten keine Energie auf mich verschwenden. Ich selbst habe keinen Grund zu leben. Das war's für mich. Ich kann sterben."
- Oftmals gibt es auch **vegetative Symptome:**
  - Schlafstörungen – entweder Insomnie (Einschlaf-, Durchschlafstörungen) oder Schläfrigkeit
  - Appetitlosigkeit oder Hyperphagie
  - Gewichtsverlust, Gewichtszunahme
  - ↓ Libido oder manchmal auch ↑ Libido

> **LittleDoc meint**
> Diese Sätze in der FSP also *nicht* sagen!

Häufige Ursachen

- familiäre Prädisposition: nicht nur genetisch, sondern auch auf einer psycho-ökonomisch-sozialen Ebene
- posttraumatische Belastungsstörung: Tod, Unfall, Vergewaltigung, Entführung, Fehlgeburt, Krebsdiagnose, schwere degenerative Erkrankung, Krieg
- starke Gefühle (wie z. B. Hilflosigkeit) usw.

Therapie

- Psychotherapie
- Antidepressiva (bei Patienten mit akuter Suizidalität erst einmal keine antriebssteigernden Antidepressiva geben)
- bei Schlafstörungen: Mirtazapin, Trazodon oder bedarfsweise Prothipendyl, Melperon, Dipiperon, Quetiapin, niedrig dosiert
- bei Unruhe, Anspannung: Chlorprothixen, Promethazin
- körperliche Bewegung
- Entspannungstechniken, z. B. progressive Muskelentspannung nach Jacobson
- Sonnenlicht, Lichttherapie

19.3 Posttraumatische Belastungsstörung

Der Patient ist nicht immer das unmittelbare Opfer. Er kann in der traumatischen Situation auch Zeuge oder professioneller Helfer (Retter) gewesen sein.

TIPP
Auch Ärzte können von einer PTBS betroffen sein.

Die Symptomatik wird oft später im Leben ausgelöst, etwa beim Wiedererleben von gewissen Momenten oder Gefühlen (z. B. auch wenn Betroffene etwas in den Nachrichten sehen); diese Verzögerung kann Tage, Monate, manchmal Jahre dauern.

Klinik

- Intursion: Flashbacks, Albträume
- Rückzug: sozial und emotional, Vermeidung von intensiven Gefühlen
- Hyperarousal: Hypervigilanz, ↑ Reizbarkeit, ↑ Schreckhaftigkeit
- Dissoziation
- Depression
- selbstverletzendes Verhalten
- Suizidalität usw.

Therapie

- Psychotherapie, Traumatherapie, **E**ye **M**ovement **D**esensitization and **R**eprocessing (EMDR)
- Antidepressiva
- Schlafmittel

CAVE!
Akute Suizidalität ist ein Notfall → stationäre Aufnahme!

19.4 Panikattacken

LittleDoc meint
Manchmal können die Patienten selbst nicht einschätzen, ob sie eine Panikattacke haben. Bitte klären Sie mit dem Patienten die Symptome, bevor Sie eine Panikstörung diagnostizieren!

Es kann sein, dass der „Patient" in der FSP eine Panikattacke bekommt:
- ständige Angst, dass etwas Schlimmes passiert
- Hyperventilation
- Dyspnoe
- Engegefühl in der Brust, Tachykardie und Palpitation
- Angst zu sterben
- Schwitzen
- Tremor
- Hitzewallungen oder Kälteschauer
- Übelkeit
- Depersonalisationserlebnisse
- Derealisationsphänomene
- Angst vor der Angst – bei Panikstörungen

Therapie

- akut: Benzodiazepine
- zukünftig, falls eine Angststörung vorhanden: Antidepressiva, Psychotherapie

19.5 Schizophrenie

= **Gruppe von psychischen Erkrankungen (gehören zu den Psychosen)**

Klinik

- *Halluzinationen*
- *Wahn*
- *Ich-Störungen*
- Denkstörungen
- Kommunikationsstörungen
- Affektstörungen
- Verminderte Denkleistung
- Antriebsstörungen usw.

Therapie

- Akutbehandlung: Haloperidol, Lorazepam
- dauerhaft: atypische Neuroleptika: Aripiprazol, Risperidon, Olanzapin, *Cave* mit Clozapin!
- Patientenedukation
- Psychotherapie, Verhaltenstherapie, Selbsthilfegruppen

19.6 Borderline-Persönlichkeitsstörung

- rasche Schwankungen der Meinungen, Wünsche, Einstellungen und Eindrücke von absolut gut zu absolut böse, von „kalt" zu „heiß", von „Schwarz" zu „Weiß" und eine wechselnde Zuordnung der Menschen in „gute" und „böse"
- Impulsivität
- Patient kann schwer mit Kritik umgehen
- Selbstverletzung, parasuizidales Verhalten, Suizidgedanken
- Aggression (Auto- und Fremd-)
- ausgeprägte Angst vor dem Verlassenwerden, aber paradoxale Beziehungsunfähigkeit

Therapie
- dialektische behaviorale Therapie (DBT)
- Psychoanalyse

Prüfungssimulationen und Terminologie

20 Prüfungssimulationen 315

21 Fachterminologie 365

KAPITEL 20 Prüfungssimulationen

20.1 Tipps zur Beruhigung

- Wenn ich es geschafft habe, schaffen Sie es auch ;-)
- Sie haben schwierigere Prüfungen bestanden. Vergessen Sie das bitte nicht.
- Es ist nicht die letzte Chance Ihres Lebens. Vergessen Sie das bitte auch nicht.

Um sich gut auf die Fachsprachprüfung vorzubereiten, brauchen Sie dieses Buch nicht auswendig zu lernen. Sie müssen das Buch auch nicht in toto studieren. Lesen Sie aber bitte die Kapitel, die mit dem Blitz markiert sind. [*Die anderen Kapitel sind nur für den Fall, dass Sie nichts Besseres zu tun haben. (Nein, es wäre gut, wenn Sie auch darauf einen Blick werfen, aber bitte nicht verzweifeln!)*]

20.2 Antworten auf die häufigsten Fragen

- Nein, die TNM-Klassifikationen brauchen Sie nicht auswendig zu lernen.
- Nein, alle möglichen OP-Schritte brauchen Sie nicht ganz genau zu kennen.
- Nein, die Dosierungen und Medikamente brauchen Sie nicht exakt zu wissen. Die Klassen reichen aus – und vielleicht ein Beispiel.

Wenn Sie in der FSP keine Ahnung haben, was dem Patienten fehlt, machen Sie eine schöne, ausführliche Fallvorstellung. Am Ende melden Sie einfach ein Konsil oder mehrere Konsile *„zur Mitbeurteilung der Diagnose und Optimierung der Therapie"* an – and show your best smile to the examiners. Falls das nicht möglich ist, sagen Sie einfach, welches System betroffen ist, und erklären Sie ganz höflich, dass Sie den Fall mit einem Oberarzt besprechen würden.

Wenn Sie Hufschläge hören … denken Sie zuerst an Pferde und nicht an Zebras. Versuchen Sie in der Fachsprachprüfung immer, klare Diagnosen zu stellen und – sofern möglich – einfache Diagnosen zu geben. *Beispiel:*
- Sie bekommen einen Patienten mit diffusen Abdominalschmerzen und Diarrhö seit 4 Tagen. Sagen Sie bitte nicht gleich „Colitis ulcerosa" oder „Kolonkarzinom", wenn dafür keine weiteren Symptome vorliegen. Eine „Enterokolitis" reicht.

Wenn Sie eine systemische Krankheit vermuten (autoimmune Krankheit, Kollagenose usw.), aber nicht genau wissen, um welche es sich handelt: Beruhigen Sie sich. Systemische Krankheiten können Sie einfach **„aufspalten"**. *Beispiel:*
- Sie bekommen einen 35-jährigen Patienten mit Dysurie („Brennen beim Wasserlassen"), Pruritus im genitalen Bereich, Arthralgie im Kniegelenk li., Sprunggelenk bds., schuppendem Hautausschlag an der Fußsohle re., Fremdkörpergefühl im Auge re. Die urogenitalen Beschwerden sind seit 10 Tagen da, die anderen Beschwerden erst seit 4 Tagen.
- Die Diagnose wäre Reiter-Syndrom / reaktive Arthritis infolge einer Urethritis. Doch bei der Prüfung erkennen Sie das nicht sofort → *aufspalten*.
- Der Patient hat einen genitalen Infekt (urologisches Konsil, vergessen Sie bitte die Sexualanamnese nicht), eine Dermatitis an der Fußsohle (dermatologisches Konsil), eine Arthropathie (Röntgen-Thorax anfertigen, um eine degenerative Krankheit auszuschließen + rheumatologisches Konsil) und eine Konjunktivitis (ophthalmologisches Konsil).

Kommunikative Strategie! Elegant? Überhaupt nicht. Lösung? Das schon. Punkte? Bestimmt! Wichtig ist, *dass* Sie kommunizieren und etwas Passendes zu den Symptomen finden.
- Ja, die *Allgemeinmaßnahmen* sind sehr wichtig: Patientenschulung, Ernährungsberatung, Gewichtsabnahme, Tabakkarenz, Sport usw.
- Und ja, *Psychotherapie* ist sehr wichtig – bitte nicht vergessen, besonders bei Krebs oder schweren degenerativen Krankheiten.

Bei schweren Erkrankungen

Eine lebensverändernde Diagnose wie eine Krebserkrankung sollten Sie dem Patienten nicht direkt mitteilen (also nicht: „Ja, ich habe einen Verdacht auf Magenkrebs"). Sondern: *„Wir können leider im Moment nichts ausschließen. Ich bitte Sie um ein bisschen Geduld, bis alle Ergebnisse da sind."*

Wenn Sie in der FSP von den Prüfern die „Ergebnisse" bekommen und aufgefordert werden, nun dem „Patienten" die Diagnose zu kommunizieren:
- Fragen Sie den Patienten, ob er das Gespräch allein durchführen möchte; empfehlen Sie ihm bitte, dass er eine Vetrauensperson / Begleitung dabeihaben kann.
- Fragen Sie, wie es ihm geht; ob er fit für das Gespräch ist; ob er ein Glas Wasser möchte.
- Erklären Sie ihm erneut, welche Untersuchungen durchgeführt wurden und was die Ergebnisse bedeuten.
- Machen Sie eine Pause. „Okay, Herr X, ich glaube, wir brauchen eine Pause. So, einmal tief durchatmen."
- Erklären Sie ihm nun die Therapie. Zuerst die Technik. Dann wieder Pause. Fragen Sie, ob er alles verstanden hat.
- Erklären Sie die möglichen Komplikationen der Therapie. Fragen Sie, ob der Patient Fragen hat.

LittleDoc meint

Im klinischen Alltag:
Sorgen Sie für eine ruhige Umgebung und ausreichend Zeit. Das Gespräch sollte nicht auf dem Flur, nicht in Anwesenheit anderer Patienten usw. stattfinden.
Bitten Sie ggf. andere Patienten oder Pfleger usw., das Zimmer zu verlassen.

- Sprechen Sie über Allgemeinmaßnahmen, z. B. die Ernährung.
- Geben Sie dem Patienten den Hinweis, dass er in dieser Situation Unterstützung durch eine *Psychotherapie* bekommen kann.

Bei Komplikationen

Wenn Sie nicht alle möglichen Komplikationen einer Untersuchung/OP genau nennen können, nennen Sie die Komplikationen von Anästhesie und Zugang: Allergie, Infektion usw. Das gilt aber selbstverständlich *nur in der FSP*.

Smalltalk in der FSP

Sie sollten sich auf Smalltalk vorbereiten. Die Prüfer werden Sie anfangs fragen, seit wann Sie in Deutschland sind, seit wann Sie Deutsch lernen, welche Fachrichtung Sie interessiert. [Lasst uns alle einen Moment der Stille haben für die Kollegen, die „Innere Medizin" oder „Allgemeinmedizin" sagen …]

Dann ist es gut, schon einen kurzen Text im Kopf zu haben: „Ich bin …, komme aus …, habe Humanmedizin in … studiert. Ich interessiere mich für … Ich habe mich entschieden, nach Deutschland zu kommen, weil … Meine Hobbys sind …" (insgesamt 3, 4 Sätze, ca. 1 Minute).

Training der Prüfungssituation mit Simulationen

Im Folgenden finden Sie als Beispiele 5 medizinische Fälle. Sie werden sehen, wie Sie im Arzt-Patienten-Gespräch die Anamnese erheben, wie Sie den Fall im Arztbrief dokumentieren und ihn schließlich im Arzt-Arzt-Gespräch Ihrem Kollegen vorstellen (s. dazu auch die Kapitel in Part I).

Der FSP-Kandidat nimmt die Position des diagnostizierenden Arztes ein (hier: linke Spalte) – ein Prüfer spielt den Patienten und wird auch als Kollege zur Verfügung stehen (rechte Spalte). Mit dem Patienten wählen Sie die *Umgangssprache* – im Arztbrief und mit dem Kollegen bitte *Fachsprache*.

Bitte beachten Sie, dass es oft mehrere Wege gibt, die zum Ziel führen. Sie trainieren hier jedoch eine Struktur, wie die FSP typischerweise verläuft. Und dann heißt es: üben, üben, üben.

20.3 Fall 1: Divertikulitis

20.3.1 Anamnese im Arzt-Patienten-Gespräch

Arzt (FSP-Kandidat)	Patient (Prüfer)
Guten Tag. Mein Name ist ^(Herr/Frau) X und ich bin auf der Station als AA/AÄ tätig. Heute möchte ich mit Ihnen das Aufnahmegespräch durchführen. Sind Sie einverstanden? ^(Sehr wichtige Frage!)	
	Guten Tag. Ja, klar.
Wie heißen Sie?	
	Ich heiße Katharina Müller.
Könnten Sie das bitte (langsam) buchstabieren?	
	Ach Mensch, boah, es tut so weh! Okay: K-A-T-H-A …
Danke. Wie alt sind Sie, Frau Müller? ^(Die Prüfungskandiaten sollten den Patienten in der Anamnese MINDESTENS 3 Mal mit Namen ansprechen!)	
	Ich bin 36 Jahre alt.
Und wann genau sind Sie geboren?	
	12.10., den Rest können Sie allein ausrechnen.
Wie groß sind Sie?	
	1,70 Meter.
Und wie viel wiegen Sie?	
	68 Kilo.
Was sind Sie von Beruf? ^(Falls Sie die Berufsbezeichnung nicht kennen: Und was genau machen Sie in Ihrem Beruf?)	
	Ich bin Friseurin.
Okay, eine weitere Frage. Wie heißt Ihr Hausarzt?	
	Dr. Feldmann.
Was führt Sie zu uns, Frau Müller?	
	Ach, Herr/Frau X, ich habe diese ganz starken Bauchschmerzen ^(Abdominalschmerzen, Abdomenschmerzen).
Wo genau tut es weh?	
	So, hier, im Unterbauch ^(Hypogastrium) … Mann …
Im ganzen Unterbauch ^(Hypogastrium)?	

20.3 Fall 1: Divertikulitis

Arzt (FSP-Kandidat)	Patient (Prüfer)
	Nein, eher links … Ja, also links (Fossa iliaca sinistra) tut es richtig weh.
Können Sie die Schmerzen genauer beschreiben? Sind sie eher kolikartig oder krampfartig, stechend, brennend oder ziehend …?	
	Sie sind stechend – oder kolikartig, ich weiß es nicht genau …
Und strahlen diese Schmerzen irgendwohin aus, Frau Müller?	
	Ja, in den ganzen Bauch und ins linke Bein.
Seit wann haben Sie diese Schmerzen?	
	Seit heute Morgen.
Okay. Und sind sie plötzlich aufgetreten?	
	Ja. Aber sie waren am Anfang nicht so stark.
Okay. Und haben Sie die Schmerzen ständig oder kehren sie immer wieder zurück?	
	Oh Mensch, jetzt ständig!
Frau Müller, ist Ihnen das schon mal passiert?	
	Nein.
Und was haben Sie gerade gemacht, als die Schmerzen begannen?	
	Ich bin einfach aufgestanden und – tja, da begannen die schon.
Haben Sie etwas ausprobiert, um die Schmerzen zu lindern? Ein Medikament oder eine bestimmte Körperlagerung?	
	Ich kann mich kaum bewegen – wenn ich das Bein abwinkle, tut es noch mehr weh!
Haben Sie auch Übelkeit (Nausea) verspürt oder haben Sie sich erbrochen (Vomitus)?	
	Ja, letzten Abend habe ich einmal erbrochen … und mir ist immer noch übel.
Wie sah das Erbrochene (Vomitus) aus, Frau Müller?	
	Pfff … keine Ahnung, braun … weiß nicht, wie Erbrochenes (Vomitus) eben aussieht! Ach Mensch, was fragen Sie denn danach? Sind Sie Arzt oder Student oder was? Sehen Sie nicht, dass ich Schmerzen habe? Geben Sie mir mal was gegen diese Schmerzen … Oh Mann …

Arzt (FSP-Kandidat)	Patient (Prüfer)
Frau Müller, ich glaube Ihnen, dass es wehtut, und ich versuche, die richtige Diagnose zu stellen. Wenn ich Ihnen jetzt vorschnell das falsche Medikament gäbe, würde Ihnen das eher schaden als nutzen. _{Die FSP-Kandidaten sollten Antworten wie „ich verstehe, ich weiß" IMMER vermeiden. Das irritiert die Patienten nur. „Ich glaube Ihnen" zeigt dagegen mehr Empathie.}	
	Na gut, was brauchen Sie noch?
Was haben Sie gestern oder in den letzten Tagen gegessen?	
	Hm ... so wie immer, also ich koche alles selbst und ja ... gestern Morgen habe ich Müsli gegessen, dann einen Salat und abends ein kleines Steak mit Brot. Mir war da schon übel/schlecht ^(Nausea), wie gesagt.
Haben Sie Fieber, Schüttelfrost oder Nachtschweiß?	
	Ein bisschen Fieber, glaube ich ...
Haben Sie das Fieber gemessen? Seit wann haben Sie Fieber?	
	Seit letzter Nacht und ich habe es nicht gemessen ...
Haben Sie ungewollt ab- oder zugenommen?	
	Nein.
Hat sich Ihr Appetit verändert, Frau Müller? Ich meine, nicht heute oder gestern, sondern in den letzten Wochen.	
	Nein, nur heute und gestern konnte ich nicht richtig essen.
Haben Sie Probleme mit dem Stuhlgang ^(Defäkation) oder beim Wasserlassen ^(Miktion)?	
	Ich habe heute Morgen einen weicheren Stuhlgang ^(Fäzes) gehabt ... Sonst ist da alles gut.
Welche Farbe?	
	Normal, ohne Blut oder so was. Nur weicher ...
Frau Müller, besuchen Sie regelmäßig Ihren Frauenarzt?	
	Hm ... na ja ... was heißt regelmäßig ... Nicht so richtig, nein.
Das ist sehr wichtig, gerade auch in Ihrem Alter. Bei frühzeitiger Diagnose sind viele Krankheiten heilbar. Ich möchte Ihnen dringend raten, einen Termin bei Ihrem Frauenarzt zu vereinbaren. Nur um zu bestätigen, dass alles in Ordnung ist.	

Arzt (FSP-Kandidat)	Patient (Prüfer)
	Ja, okay. Meine Frauenärztin meinte sowieso letztes Jahr, dass ich irgendwelche Zysten am Eierstock (Ovar-Ovarien) oder so was habe.
Diese Informationen sind auch für uns sehr wichtig. Wir werden auch mit den Kollegen in der Frauenheilkunde sprechen, die Sie dann eventuell auch untersuchen werden.	
	Okay.
Ist es möglich, dass Sie schwanger sind?	
	Wow. Die Frage habe ich jetzt nicht erwartet. Also na ja … ich hoffe es wirklich nicht, aber es könnte schon sein, also … ich glaube nicht, ich weiß es nicht.
Wann hatten Sie Ihre letzte Regelblutung (Menstruation)?	
	Keine Ahnung, die kommt, wenn sie will … nie regelmäßig …
Leiden Sie an irgendwelchen Erkrankungen? An der Blutzuckerkrankheit (Diabetes mellitus), an Bluthochdruck (arterieller Hypertonie), einer Krebserkrankung (Malignom, Karzinom, Sarkom, Leukämie, Lymphom usw.), an ansteckenden Krankheiten (Infektionen)? Magen (Gaster/Ventriculus), Leber (Hepar), Lungen (Pulmones), Nieren (Renes), Kopf … ist da alles in Ordnung?	
	Ich glaube ja … Alles ist gut … nur diese Zysten habe ich …
Sind Sie schon einmal operiert worden?	
	Ja, ich hatte eine Blinddarmentzündung (Appendizitis) und wurde operiert (Appendektomie). Und ich hatte auch 2 Kaiserschnitte (Sectio caesarea).
Wann waren diese Operationen? Warum brauchten Sie Kaiserschnitte?	
	Also die Blinddarmentzündung (Appendizitis) hatte ich als Kind … 12 Jahre alt, glaube ich. Die Kaiserschnitte (Sectiones Caesareae – Pl.) waren vor 10 bzw. 7 Jahren. Beim ersten Mal war das Kind zu groß und es wurde mir gesagt, dass es irgendwie nicht rauskommen kann … so mit der Schulter (Risiko einer Schulter-Dystokie). Und beim zweiten Mal haben die gesehen, dass das Herzchen des Babys plötzlich zu langsam schlug … auf so einem EKG vom Kind (Dezellerationen/Dips auf dem CTG/Kardiotokogramm). Aber beide Kinder waren und sind gesund.

Arzt (FSP-Kandidat)	Patient (Prüfer)
Sehr gut. Hatten Sie schon mal eine Dickdarmspiegelung? Wann ungefähr?	
	Nein, das nicht.
Okay. Nehmen Sie regelmäßig oder gelegentlich Medikamente ein, Frau Müller?	
	Hm … Ich nehme bei Bedarf MCP (Metoclopramid) ein.
Welche Dosierung und wie viel am Tag?	
	Ich glaube 10 mg 1 bis 2 Mal pro Tag, wenn mir übel wird (Nausea).
Haben Sie irgendwelche Allergien?	
	Ja, ich habe eine Pollenallergie.
Rauchen Sie, Frau Müller?	
	Ja.
Wie viel und seit wann?	
	2 Schachteln pro Tag seit fast 20 Jahren, glaube ich.
Oh, das ist aber viel. Und wie viel Alkohol trinken Sie am Tag?	
	Also … ich trinke nicht täglich … eine Flasche Bier am Wochenende vielleicht.
Drogen? Das muss ich standardmäßig fragen.	
	Nö.
Gibt es irgendwelche Erkrankungen in Ihrer Familie?	
	Hm, meine Mutter hat Krampfadern (Varikose) und mein Vater hat Bluthochdruck (arterielle Hypertonie).
Sind Sie verheiratet?	
	Ja.
Und Sie sagten, Sie haben 2 Kinder.	
	Nein, ich habe 3 Kinder. Einmal habe ich normal entbunden (Spontanpartus) – vor 3 Jahren.
Okay. Sind alle drei Kinder gesund?	
	Ja, Gott sei Dank. Herr/Frau Doktor … es tut weh!!!
Ich glaube Ihnen, ich bin fast fertig. Wo und wie wohnen Sie?	
	Bergstr. 12, 34567 Karlsruhe.
Ist das eine Wohnung? Welche Etage?	
	Ja, 2. Etage.
Haben Sie Haustiere?	

Arzt (FSP-Kandidat)	Patient (Prüfer)
	Nein.
Gut, danke sehr. Das waren meine Fragen. Aufgrund der Anamnese habe ich einen Verdacht auf eine sogenannte Divertikulitis. Die Schmerzen sind denen einer Blinddarmentzündung ähnlich, aber auf der linken Seite. Es war gut, dass Sie hierhergekommen sind. Ich werde Sie untersuchen, wenn Sie einverstanden sind, dann lege ich Ihnen einen Zugang und nehme gleichzeitig Blut ab. Ich werde auch eine Urinprobe von Ihnen brauchen.	
	Oh Mann … ja, ich bin einverstanden mit der Untersuchung … Ist das sehr schlimm? Brauche ich eine Operation? Muss ich hierbleiben?
Sie sollten hierbleiben, bis wir alle Ergebnisse haben. Im Moment kann ich noch nicht 100 %ig sicher sagen, ob Sie auch stationär bleiben müssen – ich brauche noch die Laborwerte und vielleicht einen Bauchultraschall (Abdomen-Sonografie). Meine vorläufige Diagnose ist nicht schlimm, aber Sie brauchen dringend Behandlung. Ich würde jetzt den Fall mit dem Oberarzt besprechen. Ich bin gleich wieder für Sie da. Bleiben Sie bitte liegen und versuchen Sie sich, so gut es geht, zu entspannen.	
	Okay … dann warte ich hier.

20.3.2 Arztbrief

Sehr geehrter Herr Kollege, sehr geehrte Frau Kollegin,

wir berichten Ihnen nachfolgend über Frau Katharina Müller, geb. 12.10.1983, wohnhaft Bergstr. 12, 34567 Karlsruhe, die sich am 26.1.2020 in unserer Notaufnahme vorstellte.

Die Patientin befand sich in deutlich reduziertem Allgemeinzustand und schlankem Ernährungszustand und war zu Ort, Zeit und Person voll orientiert. Die 36-jährige Patientin stellte sich mit seit ca. 6 Stunden bestehenden starken, kolikartigen, plötzlich aufgetretenen, progredienten, in das ganze Abdomen und in das linke Bein ausstrahlenden Schmerzen in der linken Fossa iliaca bei uns vor. Des Weiteren klagte die Patientin über Nausea und Vomitus seit ca. 16 Stunden. Bis auf Fieber, weiche Fäzes und Inappetenz war die vegetative Anamnese unauffällig.

> **LittleDoc erklärt**
> PY oder py ist die Abkürzung für „pack year", auf Deutsch: „Packungsjahr". py = (pro Tag gerauchte Zigarettenpackungen) × (Anzahl der Raucherjahre).

Die Patientin leide an Ovarialzysten.
Zustand nach Appendektomie vor 16 Jahren.
Z. n. 2 × Sectiones caesareae vor 10 bzw. 7 Jahren.
Z. n. 1 × Spontanpartus vor 3 Jahren.
Die Patientin nehme 10 mg Metoclopramid bei Bedarf ein.
Pollenallergie sei bekannt.
Tabakabusus wurde mit 40 py bejaht.
Alkoholkonsum wurde mit 1 Flasche Bier am Wochenende bejaht.
Drogenabusus wurde verneint.
Die Mutter der Patientin leide an Varikose. Der Vater der Patientin leide an arterieller Hypertonie.
Frau Müller wohne mit ihrer Familie in einer Wohnung. Sie arbeite als Friseurin.
Die Anamnese deutet auf akute Divertikulitis hin. Körperliche Untersuchung wurde durchgeführt. Die Patientin wurde stationär aufgenommen. Ein venöser Zugang wurde gelegt. Blut- (Blutbild, Entzündungswerte [CRP, BSG], Nierenwerte [Krea, Harnstoff]), Harnsäure, Elektrolyte, Leberwerte (GOT, GPT, GGT, β-HCG), Urin- (U-Sticks, Schwangerschaftstest, Urinkultur ggf. mit Antibiogramm) und Stuhlprobe (Koprokultur, ggf. mit Antibiogramm) wurden entnommen.
Abdomensonografie wurde angemeldet. Wir werden ggf. eine Abdomen-CT durchführen.
Alle Ergebnisse stehen aus.
Gynäkologisches und chirurgisches Konsil wurden angemeldet.
Analgetika, Spasmolytika und Antibiotika wurden verschrieben. Infusionstherapie wurde angeordnet. Bettruhe wurde empfohlen. Tabakkarenz wurde empfohlen.

Als Differenzialdiagnosen kommen in Betracht:
- Adnexitis
- Ovarialzyste
- rupturierte Ovarialzyste
- Extrauteringravidität
- Ovarialtorsion
- Nierenkolik
- Zystitis
- chronisch entzündliche Darmerkrankungen wie Morbus Crohn oder Colitis ulcerosa (eher unwahrscheinlich)
- glutensensitive Enteropathie / Sprue (eher unwahrscheinlich)
- Malignom (eher unwahrscheinlich)

Die Prognose ist positiv.

Des Weiteren stehen wir Ihnen gern zur Verfügung.

Mit freundlichen kollegialen Grüßen
    AA / AÄ / FA / FÄ …

20.3.3 Fallvorstellung im Arzt-Arzt-Gespräch

Arzt (FSP-Kandidat)	Arzt (Prüfer)
Guten Tag. Ich möchte Ihnen heute über eine neue Patientin, nämlich Frau Katharina Müller, berichten. Darf ich?	
	Ja, natürlich.
Frau Müller befindet sich in reduziertem / schmerzbedingtem Allgemeinzustand und schlankem Ernährungszustand. Sie ist zu Ort, Zeit und Person voll orientiert. Die 36-jährige Patientin stellte sich mit seit ca. 6 Stunden bestehenden starken, kolikartigen, plötzlich aufgetretenen, progredienten, in das ganze Abdomen und in das linke Bein ausstrahlenden Fossa-iliaca-sinistra-Schmerzen bei uns vor. Des Weiteren klagte die Patientin über Nausea und Vomitus seit ca. 16 Stunden. Bis auf Fieber, weiche Fäzes und Inappetenz war die vegetative Anamnese unauffällig. Die Patientin leide an Ovarialzysten. Zustand nach (Z.n.) Appendektomie (App) vor 16 Jahren. Z.n. 2 × Sectiones caesareae vor 10 bzw. 7 Jahren. Z.n. 1 × Spontanpartus (Spp.) vor 3 Jahren. Die Patientin nehme Metoclopramid 10 mg bei Bedarf (b.B.) ein. Pollenallergie sei bekannt. Tabakabusus wurde mit 40 Packungsjahren (= engl.: pack years) bejaht. Alkoholkonsum wurde mit 1 Flasche Bier am Wochenende bejaht. Drogenabusus wurde verneint. Die Mutter der Patientin leide an Varikose. Der Vater der Patientin leide an arterieller Hypertonie (aHT). Frau Müller wohne mit ihrer Familie in einer Wohnung. Sie arbeite als Friseurin. Die Anamnese deutet auf akute Divertikulitis hin. Die körperliche Untersuchung wurde durchgeführt. Die Patientin wurde stationär aufgenommen. Ein venöser Zugang wurde gelegt. Blut-, Urin- und Stuhlprobe wurden entnommen.	
	Okay, stopp! Was zeigte die lokale körperliche Untersuchung?
Die Patientin hatte Abwehrspannung und Hyperästhesie und erlaubte fast keine Palpation. Also ein akutes Abdomen.	
	Warum haben Sie Blut abgenommen?

Arzt (FSP-Kandidat)	Arzt (Prüfer)
Wir brauchen ein Blutbild (BB), Entzündungswerte (CRP, BSG), Nierenwerte (Krea, Harnstoff), Harnsäure, Elektrolyte, Leberwerte (GOT, GPT, GGT), Gerinnung und natürlich ß-HCG, um eine Gravidität bzw. Extrauteringravidität (EUG) auszuschließen.	
	Was werden Sie mit der Urinprobe machen?
U-Sticks und einen Schwangerschaftstest. Auch eine Mittelstrahlurinprobe wurde entnommen, um eine Pyelonephritis (Nierenentzündung) oder Zystitis (Harnblasenentzündung) auszuschließen – also ich habe schon eine Urinkultur, ggf. (= wenn Bakterien/Keime auf der Kultur wachsen) mit Antibiogramm (Test, bei dem kleine Antibiotika-Tabletten auf die Kultur gestellt werden; wachsen um die Tabletten herum keine Keime mehr, so reagieren die Keime sensibel auf das Antibiotikum und man kann damit therapieren; wenn noch Keime wachsen, sind sie resistent gegen dieses Antibiotikum und man verwendet ein anderes), angemeldet.	
	Und wozu die Stuhlprobe?
Wir wollen eine Koprokultur (eventuell mit Antibiogramm) erhalten, um eine Enterokolitis auszuschließen.	
	Gut, weiter bitte.
Abdomensonografie wurde angemeldet.	
	Warum?
Wir suchen vor allem nach verdickten Darmwandabschnitten, Umgebungsflüssigkeit und Hinweisen auf einen Abszess. Wir wollen einen Tumor und eine Nephrolithiasis (Nierensteine) ausschließen. So können wir auch eine EUG oder normale Gravidität sehen bzw. ausschließen.	
	Weiter bitte.
Röntgen-Abdomen wurde durchgeführt.	
	Und warum?
So kann man Luftansammlungen im Abdomen sehen, falls es schon eine Perforation gibt. KM wäre im Moment zu gefährlich.	
	Okay, aber warum haben Sie keine Koloskopie angemeldet?
Falls die Patientin eine Divertikulitis hat, besteht ein Risiko für eine iatrogene Perforation (Bruch wegen des Eingriffs).	
	Okay, weiter.
Alle Ergebnisse stehen aus. Gynäkologisches und chirurgisches Konsil wurden angemeldet.	

Arzt (FSP-Kandidat)	Arzt (Prüfer)
Variante 1: FSP-Kandidat bleibt bei Divertikulitis Analgetika (Schmerzmittel), Spasmolytika (gegen Krämpfe) und Antibiotika wurden verschrieben. Infusionstherapie wurde angeordnet. Bettruhe wurde empfohlen. Tabakkarenz wurde empfohlen. Als Differenzialdiagnosen kommen in Betracht: • Adnexitis (Eierstock- und Eileiter-Entzündung) • Ovarialzyste • rupturierte Ovarialzyste • Extrauteringravidität • Ovarialtorsion (Eierstock-Verdrehung) • Nierenkolik • Zystitis • chronisch entzündliche Darmerkrankungen wie Morbus Crohn oder Colitis ulcerosa • glutensensitive Enteropathie / Sprue • Malignom (eher unwahrscheinlich) Die Prognose ist positiv. Das war alles. Des Weiteren möchte ich den Fall gern mit Ihnen besprechen.	
	Vielen Dank. Wir haben keine Fragen mehr. Das wäre alles.
Variante 2: FSP-Kandidat sagt EUG / Ovarialtorsion / etwas Gynäkologisches Ein gynäkologisches Konsil wurde angemeldet. Falls es sich um eine dieser Krankheiten handelt, werden die Gynäkologen die Patientin übernehmen. Sie wird eine diagnostische und / oder therapeutische Laparoskopie (Bauchspiegelung) bekommen. Dabei wird die Zyste entfernt, ggf. mit den Adnexen (Eierstock +/− Eileitern). Bei Ovarialtorsion werden wahrscheinlich die Adnexen entfernt, wenn sie schon nekrosiert sind (Gewebsuntergang). Bei EUG, falls sie noch erhaltend ist, kann man versuchen, Methotrexat zu geben, um eine Abortio (Fehlgeburt) zu verursachen. Man muss die β-HCG-Werte engmaschig kontrollieren. Wenn die ersten 2 Gaben nichts bringen, wird die Patientin eine laparoskopische Operation bekommen. Dabei wird sie wahrscheinlich Tuba (Eileiter) und Ovar (Eierstock) verlieren. Bei Adnexitis gibt man Kontrazeptiva ggf. Antibiotika.	Wie würden Sie das ausschließen und was soll man in diesem Fall machen?

Arzt (FSP-Kandidat)	Arzt (Prüfer)
Variante 3: Enterokolitis Wir haben schon eine Stuhlprobe entnommen und haben schon eine Koprokultur, ggf. mit Antibiogramm, angemeldet. Wenn E-coli, Shigella, Streptokokken wachsen, dann nur eine Infusionstherapie für ein paar Tage – das sollte reichen. Wenn es länger dauert: Antibiotika. Fall es andere gefährliche Bakterien sind (z. B. Clostridium), muss die Patientin isoliert und mit Antibiotika behandelt werden. Binnen 24 Stunden muss das Gesundheitsamt informiert werden.	Wie würden Sie das ausschließen und was soll man in diesem Fall machen?
Variante 4: Zystitis oder Nierenkolik Wir haben schon eine Urinprobe (Mittelstrahlurin!!!) entnommen und eine Sonografie durchgeführt. Bei Nephrolithiasis (Nierensteinen): Spasmolytikum (Butylscopolamin). Wenn die Steine groß sind: Stoßwellenlithotrypsie oder Operation. Bei Zystitis oder Pyelonephritis: Antibiotika.	Wie würden Sie das ausschließen und was soll man in diesem Fall machen?

20.4 Fall 2: Akute Cholezystitis

- Cholezystitis ist die Entzündung der Gallenblase.
- Häufigste Ursache sind Gallensteine (Cholezystolithiasis).

20.4.1 Anamnese im Arzt-Patienten-Gespräch

Arzt (FSP-Kandidat)	Patient (Prüfer)
Guten Tag. Mein Name ist Frau X und ich bin auf der Station als AÄ tätig. Heute möchte ich mit Ihnen das Aufnahmegespräch durchführen. Sind Sie einverstanden? Wichtige Frage!	
	Guten Tag. Ja, natürlich.
Wie heißen Sie? Könnten Sie das bitte (langsam) buchstabieren? Danke.	
	Ich heiße Maria Schröder. S-C-H-R …
Wie alt sind Sie, Frau Schröder? Die FSP-Kandidaten sollten während der Anamnese MINDESTENS 3 Mal den Namen des Patienten sagen.	
	Ich bin 50 Jahre alt.
Und wann genau sind Sie geboren?	
	Am 14. Mai … den Rest können Sie sich ausrechnen.

20.4 Fall 2: Akute Cholezystitis

Arzt (FSP-Kandidat)	Patient (Prüfer)
Wie groß sind Sie?	
	1,55 Meter.
Und wie viel wiegen Sie?	
	80 Kilogramm.
Was sind Sie von Beruf? Falls Sie die Berufsbezeichnung nicht kennen: Und was genau machen Sie in Ihrem Beruf?	
	Ich bin Bäckerin.
Wie heißt Ihr Hausarzt?	
	Das ist Herr Dr. Rohne.
Was führt Sie zu uns, Frau Schröder?	
	Ach, Frau X, ich habe diese ganz starken Bauchschmerzen (Abdominalschmerzen, Abdomenschmerzen).
Wo genau tut es weh?	
	So hier im Oberbauch (Epigastrium). Auuuutsch!
Im ganzen Oberbauch (Epigastrium)?	
	Nein, mehr rechts (Regio hypochondriaca dextra), da tut es richtig weh.
Können Sie die Schmerzen genauer beschreiben? Sind sie eher kolikartig oder krampfartig, stechend, brennend oder ziehend …?	
	Sie sind stechend.
Und strahlen diese Schmerzen irgendwohin aus, Frau Schröder?	
	Ja, in den ganzen Oberbauch und nach hinten und ein bisschen in die rechte Schulter …
Seit wann haben Sie diese Schmerzen?	
	Seit heute Morgen.
Okay. Und sind sie plötzlich aufgetreten?	
	Ja … aber die waren anfangs nicht so stark.
Okay. Und haben Sie die Schmerzen ständig oder sind sie wiederkehrend (intermittierend)?	
	Sie kommen immer wieder (intermittierend).
Frau Schröder, ist Ihnen das schon mal passiert?	
	Oh ja, Frau Doktor. Schon oftmals.
Was machten Sie gerade, als die Schmerzen begannen?	
	Also wir hatten gerade gegessen und ich saß einfach am Computer.

Arzt (FSP-Kandidat)	Patient (Prüfer)
Was hatten Sie gegessen? Haben Sie schon bemerkt, ob die Schmerzen mit dem Essen verbunden sind?	
	Hm, wir hatten Hähnchen mit Sahnesoße und dann Pilze mit Mayo gegessen. Ja … also wenn ich etwas Fettiges oder wenn ich ein bisschen zu viel gegessen habe, dann bekomme ich diese Schmerzen. Und mir wird auch schlecht/übel [Nausea].
Haben Sie etwas ausprobiert, um die Schmerzen zu lindern? Ein Medikament oder eine bestimmte Körperlagerung?	
	Ich habe eine Ibu-Tablette [Ibuprofen] eingenommen, aber das hat leider nichts gebracht.
Haben Sie auch dieses Mal Übelkeit [Nausea] verspürt oder mussten Sie sich übergeben [Vomitus]?	
	Ja, ich merke eine starke Übelkeit und ich glaube, ich muss mich erbrechen, aber … ich weiß es nicht.
Haben Sie Fieber, Schüttelfrost oder Nachtschweiß?	
	Ein bisschen Fieber, glaube ich … und Schüttelfrost wegen der Schmerzen.
Haben Sie das Fieber gemessen? Seit wann haben Sie Fieber?	
	Seit ein paar Stunden und ich habe es nicht gemessen …
Haben Sie ungewollt ab- oder zugenommen?	
	Hm, na gut … Ja … so … ich habe vielleicht ein bisschen zugenommen.
Alles gut, Frau Schröder. Sie brauchen sich nicht zu schämen. Wie viel und in welchem Zeitraum haben Sie zugenommen?	
	So … 8 Kilo in den letzten 2 Monaten vielleicht? Ja …
Hat sich Ihr Appetit verändert, Frau Schröder? Ich meine nicht heute oder gestern, sondern in den letzten Wochen.	
	Nein, ich esse immer gern.
Haben Sie Probleme mit dem Stuhlgang [Defäkation] oder beim Wasserlassen [Miktion]?	
	Nein, alles ist in Ordnung.
Frau Schröder, besuchen Sie regelmäßig Ihren Frauenarzt?	
	Nein, Frau X. Warum sollte ich das tun? Bei mir ist da unten nichts mehr … wissen Sie?

20.4 Fall 2: Akute Cholezystitis

Arzt (FSP-Kandidat)	Patient (Prüfer)
Also Sie hatten eine Gebärmutterentfernung (Hysterektomie) – wann hat man das gemacht und warum? Sind die Eierstöcke (Ovarien) noch erhalten?	
	Ja. Das war vor 8 Jahren. Die Eierstöcke (Ovarien) wurden gleichzeitig entfernt, ich hatte ja schon keine Regel mehr und die Ärzte meinten, die waren schon geschrumpft oder so was (Atrophie der Ovarien).
Okay. Und warum wurde die Operation durchgeführt?	
	Hm, ich hatte eine gutartige Geschwulst an der Gebärmutter (V. a. Uterusmyom) und ich bekam diese ganz starken Schmerzen nach dem Geschlechtsverkehr, also nach dem Orgasmus (Dyspareunie).
In welchem Jahr war das?	
	2003.
Okay. Es ist trotzdem sehr wichtig, dass Sie den Frauenarzt weiterhin regelmäßig besuchen. Er untersucht nicht nur Gebärmutter und Eierstöcke, sondern auch Probleme mit der Scheide (Vagina), mit den Drüsen (Bartholindrüsen, Vestibulardrüsen), die sich in dieser Region befinden, und natürlich auch die Brüste (Mamma). Wenn frühzeitig diagnostiziert wird, sind sehr viele Krankheiten heilbar. Ich würde Ihnen dringend empfehlen, einen Termin mit Ihrem Frauenarzt zu vereinbaren. Nur vorsorglich, um zu bestätigen, dass alles in Ordnung ist.	
	Ja, okay.
Leiden Sie an Erkrankungen wie Blutzuckerkrankheit (Diabetes mellitus), Bluthochdruck (arterielle Hypertonie), Krebserkrankung (Malignom, Karzinom, Sarkom, Leukämie, Lymphom usw.) oder an einer ansteckenden Krankheit (Infektion)? Bei Magen (Gaster/Ventriculus), Leber (Hepar), Lungen (Pulmones), Nieren (Renes) und Kopf ist alles in Ordnung?	
	Ich habe Bluthochdruck (arterielle Hypertonie), erhöhte Blutfettwerte (Hypercholesterinämie) und eine Entzündung der Schilddrüse (Thyreoiditis) … es gibt einen Namen dafür … ich weiß es nicht …
Morbus Hashimoto? (Hashimoto-Thyreoiditis)	
	Ach ja, genau.

Arzt (FSP-Kandidat)	Patient (Prüfer)
Außer der Gebärmutterentfernung – hatten Sie noch andere Operationen?	
	Ja, ich hatte eine Blinddarmentzündung (Appendizitis), und der wurde entfernt (Appendektomie). Und letztes Jahr hatte ich einen Unfall mit einem Oberschenkelbruch (Femurfraktur).
Auf welcher Seite war das?	
	Links.
Wann war die Blindarmentzündungsgeschichte?	
	Oh, das ist lange her. Ich glaube, ich war 14 Jahre alt.
Okay, Frau Schröder. Nehmen Sie regelmäßig oder gelegentlich Medikamente ein?	
	Hm … Ich nehme Captopril, Simvastatin, Furosemid, ASS … tja …
Welche Dosierung und wie viel am Tag?	
	Captopril 50 mg morgens, Simvastatin 80 mg abends, Furosemid 20 mg mittags und ASS 100 mg auch morgens.
Und für die Schilddrüse?	
	Ach so, ja … Euthyrox nehme ich auch ein. 75 *Mikro*gramm.
Morgens, 30 Minuten vor dem Frühstück, ja?	
	Genau.
Haben Sie irgendwelche Allergien?	
	Ja, eine Zitrus-Allergie.
Rauchen Sie, Frau Schröder?	
	Ja.
Wie viel und seit wann?	
	2 Schachteln pro Tag seit fast 30 Jahren, glaube ich.
Oh … Und wie viel Alkohol trinken Sie am Tag?	
	Ich trinke keinen Alkohol.
Drogen? Ich muss Sie das standardmäßig fragen.	
	Nein.
Gibt es irgendwelche Erkrankungen in Ihrer Familie?	
	Meine Mutter hatte Brustkrebs (Mammakarzinom) und mein Vater hatte etwas an der Prostata … die war groß, aber nicht bösartig (Prostata-Hyperplasie).

20.4 Fall 2: Akute Cholezystitis

Arzt (FSP-Kandidat)	Patient (Prüfer)
Oh, das tut mir leid für Ihre Mutter. – Sind Sie selbst verheiratet?	
	Ja.
Haben Sie Kinder?	
	4 Stück. Alle groß und gesund.
Okay. Haben Sie normal entbunden?	
	Ja, alle 4.
Wo und wie wohnen Sie, Frau Schröder?	
	In der Katharinenstraße 98 in 76543 Bordesholm.
Ist das eine Wohnung? Welche Etage?	
	Das ist eigentlich ein Haus.
Haben Sie Haustiere?	
	2 Katzen.
Gut, vielen Dank. Das waren meine Fragen. Aufgrund der Anamnese habe ich einen Verdacht auf eine Gallenblasenentzündung. Es war gut, dass Sie hiergekommen sind. Ich werde Sie untersuchen, wenn Sie einverstanden sind, dann lege ich Ihnen einen Zugang und nehme gleichzeitig Blut ab. Ich werde auch eine Urinprobe von Ihnen brauchen.	
	Oh Mensch … Ja, okay, ich bin einverstanden mit der Untersuchung. Muss ich operiert werden? Ist das eine schlimme Sache? Muss ich hierbleiben? Wie ist das passiert?
Sie sollten hierbleiben, bis wir Sie stabilisieren können und uns alle Ergebnisse vorliegen. Im Moment kann ich noch nicht 100 %ig genau sagen, ob Sie eine Operation benötigen – ich brauche noch die Laborwerte und vielleicht einen Bauchultraschall (Abdomen-Sonografie). Ich vermute, Sie haben auch Gallenblasensteine (Cholezystolithiasis), die Ihre Schmerzen verursachen. Gallensteine sind medizinisch nicht schlimm, aber Sie brauchen eine Behandlung. Ich würde jetzt den Fall mit dem Oberarzt besprechen. Bleiben Sie bitte einen Moment hier, bis die Krankenschwester Ihnen zeigt, wo Ihr Zimmer ist. Ich sehe Sie später dort. Bis dann.	
	Ach Mensch, okay … dann warte ich erst mal hier.

20.4.2 Arztbrief

Sehr geehrter Herr Kollege,

wir berichten Ihnen nachfolgend über Frau Maria Schröder, geb. 14.5.1969, wohnhaft Katharinenstraße 98, 76543 Bordesholm, die sich am 27.1.2020 in unserer Notaufnahme vorstellte.

Die Patientin befand sich in leicht reduziertem Allgemeinzustand und adipösem Ernährungszustand und war zu Ort, Zeit und Person voll orientiert. Die 50-jährige Patientin stellte sich mit seit ca. 8 Stunden bestehenden starken, stechenden, plötzlich aufgetretenen, intermittierenden, in das Epigastrium, dorsal und kranial, ausstrahlenden Regio-hypochondriaca-dextra-Schmerzen bei uns vor. Des Weiteren klagte die Patientin über Nausea. Bis auf Fieber und Schüttelfrost war die vegetative Anamnese unauffällig.

Die Patientin leide an arterieller Hypertonie, Hypercholesterinämie und Hashimoto-Thyreoiditis.
Zustand nach Appendektomie mit 14 Jahren.
Z. n. totale Hysterektomie und Adnexektomie bds. 2003.
Z. n. 1 × Femurfraktur links vor 1 Jahr.
Z. n. 4 × Spontanpartus.
Die Patientin nehme Captopril 50 mg 1-0-0, Simvastatin 80 mg 0-0-1, Furosemid 20 mg 0-1-0, ASS 100 mg 1-0-0 und Euthyrox 75 μg 1-0-0 ein.
Zitrus-Allergie sei bekannt.
Tabakabusus wurde mit 60 py $^{py\ =\ (pro\ Tag\ gerauchte\ Zigarettenpackungen)\ ×\ (Anzahl\ Raucherjahre)\ =\ Packungsjahr\ (engl.:\ pack\ year)}$ bejaht.
Alkoholkonsum wurde verneint.
Drogenabusus wurde verneint.
Die Mutter der Patientin habe an Mammakarzinom gelitten. Der Vater der Patientin habe an Prostata-Hyperplasie gelitten.
Die Patientin sei verheiratet. Sie wohne in einem Haus. Frau S. arbeite als Bäckerin.
Die Anamnese deutet auf Cholezystitis bei Cholezystolithiasis hin. Körperliche Untersuchung wurde durchgeführt. Die Patientin wurde stationär aufgenommen. Ein venöser Zugang wurde gelegt. Blutprobe wurde entnommen (Blutbild, Entzündungswerte [CRP, BSG], Nierenwerte [Krea, Harnstoff], Harnsäure, Elektrolyte, Leberwerte [GOT, GPT, GGT], Bilirubinwerte [direkt und indirekt] und Pankreas-Amylase und -Lipase).
Abdomensonografie wurde angemeldet. Analgetika (Metamizol), Spasmolytika (Butylskopolamin) und Infusionstherapie wurden verschrieben. Gastroenterologisches und chirurgisches Konsil wurden geplant.
Alle Ergebnisse stehen noch aus.

Als Differenzialdiagnosen kommen in Betracht:
- MI
- akute Pankreatitis
- Choledokolithiasis

- Ulcus ventriculi, Ulcus duodeni
- Gastritis
- Nephrolithiasis

Die Prognose ist positiv.

Des Weiteren stehen wir Ihnen gern zur Verfügung.
   Mit freundlichen kollegialen Grüßen
   AÄ / FÄ …

20.4.3 Fallvorstellung im Arzt-Arzt-Gespräch

Arzt (FSP-Kandidat)	Arzt (Prüfer)
Guten Tag. Ich möchte Ihnen heute über eine neue Patientin, nämlich Frau Maria Schröder, berichten. Darf ich?	
	Ja, bitte.
Frau Schröder befindet sich in leicht reduziertem Allgemeinzustand und adipösem Ernährungszustand. Sie ist zu Ort, Zeit und Person voll orientiert. Die 50-jährige Patientin stellte sich mit seit ca. 8 Stunden bestehenden starken, stechenden, plötzlich aufgetretenen, intermittierenden, in das Epigastrium, dorsal (nach hinten) und kranial (nach oben) ausstrahlenden Schmerzen in der Regio hypochondriaca dextra (Oberbauch rechts) bei uns vor. Des Weiteren klagte die Patientin über Nausea. Bis auf Fieber und Schüttelfrost war die vegetative Anamnese unauffällig. Die Patientin leide an arterieller Hypertonie, Hypercholesterinämie und Hashimoto-Thyreoiditis. Zustand nach Appendektomie mit 14 Jahren. Z.n. 1 × Femurfraktur links vor 1 Jahr. Z.n. 4 × Spontanpartus. Z.n. totale Hysterektomie (Gebärmutterentfernung) und Adnexektomie (Eierstock- und Eileiterentfernung) beidseits (bds.) 2003. Die Patientin nehme Captopril 50 mg 1-0-0, Simvastatin 80 mg 0-0-1, Furosemid 20 mg 0-1-0, ASS 100 mg 1-0-0 und Euthyrox 75 µg 1-0-0 ein. Zitrus-Allergie sei bekannt. Tabakabusus wurde mit 60 Pack-Years bejaht. Alkoholkonsum wurde verneint. Drogenabusus wurde verneint. Die Mutter der Patientin habe an Mammakarzinom gelitten. Der Vater der Patientin habe an Prostata-Hyperplasie gelitten. Die Patientin sei verheiratet. Sie wohne in einem Haus. Frau S. arbeite als Bäckerin. Die Anamnese deutet auf Cholezystitis bei Cholezystolithiasis hin. Körperliche Untersuchung wurde durchgeführt. Die Patientin wurde stationär aufgenommen. Ein venöser Zugang wurde gelegt. Blutprobe wurde entnommen.	

Arzt (FSP-Kandidat)	Arzt (Prüfer)
	Kennen Sie ein typisches klinisches Zeichen, das Sie bei Patienten mit akuter Cholezystitis auslösen können?
Typisch für die akute Cholezystitis ist das *Murphy-Zeichen*: Der Arzt palpiert die Gallenblase unterhalb des rechten Rippenbogens, während der Patient tief einatmet. Ist die Gallenblase entzündet und ödematös geschwollen, empfindet der Patient die Palpation als sehr schmerzhaft und stoppt die Einatmung plötzlich. Auch *Abwehrspannung* ist möglich.	
	Okay, und warum haben Sie Blut abgenommen?
Wir brauchen ein Blutbild (BB), Entzündungswerte (CRP, BSG), Nierenwerte (Krea, Harnstoff), Harnsäure, Elektrolyte, Leberwerte (GOT, GPT, GGT), Bilirubinwerte (direkt und indirekt) und Pankreas-Amylase und -Lipase, um eine Pankreatitis (Bauchspeicheldrüsenentzündung) auszuschließen.	
	Gut, weiter bitte.
Abdomensonografie (Bauchultraschall) wurde angemeldet.	
	Warum? Welche Veränderungen können Sie dadurch sehen?
Wir wollen eine Cholezystolithiasis (Gallenblasensteine) und eine Cholezystitis (Gallenblasenentzündung) bestätigen und natürlich eine Beurteilung der anderen Organe leisten. Typisch für Steine in der Gallenblase ist ein echoreicher Reflex im Gallenblasenlumen mit dorsalem Schallschatten. Steine in den Gallenwegen sind meist indirekt an einer Erweiterung des Ductus choledochus (mehr als 7 mm) und der intrahepatischen Gallenwege erkennbar. Die Gallenblasenwand ist verdickt und ödematös (typische 3er-Schichtung)	
	Würden Sie in diesem Fall eine ERCP (endoskopische retrograde Cholangiopankreatikografie) anmelden?
Nein.	
	Warum nicht?
Wir vermuten im Moment nur Cholezysthitis bei Cholezystolithiasis, keine Choledokolithiasis. Und es gibt die Gefahr, dass man eine Post-ERCP-Pankreatitis verursacht.	
	Gäbe es eine Alternative dazu?

20.4 Fall 2: Akute Cholezystitis

Arzt (FSP-Kandidat)	Arzt (Prüfer)
Ja, man könnte eine MRCP (Magnetresonanz-Cholangiopankreatikografie) durchführen. Aber das ist im Moment nicht nötig. Das wäre bei Gallenwegsteinen, Pankreatitiden, Gallenwegtumoren und zum Ausschluss eines Pankreas divisum.	
	Weiter bitte.
Analgetika (Metamizol), Spasmolytika (Butylskopolamin) und Infusionstherapie wurden verschrieben. Nahrungskarenz wurde angeordnet. Gastroenterologisches und chirurgisches Konsil wurden geplant.	
	Warum?
Heutzutage ist die frühzeitige operative Cholezystektomie (Gallenblasenentfernung) die Therapie der Wahl. Sie sollte innerhalb von 24 Stunden nach der stationären Aufnahme des Patienten durchgeführt werden. Bis dahin stehen eine konsequente Nahrungskarenz zur Gallenblasenentlastung, ein Volumen- und Elektrolytausgleich und eine systemische Antibiose im Vordergrund.	
	Okay. Und was ist die am meisten gefürchtete Komplikation der akuten Cholezystitis?
Am meisten gefürchtet ist die Gallenblasenperforation (Bruch) mit galliger Peritonitis (Bauchfellentzündung). Empyem (Abszess, Infektion), Gangrän (Nekrose, Gewebsuntergang) oder Perforation der Gallenblase sind auch möglich. Ebenso Steinwanderung in den Ductus choledochus mit Verschlussikterus, akuter Cholangitis, Leberabszess, akuter biliärer Pankreatitis und sekundärer biliärer Zirrhose (Schrumpfleber).	
	Nennen Sie bitte Risikofaktoren für diese Erkrankung. Haben Sie schon von der *6-F-Regel* gehört?
Ja: female, fair, fat, forty, fertile, family. Also: • Adipositas („fat") • weibliches Geschlecht („female") • Alter (über „forty") • hereditäre Faktoren („family") • helle Haut („fair") • Schwangerschaft („fertile")	
	Bei welchen Symptomen müssen Sie an eine akute Cholangitis (Entzündung der Gallenwege) denken?
Charcot-Trias-II-Fieber, rechtsseitige Oberbauchschmerzen und Ikterus.	

Arzt (FSP-Kandidat)	Arzt (Prüfer)
	Sehr gut, Frau X. Weiter bitte.
Alle Ergebnisse stehen noch aus. Als Differenzialdiagnosen kommen in Betracht: • MI • akute Pankreatitis – Ausschluss durch Pankreas-Lipase und -Amylase • Choledokolithiasis – Ausschluss durch Sonografie (= Ultraschall) • Ulcus ventriculi (Magengeschwür), Ulcus duodeni (Zwölffingerdarmgeschwür) – Ausschluss durch Endoskopie (Magen-Darm-Spiegelung) • Gastritis (Magenschleimhautentzündung) – Ausschluss durch Endoskopie (Magen-Darm-Spiegelung) • Nephrolithiasis (Nierensteine) – Ausschluss durch Sonografie, ggf. Röntgen-Abdomen Die Prognose ist positiv. Das war alles. Nun möchte ich den Fall gern mit Ihnen besprechen.	
	Vielen Dank, aber ich glaube, das reicht für heute. Auf Wiedersehen.

20.5 Fall 3: Leistenhernie

- Hernia inguinalis = Leistenhernie = Leistenbruch

20.5.1 Anamnese im Arzt-Patienten-Gespräch

Arzt (FSP-Kandidat)	Patient (Prüfer)
Guten Tag. Mein Name ist ᴴᵉʳʳ X und ich bin auf der Station als AA tätig. Heute möchte ich mit Ihnen das Aufnahmegespräch durchführen. Sind Sie einverstanden? (sehr wichtige Frage)	
	Guten Tag. Ja, klar.
Wie heißen Sie? Würden Sie Ihren Nachnamen bitte (langsam) buchstabieren? Vielen Dank.	
	Ich heiße Wolfgang Berger. Das ist B-E-R …
Wie alt sind Sie, Herr Berger? (mindestens 3 Mal während der Anamnese den Patienten mit dem Namen ansprechen).	
	Ich bin 71 Jahre alt.
Und wann genau sind Sie geboren?	

20.5 Fall 3: Leistenhernie

Arzt (FSP-Kandidat)	Patient (Prüfer)
	Am 5. Januar 1949.
Wie groß sind Sie?	
	1,80 m.
Und wie viel wiegen Sie?	
	120 kg.
Was sind Sie von Beruf? Falls Sie die Berufsbezeichnung nicht kennen: Was genau machen Sie in Ihrem Beruf?	
	Jetzt bin ich Rentner.
Und früher?	
	Ich war früher Lkw-Fahrer.
Wie heißt Ihr Hausarzt?	
	Dr. Daratz.
Würden Sie bitte auch diesen Namen buchstabieren?	
	D-A-R …
Was führt Sie zu uns, Herr Berger?	
	Also Herr Doktor, ich habe diese komische Wölbung an der Leiste und ich kann sie nicht mehr zurückschieben.
Wo genau haben Sie diese Vorwölbung?	
	An der Leiste.
Auf welcher Seite?	
	Auf der rechten.
Seit wann haben Sie diese Ausstülpung?	
	Na ja, seit 2 Jahren schon … aber die war nicht immer so groß wie jetzt.
Wie groß ist sie jetzt?	
	So etwa faustgroß.
Und seit wann ist sie nicht mehr zurückschiebbar?	
	Seit gestern, aber heute begann es wehzutun.
Ist die Haut wärmer oder rötlich geworden?	
Normalerweise sollten die FSP-Kandidaten eine ganze Schmerzanalyse mit Charakter der Schmerzen, Ausstrahlung usw. durchführen. In diesem Fall aber sollten Sie nicht darauf bestehen, denn die Diagnose ist klar. Der Patient hat eine inkarzerierte (eingeklemmte) Hernie (Bruch), wahrscheinlich schon nekrosiert/gangränös (mit Gewebsuntergang), und er braucht eine Operation.	Ja … und es schmerzt ständig.
Haben Sie früher bemerkt, dass diese Ausstülpung herauskam, etwa beim Husten oder wenn Sie etwas Schweres trugen?	

Arzt (FSP-Kandidat)	Patient (Prüfer)
	Ja, genau, so ist es eigentlich am Anfang gewesen. Ich hatte mich erkältet und hustete so ein paar Wochen und dann merkte ich was dort … aber damals war das nur … so 2 cm groß.
Okay, Herr Berger. Haben Sie Fieber, Schüttelfrost oder Nachtschweiß?	
	Ein bisschen Fieber, glaube ich …
Haben Sie das Fieber gemessen? Seit wann haben Sie Fieber?	
	Seit letzter Nacht – und nein, ich habe nicht gemessen.
Haben Sie ungewollt ab- oder zugenommen?	
	Hm … ich habe zugenommen.
Wie viel und in welchem Zeitraum?	
	Ungefähr 10 kg in den letzten 2 Monaten.
Hat sich Ihr Appetit verändert, Herr Berger?	
	Nein, ich esse immer gern.
Haben Sie Probleme mit dem Stuhlgang (Defäkation) oder beim Wasserlassen (Miktion)?	
	Na ja, mit dem Alter … Ich habe schon Probleme beim Wasserlassen, muss 2 bis 3 Mal auch nachts aufs Klo gehen … Und tagsüber so 8 bis 9 Mal.
Und waren Sie schon beim Urologen? Oder beim Hausarzt?	
	Nee … den Hausarzt habe ich schon lange nicht mehr gesehen …
Herr Berger, Sie wissen aber, dass die jährliche Vorsorgeuntersuchung wichtig ist. Er muss auch Ihre Medikation einstellen – wenn Sie Medikamente einnehmen.	
	Ja … na gut.
Leiden Sie an einer Erkrankung? An der Blutzuckerkrankheit (Diabetes mellitus), an Bluthochdruck (arterielle Hypertonie), einer Krebserkrankung (Malignom, Karzinom, Sarkom, Leukämie, Lymphom usw.) oder ansteckenden Krankheiten (Infektion)? Magen (Gaster/Ventriculus), Leber (Hepar), Lungen (Pulmones), Nieren (Renes) und Kopf – ist da alles in Ordnung?	
	Blutzucker habe ich.
Welcher Typ? Wissen Sie das?	
	Keine Ahnung.

20.5 Fall 3: Leistenhernie

Arzt (FSP-Kandidat)	Patient (Prüfer)
Okay. Seit wann haben sie die Blutzuckerkrankheit? Und nehmen Sie Medikamente dagegen oder spritzen Sie Insulin?	
	Seit 20 Jahren und ich nehme abends Medikamente ein.
Sind Sie schon einmal operiert worden?	
	Niemals! Ich war nie im Krankenhaus.
Okay, Herr Berger. Nehmen Sie die Medikamente regelmäßig oder gelegentlich ein?	
	Metformin. Das ist alles. Regelmäßig. Und mehr will ich auch nicht haben.
Welche Dosierung und wie viel am Tag?	
	1000 mg abends.
Haben Sie irgendwelche Allergien?	
	Ja, eine Erdbeerallergie.
Rauchen Sie, Herr Berger?	
	Ja.
Wie viel und seit wann?	
	1 Schachtel pro Tag, seit über 50 Jahren, glaube ich.
Oh, das ist viel. Und wie viel Alkohol trinken Sie am Tag?	
	Ähm … 2 bis 3 Gläser Wein.
Drogen? Ich muss Sie das standardmäßig fragen.	
	Nee.
Gibt es irgendwelche Erkrankungen in Ihrer Familie?	
	Tja … Also meine Mutter hatte eine Herzschwäche (Herzinsuffizienz) und mein Vater hatte eine Schrumpfleber (Leberzirrhose), weil er so viel getrunken hat …
Sind Sie verheiratet?	
	Ja.
Haben Sie Kinder?	
	Ja, 3 Töchter.
Okay. Sind alle gesund?	
	Ja, Gott sei Dank.
Wo und wie wohnen Sie?	
	In Bordesholm, auf dem Land. Ich habe einen großen Bauernhof.
Die genaue Adresse bitte.	

Arzt (FSP-Kandidat)	Patient (Prüfer)
	Warum brauchen Sie die? Das habe ich doch schon der Krankenschwester gesagt.
Ich muss die Information auch hier auf meinem Bogen notieren – und lieber 2 Mal, damit es keine Missverständnisse gibt.	
	Na gut. Brunswickerstr. 10, 10101 Bordesholm.
Haben Sie Haustiere?	
	Oh, ja, ich habe 3 große Hunde … Und ja … wir haben Kühe und Schafe.
Gut, danke sehr. Das waren meine Fragen. Aufgrund der Anamnese habe ich einen Verdacht auf einen Leistenbruch. Das ist diese Vorwölbung. Es war gut, dass Sie hierhergekommen sind. Ich werde Sie untersuchen, wenn Sie einverstanden sind, dann lege ich Ihnen einen Zugang und nehme gleichzeitig Blut ab. Herr Berger, Sie sollten wissen, dass es kein gutes Zeichen ist, dass diese Ausstülpung nicht mehr zurückschiebbar ist. Das heißt, Sie brauchen eine Operation.	
	Oh, Mensch, ja, mit der Untersuchung bin ich einverstanden … Aber hierbleiben … und eine Operation … Muss das wirklich jetzt sein?
Ja, das muss jetzt tatsächlich sein. Sonst besteht das Risiko, dass Sie eine Infektion bekommen, dass sich ein Geschwür / Abszess bildet. Oder eine Blutvergiftung. Die Komplikationen können sogar lebensbedrohlich werden. Sie brauchen die Behandlung jetzt, dann ist aller Voraussicht nach alles gut. Die Kollegen in der Chirurgie sind sehr gut ausgebildet und machen solche Operationen sehr häufig.	
	Tja … okay, dann geht es wohl nicht anders.
Ich würde jetzt den Fall mit dem Oberarzt besprechen. Bleiben Sie hier und die Krankenschwester wird Ihnen zeigen, wo Ihr Zimmer ist. Ich komme danach zu Ihnen. Bis dann.	
	Mensch, okay … dann warte ich hier.

20.5.2 Arztbrief

Sehr geehrter Herr Kollege,

wir berichten Ihnen nachfolgend über Herrn Wolfgang Berger, geb. 5.1.1949, wohnhaft Brunswickerstr. 10, 10101 Bordesholm, der sich am 2.2.2020 in unserer Notaufnahme vorstellte.

Der in gutem Allgemeinzustand und adipösem Ernährungszustand zu Ort, Zeit und Person voll orientierte 71-jährige Patient stellte sich mit seit ca. 2 Jahren bestehendem, faustgroßem Tumor in der linken Leiste bei uns vor. Der Patient gab an, dass der Tumor seit 48 Stunden nicht mehr reponierbar sei. Des Weiteren klagte er über Schmerzen, Rötung und Wärmegefühl seit ca. 24 Stunden im Bereich des o. g. Tumors. Bis auf leichtes Fieber, eine Gewichtszunahme von 10 kg binnen 2 Monaten und Pollakisurie war die vegetative Anamnese unauffällig.

Der Patient leide an Diabetes mellitus Typ 2.
Der Patient nehme Metformin 1000 mg 0-0-1 ein.
Erdbeerallergie sei bekannt.
Tabakabusus wurde mit 50 py bejaht.
Alkoholkonsum wurde mit 2–3 Gläsern Wein täglich bejaht.
Drogenabusus wurde verneint.
Die Mutter des Patienten habe an Herzinsuffizienz gelitten. Der Vater des Patienten habe an alkoholtoxischer Leberzirrhose gelitten.
Der Patient sei Rentner, verheiratet und wohne auf einem Bauernhof. Er habe 3 Hunde.
Die Anamnese deutet auf Leistenhernie hin. Körperliche Untersuchung wurde durchgeführt. Der Patient wurde stationär aufgenommen. Ein venöser Zugang wurde gelegt. Blutprobe – Blutbild (BB), Entzündungswerte (CRP, BSG), Nierenwerte (Krea, Harnstoff), Harnsäure, Elektrolyte, Leberwerte (GOT, GPT, GGT), Glukose und HbA1c (glykosyliertes Hämoglobin) – wurde entnommen.
Sonografie der Leistenregion beidseits zur Beurteilung des Tumors und der Leistengefäße wurde angemeldet.
Chirurgisches Konsil wurde angemeldet. Eine dringende Operation steht schon auf dem Plan für heute. Auch ein urologisches Konsil wurde angemeldet. Infusionstherapie, prophylaktische Antibiotika und Schmerzmittel wurden verabreicht.

Als Allgemeinmaßnahmen würden wir Tabak- und Alkoholkarenz, Ernährungsberatung zwecks Gewichtsabnahme und Vermeidung körperlicher Belastung empfehlen.

Zu den Differenzialdiagnosen gehören:
- Bauchwandhernien (Leisten- oder Schenkelhernie)
- Lymphknotenvergrößerung, entzündlich oder neoplastisch
- Varixknoten der V. saphena magna
- Aneurysma der A. femoralis
- Weichteiltumor, z. B. Lipom
- Lymphozele
- Variko- oder Hydrozele

Andere mögliche Ursachen der Schmerzen wären:
- Lendenwirbelsäulen-Syndrom
- Ansatztendinose der Adduktorenmuskulatur
- Symphysitis

Die Prognose ist fraglich, abhängig von der Compliance des Patienten.

Des Weiteren stehen wir Ihnen gern zur Verfügung.

Mit freundlichen kollegialen Grüßen
   AA / FA …

20.5.3 Fallvorstellung im Arzt-Arzt-Gespräch

Arzt (FSP-Kandidat)	Arzt (Prüfer)
Guten Tag. Ich möchte Ihnen heute über einen neuen Patienten, nämlich Herrn Wolfgang Berger, berichten. Darf ich?	
	Ja, natürlich.
Herr Berger befindet sich in gutem Allgemeinzustand und adipösem Ernährungszustand. Er ist zu Ort, Zeit und Person voll orientiert. Der 71-jährige Patient stellte sich mit seit ca. 2 Jahren bestehendem, faustgroßem Tumor (hier im Sinne von Schwellung) in der linken Leiste bei uns vor. Der Patient gab an, dass der Tumor seit 48 Stunden nicht mehr reponierbar sei. Des Weiteren klagte er über Schmerzen, Rötung und Wärmegefühl seit ca. 24 Stunden im Bereich der o. g. Tumors. Bis auf leichtes Fieber, eine Gewichtszunahme von 10 kg binnen 2 Monaten und Pollakisurie (mehrfach aufs Klo gehen und wenig Wasser lassen) war die vegetative Anamnese unauffällig. Der Patient leide an Diabetes Mellitus Typ 2 (wir gehen davon aus, dass er DM Typ 2 hat, weil er erst seit 20 Jahren Diabetes hat und Metformin einnimmt – DM Typ 1 hätte bereits viel früher begonnen und würde Insulin benötigen). Der Patient nehme Metformin 1000 mg 0-0-1 ein. Erdbeerallergie sei bekannt. Tabakabusus wurde mit 50 py bejaht. Alkoholkonsum wurde mit 2–3 Gläsern Wein täglich bejaht. Drogenabusus wurde verneint.	

20.5 Fall 3: Leistenhernie

Arzt (FSP-Kandidat)	Arzt (Prüfer)
Die Mutter des Patienten habe an Herzinsuffizienz gelitten. Der Vater des Patienten habe an alkoholtoxischer Leberzirrhose gelitten. Der Patient sei Rentner, verheiratet und wohne auf einem Bauernhof. Er habe 3 Hunde. Die Anamnese deutet auf Leistenhernie hin. Körperliche Untersuchung wurde durchgeführt. Der Patient wurde stationär aufgenommen. Ein venöser Zugang wurde gelegt. Eine Blutprobe wurde entnommen.	
	Was haben Sie bei der körperlichen Untersuchung bemerkt?
Ich habe mit dem Finger durch den Hodensack getastet; der Tumor war nicht reponierbar und sehr schmerzhaft. Ich habe das mit dem Patienten einmal flach liegend gemacht und einmal stehend.	
	Entschuldigung, Herr X, die körperliche Untersuchung hat 4 Teile, soweit ich weiß.
Genau. Bei der *Inspektion* habe ich einen ca. 10 cm großen Tumor im Bereich der linken Leiste bemerkt. Auf der rechten Seite sah alles in Ordnung aus. Bei der *Auskultation* (Abhören) habe ich keine Darmgeräusche im Tumor gehört. Das heißt: Entweder gab es dort keine Darmteile, oder sie waren schon gangränös. Die *Palpation* (Abtasten) auf der linken Seite war schmerzhaft und der Tumor war derb, prall und leicht verschieblich, aber nicht reponierbar. Der Hustenanprall-Test hat keine neuen Informationen gebracht. Auf der rechten Seite gab es keinen Tumor. *Perkussion* (Abklopfen) war wegen der Schmerzen nicht möglich.	
	Sehr schön. Warum haben Sie Blut abgenommen – welche Werte brauchen Sie?
Wir brauchen ein Blutbild (BB), die Entzündungswerte (CRP, BSG), Nierenwerte (Krea, Harnstoff), Harnsäure, Elektrolyte, Leberwerte (GOT, GPT, GGT), Glukose und HbA1c (glykosyliertes Hämoglobin).	
	Okay, weiter bitte.
Sonografie der Leistenregion beidseits zur Beurteilung der Tumor und der Leistengefäße wurde angemeldet. Chirurgisches Konsil wurde angemeldet. Eine dringende Operation steht schon für heute auf dem Plan. Ebenso wurde ein urologisches Konsil angemeldet. Infusionstherapie, prophylaktische Antibiotika und Schmerzmittel wurden verabreicht. Als Allgemeinmaßnahmen würde ich Tabak- und Alkoholkarenz, Ernährungsberatung zwecks Gewichtsabnahme und Vermeidung körperlicher Belastung empfehlen.	

Arzt (FSP-Kandidat)	Arzt (Prüfer)
Zu den Differenzialdiagnosen gehören: • Schenkelhernie • Lymphozele • Hydrozele • Adenopathie • Varixknoten V. saphena magna • Aneurysma der A. femoralis • Tumor Die Prognose ist fraglich, abhängig von der Compliance des Patienten. Das war es fürs Erste. Des Weiteren möchte ich den Fall gern mit Ihnen besprechen.	
	Okay, vielen Dank. Welche Formen der Leistenhernie kennen Sie?
• Indirekte Leistenhernie: Eintritt in den Leistenkanal am Anulus inguinalis profundus lateral der epigastrischen Gefäße; kann angeboren oder erworben sein. • Direkte Leistenhernie: Durchtritt medial der epigastrischen Gefäße am muskelarmen Hesselbach-Dreieck; ist immer erworben.	
	Was enthält der Leistenkanal?
Beim Mann: Samenstrang mit Ductus deferens und Testikulargefäßen. Bei der Frau: Lig. teres uteri.	
	Nennen Sie bitte ein Paar prädisponierende Faktoren für die Ausbildung von Hernien.
• Erhöhter intraabdomineller Druck, z. B. bei Aszites (Bauchwassersucht), chronischem Husten (Raucher und Asthmatiker), Gravidität (Schwangerschaft) oder großen intraabdominellen Raumforderungen. • Bindegewebsschwäche: angeboren, durch Langzeiteinnahme von Kortison oder bei Immunsuppression. • Starke körperliche Belastung.	
	Sehr gut. Das wäre erst einmal alles. Vielen Dank.

20.6 Fall 4: Reaktive Arthritis

- Eine reaktive Arthritis ist eine entzündliche Gelenkerkrankung, die als Reaktion auf eine bakterielle intestinale oder urogenitale Infektion auftritt (Zweiterkrankung).

20.6.1 Anamnese im Arzt-Patienten-Gespräch

Arzt (FSP-Kandidat)	Patient (Prüfer)
Guten Tag. Mein Name ist ^Frau^ X und ich bin auf der Station als AÄ tätig. Heute möchte ich mit Ihnen das Aufnahmegespräch durchführen. Sind Sie einverstanden? ^Wichtige Frage!^	
	Guten Tag, ja, okay.
Wie heißen Sie? Könnten Sie das bitte (langsam) buchstabieren? Danke.	
	Ich heiße Markus Hellmich. Okay: M-A-R …
Wie alt sind Sie, Herr Hellmich? ^(In der FSP den Patienten MINDESTENS 3 Mal mit Namen ansprechen).^	
	Ich bin 31 Jahre alt.
Und wann genau sind Sie geboren?	
	Am 9.7. … den Rest können Sie allein ausrechnen.
Wie groß sind Sie?	
	1,75 Meter.
Und wie viel wiegen Sie?	
	85 Kilo.
Was sind Sie von Beruf? ^Falls Sie den Beruf nicht kennen: Und was genau machen Sie in Ihrem Beruf?^	
	Ich bin Versicherungsmakler.
Wie heißt Ihr Hausarzt?	
	Das ist Herr Dr. Schneider.
Was führt Sie zu uns, Herr Hellmich?	
	Ach, Frau X … ich habe diese komischen Gelenkschmerzen.
Wo genau tut es weh?	
	Im linken Knie, im rechten Sprunggelenk und in der rechten Ferse.
Können Sie die Schmerzen genauer beschreiben? Sind sie eher dumpf, stechend, ziehend …?	

Arzt (FSP-Kandidat)	Patient (Prüfer)
	Sie sind dumpf … ja.
Und strahlen diese Schmerzen irgendwohin aus, Herr Hellmich?	
	Nein, eigentlich nicht, nö.
Seit wann haben Sie diese Schmerzen?	
	Seit 2 Wochen.
Okay. Und sind sie plötzlich aufgetreten?	
	Ja … aber die waren am Anfang nicht so stark.
Okay. Und haben Sie die Schmerzen jetzt ständig oder sind sie wiederkehrend?	
	Oh Mensch … jetzt ständig …
Herr Hellmich, ist Ihnen das schon mal passiert?	
	Neeeeeeein …
Und was haben Sie gerade gemacht, als die Schmerzen begannen? Kann es sein, dass Sie sich verletzt haben?	
	Nein, Frau Doktor, ich war eigentlich die ganze Zeit zu Hause, weil ich die Woche davor 'ne Magen-Darm-Grippe hatte.
Haben Sie etwas ausprobiert, um die Schmerzen zu lindern? Ein Medikament oder eine bestimmte Körperlagerung?	
	Ich habe einmal Diclofenac eingenommen, aber mein Magen tat danach weh … Das hat aber bei den Gelenkschmerzen geholfen.
Ein Magenschutzmittel ist wichtig, wenn man Diclofenac, Ibuprofen oder ASS einnimmt.	
	Ach so … das wusste ich nicht.
Hatten Sie auch Übelkeit (Nausea) oder Erbrechen (Vomitus)?	
	Also, wie gesagt, die Woche vorher schon. Ich habe mich mehrfach übergeben und mir war ständig übel. Aber jetzt geht es mir in der Hinsicht ganz gut.
Wie sah das Erbrochene (Vomitus) aus, Herr Hellmich?	
	Pfff … keine Ahnung, braun … Weiß nicht, wie Erbrochenes halt (Vomitus) … Ach Mensch, was Sie da jetzt fragen …
Hatten Sie denn etwas Besonderes gegessen?	

20.6 Fall 4: Reaktive Arthritis

Arzt (FSP-Kandidat)	Patient (Prüfer)
	Tja … also ich habe diese Enteneier bekommen und die gekocht, aber nicht ganz hart … Ich kenne mich mit diesen Sachen nicht so gut aus. Also die waren so halb roh. (Inkomplett gekochte Eier, besonders Enteneier, können Salmonella, einen Keim, enthalten. Das führt zu Magen-Darm-Infekt – Gastroenteritis – Salmonellose genannt)
Haben Sie auch andere Beschwerden?	
	Tja … ich habe so eine Rötung, so einen Hautausschlag auf der rechten Fußsohle … Wie Schuppenflechte (Psoriasis). Das juckt auch ein bisschen.
Okay … seit wann haben Sie das?	
	Seit ca. 10 Tagen.
Und haben Sie noch weitere Beschwerden?	
	Meine Augen – sehen Sie? Die sind auch gerötet und ich habe das Gefühl, da sei so etwas wie Staub oder eine Wimper drin.
Seit wann?	
	Auch seit ca. 10 Tagen.
Ooookay. Haben Sie Fieber, Schüttelfrost oder Nachtschweiß?	
	Fieber, aber nicht jetzt – vor 3 Wochen etwa.
Haben Sie das Fieber gemessen?	
	Nein, hab ich nicht.
Haben Sie ungewollt ab- oder zugenommen?	
	Nö.
Hat sich Ihr Appetit verändert, Herr Hellmich?	
	Nein, ich esse wieder ganz normal.
Haben Sie Probleme mit dem Stuhlgang (Defäkation) oder beim Wasserlassen (Miktion)?	
	Ich hatte vor 3 Wochen Durchfall (Diarrhö), aber jetzt ist alles gut.
Herr Hellmich, besuchen Sie regelmäßig Ihren Hausarzt?	
	Klar, alle 6 Monate.

Arzt (FSP-Kandidat)	Patient (Prüfer)
Leiden Sie an irgedwelchen Erkrankungen? Zum Beispiel an Blutzuckerkrankheit (Diabetes mellitus), Bluthochdruck (arterielle Hypertonie), einer Krebserkrankung (Malignom, Karzinom, Sarkom, Leukämie, Lymphom usw.), ansteckenden Krankheiten (Infektion). Und mit Magen (Gaster/Ventriculus), Leber (Hepar), Lungen (Pulmones), Nieren (Renes), Kopf – ist da alles in Ordnung?	
	Ich habe sonst nichts, ich bin noch jung! Nur Bluthochdruck hätte ich ... also ...
Okay, also Bluthochdruck. Sind Sie schon einmal operiert worden?	
	Nein ... hm, oder? Ach ja, ich hatte eine Mandelentzündung (Tonsillitis), als ich ein Kind war ... und ich wurde operiert (Tonsillektomie).
Gut. Nehmen Sie regelmäßig oder gelegentlich Medikamente ein, Herr Hellmich?	
	Uhmm ... Ich nehme Perindopril und Nebivolol ein ... und noch etwas ... ich hab's vergessen.
Welche Dosierung und wie viel am Tag?	
	Morgens, aber keine Ahnung, welche Dosierung.
Haben Sie eine Liste dabei?	
	Nein, sorry.
Alles gut, machen Sie sich keine Sorgen. Ich werde mit Herrn Dr. Schneider telefonieren. Haben Sie irgendwelche Allergien?	
	Ich habe eine Katzenhaarallergie.
Rauchen Sie, Herr Hellmich?	
	Nein.
Okay. Wie viel Alkohol trinken Sie am Tag?	
	Ich trinke keinen Alkohol.
Drogen? Ich muss Sie das standardmäßig fragen.	
	Nee.
Gibt es irgendwelche Erkrankungen in Ihrer Familie?	
	Tja ... Also meine Mutter hat Asthma (Asthma bronchiale) und Knochenschwund (Osteoporose) und mein Vater hat so ... eine Entzündung des Darms, schon als er jung war. Er wurde auch ein paarmal operiert und nimmt Medikamente ein ... wie heißt das noch gleich?

Arzt (FSP-Kandidat)	Patient (Prüfer)
Morbus Crohn vielleicht?	
	Genau!
Sind Sie verheiratet?	
	Nein. Im Moment bin ich ledig.
Haben Sie Kinder?	
	Ja, ich habe einen Sohn.
Ist er gesund?	
	Ja.
Wo und wie wohnen Sie?	
	Kaiserstr. 12, 12121 Frankfurt.
Ist das eine Wohnung? Welche Etage?	
	Ja, 4. Etage.
Haben Sie Haustiere?	
	Nein.
Gut. Das waren meine Fragen, danke, Herr Hellmich. Aufgrund der Anamnese habe ich einen Verdacht auf eine sogenannte *reaktive Arthritis*, das ist eine Gelenkentzündung. Was Sie an der Fußsohle und in den Augen spüren plus diese Gelenkschmerzen und die vorherige Magen-Darm-Grippe – das nennt sich *Reiter-Syndrom*. Das hängt mit dem Magen-Darm-Infekt zusammen, den Sie vor 3 Wochen hatten. Es war gut, dass Sie hierhergekommen sind. Ich werde Sie untersuchen, wenn Sie einverstanden sind, dann lege ich Ihnen einen Zugang und nehme gleichzeitig Blut ab. Ich werde auch eine Urinprobe und eine Stuhlprobe von Ihnen brauchen. Machen Sie sich keine Sorgen, das ist komplett heilbar.	
	Oh Mann … ja, ich bin einverstanden mit der Untersuchung … Muss ich auch hierbleiben?
Sie sollten hierbleiben, bis wir Sie stabilisiert haben und alle Ergebnisse vorliegen. Also voraussichtlich nur bis morgen. Wir werden auch ein paar andere Untersuchungen durchführen. Sie werden ein Zimmer bekommen, wo Sie sich ausruhen können. Die Schwester zeigt Ihnen gleich, wo das ist.	
	Ach Mensch … Okay, na gut. Bis dann.

20.6.2 Arztbrief

Sehr geehrter Herr Kollege,

wir berichten Ihnen nachfolgend über Herrn Markus Hellmich, geb. 9.7.1988, wohnhaft Kaiserstr. 12, 12121 Frankfurt, der sich am 25.1.2020 in unserer Notaufnahme vorstellte.

Der in leicht reduziertem Allgemeinzustand und schlankem Ernährungszustand zu Ort, Zeit und Person voll orientierte 31-jährige Patient stellte sich mit seit ca. 2 Wochen bestehenden, stechenden Arthralgien im linken Knie, im rechten Sprunggelenk und in der rechten Ferse bei uns vor. Diese Beschwerden seien plötzlich – ca. 1 Woche nach einer Gastroenteritis – aufgetreten. Des Weiteren klagte er über ein schuppendes Erythem an der rechten Fußsohle (V. a. Keratoderma blennorrhagicum) und Zeichen einer Konjunktivitis bds. Die vegetative Anamnese war im Moment des Aufnahmegesprächs unauffällig.
Bis auf die o. g. Gastroenteritis waren die Vorerkrankungen unauffällig.
Zustand nach Tonsillektomie im Kindesalter.
Der Patient nehme regelmäßig Medikamente ein. Rücksprache mit dem Hausarzt bezüglich der Medikation des Patienten steht noch aus.
Katzenhaarallergie sei bekannt.
Tabak- und Drogenabusus wurden verneint.
Alkoholkonsum wurde verneint.
Die Mutter des Patienten leide an Asthma bronchiale und Osteoporose. Der Vater des Patienten leide an Morbus Crohn.
Herr Hellmich sei ledig, arbeite als Versicherungsmakler und wohne in einer Wohnung. Er habe einen Sohn.
Die Anamnese deutet auf Reiter-Syndrom / reaktive Arthritis hin. Körperliche Untersuchung wurde durchgeführt. Der Patient wurde stationär aufgenommen. Ein venöser Zugang wurde gelegt. Blutbild, Entzündungswerte (CRP, BSG), Nierenwerte (Krea, Harnstoff), Harnsäure, Elektrolyte, Leberwerte (GOT, GPT, GGT) und Stuhlprobe wurden entnommen. Sonografie der Füße und Kniegelenke beidseits wurde angemeldet.
Röntgen der Gelenke zum Ausschluss entzündlich rheumatischer Erkrankungen wurden angefertigt. Punktion des geschwollenen Kniegelenks und Synoviaanalyse mit Zytologie und Gram-Präparat wurden angemeldet, um nachzuweisen, ob der Erguss entzündlich ist, und um eine bakterielle Arthritis auszuschließen, ggf. um intraartikulär Glukokortikoide zu injizieren. Nichtsteroidale Antirheumatika (Diclofenac) und PPI (Omeprazol) wurden verschrieben. Ophtalmologisches, rheumatologisches und dermatologisches Konsil wurden angemeldet.

Als Differenzialdiagnosen kommen in Betracht:
- andere Oligoarthritiden (Psoriasisarthritis, seronegative Spondylitis ankylosans [Morbus Bechterew], Löfgren-Syndrom, Lyme-Arthritis, Morbus Behçet, Polymyalgia rheumatica, rheumatisches Fieber)
- andere bakterielle Arthrititiden (z. B. durch Gonokokken)

Die Prognose ist positiv.

Des Weiteren stehen wir Ihnen gern zur Verfügung.

Mit freundlichen kollegialen Grüßen
AÄ / FÄ …

20.6.3 Fallvorstellung im Arzt-Arzt-Gespräch

Arzt (FSP-Kandidat)	Arzt (Prüfer)
Guten Tag. Ich möchte Ihnen heute von einem neuen Patienten, nämlich Herr Markus Hellmich, berichten. Gestatten Sie?	
	Ja, natürlich.
Herr Hellmich befindet sich in leicht reduziertem Allgemeinzustand und schlankem Ernährungszustand. Er ist zu Ort, Zeit und Person voll orientiert. Der 31-jährige Patient stellte sich mit seit ca. 2 Wochen bestehenden, stechenden Arthralgien im linken Knie, im rechten Sprunggelenk und in der rechten Ferse bei uns vor. Diese Beschwerden seien plötzlich, ca. 1 Woche nach einer Gastroenteritis, aufgetreten. Des Weiteren klagte er über ein schuppendes Erythem an der rechten Fußsohle (V. a. *Keratoderma blennorrhagicum*) und Zeichen einer Konjunktivitis bds. Die vegetative Anamnese war im Moment unauffällig. Bis auf die o. g. Gastroenteritis waren die Vorerkrankungen unauffällig. Zustand nach Tonsillektomie im Kindesalter. Der Patient nehme regelmäßig Medikamente ein. Rücksprache mit dem Hausarzt bezüglich der Medikation des Patienten steht noch aus. Katzenhaarallergie sei bekannt. Tabak- und Drogenabusus wurden verneint. Alkoholkonsum wurde verneint. Die Mutter des Patienten leide an Asthma bronchiale und Osteoporose. Der Vater des Patienten leide an Morbus Crohn. Herr Hellmich sei ledig, arbeite als Versicherungsmakler und wohne in einer Wohnung. Er habe einen Sohn. Die Anamnese deutet auf *Reiter-Syndrom/reaktive Arthritis* hin. Die körperliche Untersuchung wurde durchgeführt. Der Patient wurde stationär aufgenommen. Ein venöser Zugang wurde gelegt. Blut- und Stuhlprobe wurden entnommen.	
	Okay, welche Werte wären wichtig im Blut?

Arzt (FSP-Kandidat)	Arzt (Prüfer)
Wir brauchen ein Blutbild [BB], die Entzündungswerte (CRP, BSG), die Nierenwerte (Krea, Harnstoff), Harnsäure-, Elektrolyte- und Leberwerte (GOT, GPT, GGT).	
	Und wozu die Stuhlprobe?
Wir wollen sehen, ob er eine eventuell sehr gefährliche oder hoch ansteckende Infektion hat. Vielleicht muss er isoliert werden und Antibiotika einnehmen. Ggf. muss das Gesundheitsamt informiert werden.	
	Sehr schön. Weiter bitte.
Sonografie der Füße und Kniegelenke beidseits wurde angemeldet.	
	Warum?
Wir suchen nach Gelenkerguss bzw. Fersensporn.	
	Okay. Weiter.
Röntgen der Gelenke zum Ausschluss entzündlich rheumatischer Erkrankungen wurde angefertigt. Punktion des geschwollenen Kniegelenks und Synoviaanalyse mit Zytologie und Gram-Präparat wurden angemeldet, um nachzuweisen, ob der Erguss entzündlich ist, und um eine bakterielle Arthritis auszuschließen, ggf. um intraartikulär Glukokortikoide zu injizieren.	
	Und was für Keime erwarten Sie im Punktat?
Keine. Es soll steril sein. Nichtsteroidale Antirheumatika (Diclofenac) und PPI (Omeprazol) wurden verschrieben. Ophtalmologisches, rheumatologisches und dermatologisches Konsil wurden angemeldet. Als Differenzialdiagnosen kommen in Betracht: • andere Oligoarthritiden (Psoriasisarthritis, seronegative Spondylitis ankylosans [Morbus Bechterew], Löfgren-Syndrom, Lyme-Arthritis, Morbus Behçet, Polymyalgia rheumatica, rheumatisches Fieber) • andere bakterielle Arthrititiden (z. B. durch Gonokokken) Die Prognose ist positiv. Das war vorerst alles. Des Weiteren möchte ich den Fall gern mit Ihnen besprechen.	
	Wie würden Sie eine Urethritis in diesem Fall untersuchen? Also statt der Enterokolitis?
• bakteriologische Untersuchung auf Chlamydien-Antigen (PCR) im Morgenurin • Sonografie der Füße und Kniegelenke beidseits • Punktion des geschwollenen Kniegelenks und Synoviaanalyse mit Zytologie und Gram-Präparat • Serologie: Suche nach Antikörpern gegen Chlamydien und Yersinien, um Hinweise auf mögliche Erreger zu erhalten	

Arzt (FSP-Kandidat)	Arzt (Prüfer)
	Und wie sieht die Therapie aus?
• nichtsteroidale Antiphlogistika (z. B. Diclofenac) bei Bedarf (Schmerz) • bei gesicherter Chlamydieninfektion antibiotische Behandlung zur Erregerelimination, z. B. mit Doxycyclin über 14 Tage; wichtig ist die Mitbehandlung des Sexualpartners, da eine Reinfektion möglich ist und eine Infertilität resultieren kann (Ping-Pong-Infektion). • bei ausgeprägter Arthritis intraartikuläre Injektion von Glukokortikoiden • wenn es trotz Erregerelimination zu einem chronischen Verlauf kommt: Versuch einer sog. Basistherapie wie bei rheumatoider Arthritis, z. B. mit Sulfasalazin oder Methotrexat	
	Sehr schön. Vielen Dank.

20.7 Fall 5: Cluster-Kopfschmerzen

20.7.1 Anamnese im Arzt-Patienten-Gespräch

Arzt (FSP-Kandidat)	Patient (Prüfer)
Guten Tag. Mein Name ist ^Herr^ X und ich bin auf der Station als AA tätig. Heute möchte ich mit Ihnen das Aufnahmegespräch durchführen. Sind Sie einverstanden? ^(sehr wichtige Frage)^	
	Guten Tag. Ja, bitte.
Wie heißen Sie? Könnten Sie das bitte (langsam) buchstabieren? Danke.	
	Ich heiße Tom Sälzer. Okay, das ist S-Ä-L …
Wie alt sind Sie, Herr Sälzer? ^(Die FSP-Kandidaten sollten während der Anamnese MINDESTENS 3 Mal den Namen des Patienten sagen).^	
	Ich bin 45 Jahre alt.
Und wann genau sind Sie geboren?	
	Am 1. Januar 1975.
Wie groß sind Sie?	
	1,85 Meter.
Und wie viel wiegen Sie?	
	92 Kilogramm.
Was sind Sie von Beruf? ^Falls Sie eine Berufsbezeichnung nicht kennen: Und was genau machen Sie in Ihrem Beruf?^	

Arzt (FSP-Kandidat)	Patient (Prüfer)
	Ich bin Koch.
Wie heißt Ihr Hausarzt?	
	Frau Dr. Kruse.
Was führt Sie zu uns, Herr Sälzer?	
	Ach, Herr Dr. X, ich weiß gar nicht, wo ich anfangen soll, aber ich glaube, ich werde verrückt. Ich kann nicht mehr schlafen (Insomnie), kaum noch essen … Ich habe im Internet nachgeschaut und ich fürchte, ich habe Hirnkrebs (Hirntumor).
Herr Sälzer, versuchen Sie bitte, sich ein bisschen zu beruhigen. Hirnkrebs bekommt man nicht so einfach. Warum können Sie nicht mehr schlafen?	
	Ich habe diese megastarken Kopfschmerzen (Cephalgien). Die schlimmsten Schmerzen meines Lebens, Herr Doktor.
Können Sie die Schmerzen genauer beschreiben? Sind sie eher dumpf, stechend, ziehend …?	
	Sie sind stechend! Wie ein Messer! Durch das Auge in den Kopf!
Okay, also die Schmerzen sind hinter oder im Auge am stärksten (retroorbitaler Punctum maximum). Haben Sie die nur auf einer Seite des Kopfes?	
	Ja, immer auf der rechten Seite. Ich glaube, dort sitzt der Krebs.
Herr Sälzer, die Schmerzen, die Sie beschreiben, sind nicht spezifisch für Krebs. Strahlen die Schmerzen aus?	
	Die bleiben nur so einseitig.
Seit wann haben Sie diese Schmerzen?	
	Seit rund 2 Jahren. Aber anfangs hatte ich die nicht so oft, vielleicht nur 1 oder 2 Mal pro Monat … Und die dauerten so … 15 Minuten. Und sie kamen nur nachts, so ca. 2 Stunden nach dem Einschlafen.
Okay. Wie häufig treten die Schmerzen jetzt auf? Und wie lange halten sie an?	
	Oh Mann … jetzt bekomme ich die sogar 7 bis 8 Mal pro Tag … und manchmal dauern die 2 bis 3 Stunden, auch tagsüber … oder nachts … egal. Am liebsten würde ich mir mein Auge selbst rausnehmen, Herr X. Es tut extrem weh!
Gibt es einen Auslöser für die Schmerzen?	
	Nein, nichts … die kommen einfach, wann sie wollen. Ach, ich werde verrückt!

20.7 Fall 5: Cluster-Kopfschmerzen

Arzt (FSP-Kandidat)	Patient (Prüfer)
Und die treten plötzlich auf, ohne Übelkeit, irgendwelche Lichtblitze oder zickzackartigen Linien vor dem Auge vorher?	
	Nein, ich werde zwar verrückt, aber so was sehe ich noch nicht.
Herr Sälzer, leiden Sie auch an Lichtempfindlichkeit (Fotophobie) oder vertragen Sie Geräusche (Phonophobie) oder bestimmte Gerüche (Osmophobie) schwerer während der Attacken?	
	Neeeeeein … Ich nehme nichts mehr wahr … Es ist mir total egal, ob es Tag oder Nacht, sonnig oder dunkel ist … Ich werde total unruhig und laufe dann meist herum …
Spüren Sie auch Übelkeit (Nausea) oder müssen Sie sich erbrechen (Vomitus)?	
	Nein.
Haben Sie etwas ausprobiert, um die Schmerzen zu lindern? Ein Medikament oder eine bestimmte Körperlagerung?	
	Ich habe tausend Tabletten Ibu, Indometacin und Diclofenac eingenommen. Außer Bauchschmerzen hat das nichts gebracht!
Haben Sie auch andere Beschwerden? Also passiert noch etwas während dieser Attacken? Oder haben Sie irgendwelche Veränderung bei sich bemerkt?	
	Ja, mir tränen die Augen (Lakrimation), meine Nase läuft manchmal (Rhinorrhoe) und manchmal ist auch die ganze Nase verstopft (Nasenkongestion). Und mein Auge wird rot (konjunktivale Injektion) und das Augenlid sieht komisch aus, es hängt quasi so herab (Ptosis).
Okay, Herr Sälzer … Ich habe schon eine Vermutung, was Ihnen wirklich fehlt. Ich bitte Sie um ein bisschen Geduld, um noch ein Paar Fragen zu stellen.	
	Na gut, okay.
Ooookay. Haben Sie Fieber, Schüttelfrost oder Nachtschweiß?	
	Nein.
Haben Sie ungewollt ab- oder zugenommen?	
	Nein.
Hat sich Ihr Appetit verändert, Herr Sälzer?	
	Nein.

Arzt (FSP-Kandidat)	Patient (Prüfer)
Haben Sie Probleme mit dem Stuhlgang (Defäkation) oder beim Wasserlassen (Miktion)?	
	Nein.
Herr Sälzer, besuchen Sie regelmäßig Ihren Hausarzt?	
	Hmmm … ehrlich gesagt: nein.
Leiden Sie an psychischen Erkrankungen?	
	Ich habe Depressionen.
Seit wann?	
	Seit 8 Monaten.
Und haben Sie schon eine Therapie bekommen? Geht es Ihnen ein bisschen besser?	
	Ja, eine Therapie bekomme ich endlich, aber es geht mir noch nicht besser. Und diese Schmerzen helfen auch nicht dabei.
Das glaube ich Ihnen. Deswegen würde ich vorschlagen, dass wir die Untersuchungen stationär durchführen – so erfahren wir schneller, was mit Ihnen los ist, und so können wir den Verlauf besser überwachen.	
	Wie bitte? Wegen Kopfschmerzen? Nein, das darf nicht wahr sein! Ich ertrage es nicht, eingeschlossen zu werden! Nein. Ich unterschreibe und gehe.
Herr Sälzer, Sie waren schon sehr mutig, hierherzukommen, obwohl Sie glaubten, Sie würden etwas Schlimmes hören. Wollen Sie nicht, dass wir Ihnen zu 100 % bestätigen, dass es sich *nicht* um Hirnkrebs handelt? Schauen Sie mal, ich habe einen Vorschlag: Sie bekommen ein Zimmer mit Fernseher und allem. Sie dürfen jederzeit spazieren gehen, solange Sie uns Bescheid geben, Sie dürfen Musik hören, lesen, Besuch bekommen – was Sie wollen. Und wenn Sie den Eindruck haben: „Okay, ich halte nicht durch, ich muss weg", dann gehen Sie jederzeit, tagsüber oder nachts, zum Tresen bei den Krankenpflegerinnen und -pflegern. Dort wird man Ihnen genau erklären, welche Risiken eine frühzeitige Entlassung hätte – aber wenn Sie es wollen, können Sie die Entlassung unterschreiben und gehen. Und wie gesagt, es geht jetzt nur um 24 Stunden. Okay?	

20.7 Fall 5: Cluster-Kopfschmerzen

Arzt (FSP-Kandidat)	Patient (Prüfer)
	Tja … also gut. Aber ich kann Ihnen nicht versprechen, dass ich das aushalte.
Das ist doch kein Thema. Aber wir versuchen es zusammen.	
	Okay.
Leiden Sie an weiteren Erkrankungen wie Blutzuckerkrankheit (Diabetes mellitus), Bluthochdruck (arterielle Hypertonie), einer Krebserkrankung (Malignom, Karzinom, Sarkom, Leukämie, Lymphom usw.) oder an einer ansteckenden Krankheit (Infektion)? Bei Magen (Gaster/Ventriculus), Leber (Hepar), Lungen (Pulmones), Nieren (Renes) und Kopf ist alles in Ordnung?	
	Nein. Also außer diesen Kopfschmerzen, Depressionen und Panikattacken habe ich nichts.
Sind Sie schon einmal operiert worden?	
	Nein.
Okay. Nehmen Sie regelmäßig oder gelegentlich Medikamente ein, Herr Sälzer?	
	Uhmm … Ich nehme Sertralin und Quetiapin ein.
In welcher Dosierung, wie viel am Tag?	
	Sertralin 150 mg morgens und Quetiapin 50 mg abends. Und wenn ich angespannt bin oder spüre, dass eine Attacke kommt, dann nehme ich auch tagsüber so bei Bedarf 25 mg Quetiapin ein.
Haben Sie Allergien?	
	Ja, eine Penicillinallergie habe ich.
Rauchen Sie, Herr Sälzer?	
	Ja.
Wie viel rauchen Sie?	
	5 Zigaretten pro Tag.
Seit wann?	
	Seit 10 Jahren.
Okay. Wie viel Alkohol trinken Sie am Tag?	
	Ich trinke keinen Alkohol.
Drogen? Ich muss Sie das standardmäßig fragen.	
	Nööö.
Gibt es irgendwelche Erkrankungen in Ihrer Familie?	

Arzt (FSP-Kandidat)	Patient (Prüfer)
	Tja … Also meine Mutter hatte weißen Hautkrebs (Basaliom/Basalzellkarzinom) und sie hat auch Depressionen. Mein Vater hatte Bauchspeicheldrüsenkrebs (Pankreaskarzinom) und ist daran gestorben.
Das tut mir leid.	
	Danke.
Sind Sie verheiratet?	
	Nein.
Haben Sie Kinder?	
	Nein.
Wo und wie wohnen Sie?	
	In der Muhliusstraße 11 in 22222 Elmshorn.
Ist das eine Wohnung? Welche Etage?	
	Ja, 1. Etage.
Haben Sie Haustiere?	
	Nein.
Gut, vielen Dank. Das waren meine Fragen. Aufgrund der Anamnese habe ich einen Verdacht auf Cluster-Kopfschmerzen. Das bedeutet, es gibt Medikamente dagegen, Herr Sälzer. Es war gut, dass Sie hierhergekommen sind. Ich werde Sie untersuchen, wenn Sie einverstanden sind, dann lege ich Ihnen einen Zugang und nehme gleichzeitig Blut ab. Sie sollten hierbleiben, bis wir die Diagnose bestätigen und alles andere hoffentlich ausschließen können. Ich werde Ihren Fall jetzt auch mit dem Oberarzt besprechen. Die Schwester zeigt Ihnen gleich, wo Sie sich ausruhen können. Bis später, Herr Sälzer.	
	Okay. Tschüss.

20.7.2 Arztbrief

Sehr geehrter Herr Kollege,

wir berichten Ihnen nachfolgend über Herrn Tom Sälzer, geb. 1.1.1975, wohnhaft Muhliusstr. 11, 22222 Elmshorn, der sich am 26.1.2020 in unserer Notaufnahme vorstellte.

20.7 Fall 5: Cluster-Kopfschmerzen

Der in leicht reduziertem Allgemeinzustand und schlankem Ernährungszustand zu Ort, Zeit und Person voll orientierte 45-jährige Patient stellte sich mit seit ca. 2 Jahren bestehenden, plötzlich auftretenden, in den letzten Monaten intensivierten, stechenden, einseitigen Cephalgien vor, die einen retroorbitalen Punctum maximum haben. Die Schmerzattacken treten 7–8 Mal pro 24 Stunden auf und dauern zwischen 15–180 Minuten. Die Einnahme von nonsteroidalen Antiphlogistika sei erfolglos. Diese Beschwerden seien von Lakrimation, Nasenkongestion im Wechsel mit Rhinorrhoe, einseitiger Ptosis, konjunktivaler Injektion und Bewegungsunruhe („pacing around") begleitet. Bis auf Insomnie war die vegetative Anamnese unauffällig.

Der Patient leide an Depression und Panikattacken.
Der Patient nehme Sertralin 150 mg 1-0-0 und Quetiapin 50 mg 0-0-1 und 25 mg als Bedarfsmedikation ein.
Penicillinallergie sei bekannt.
Tabakabusus wurde mit 5 Zigaretten/d seit 10 Jahren bejaht.
Alkoholkonsum wurde verneint.
Drogenabusus wurden verneint.
Die Mutter des Patienten leide an Depression und habe an einem Basaliom gelitten. Der Vater des Patienten sei an den Folgen eines Pankreaskarzinoms verstorben.
Der Patient sei ledig und arbeite als Koch. Er wohne in einer Wohnung.
Die Anamnese deutet auf Cluster-Kopfschmerzen hin. Körperliche Untersuchung wurde durchgeführt. Der Patient wurde stationär aufgenommen. Ein venöser Zugang wurde gelegt. Blutprobe wurde entnommen. EKG wurde geschrieben.
Als Berdarfsmedikation bei langen Attacken wurde Sumatriptan 20 mg intranasal verschrieben, alternativ auch Lidocain 4 %, auch für intranasale Applikationen. Verapamil 3–4 × 80 mg/d als prophylaktische Medikation wurde verschrieben. Eine MRT zum Ausschluss einer Raumforderung wurde angefertigt.

Als Differenzialdiagnosen kommen in Betracht:
- andere trigeminoautonome Kopfschmerzen
- Migräne
- Apoplexie
- Hirntumor

Die Prognose ist positiv.

Des Weiteren stehen wir Ihnen gern zur Verfügung.

Mit freundlichen kollegialen Grüßen
AA/FA …

20.7.3 Fallvorstellung im Arzt-Arzt-Gespräch

Arzt (FSP-Kandidat)	Arzt (Prüfer)
Guten Tag. Ich möchte Ihnen heute über einen neuen Patienten, nämlich Herrn Tom Sälzer, berichten. Darf ich?	
	Ja, natürlich.
Danke. Herr Sälzer befindet sich in leicht reduziertem Allgemeinzustand und schlankem Ernährungszustand. Er ist zu Ort, Zeit und Person voll orientiert. Der 45-jährige Patient stellte sich mit seit ca. 2 Jahren bestehenden, plötzlich auftretenden, in den letzten Monaten intensivierten, stechenden, einseitigen Cephalgien vor, die einen retroorbitalen Punctum maximum haben. Die Schmerzattacken treten 7–8 Mal pro 24 Stunden auf und dauern zwischen 15–180 Minuten; die Einnahme von nonsteroidalen Antiphlogistika sei erfolglos. Diese Beschwerden seien von Lakrimation, Nasenkongestion im Wechsel mit Rhinorrhoe, einseitiger Ptosis, konjunktivaler Injektion und Bewegungsunruhe (*„pacing around"*) begleitet. Bis auf Insomnie war die vegetative Anamnese unauffällig. Der Patient leide an Depression und Panikattacken. Der Patient nehme Sertralin 150 mg 1-0-0 und Quetiapin 50 mg 0-0-1 und 25 mg als Bedarfsmedikation ein. Penicillinallergie sei bekannt. Tabakabusus wurde mit 5 Zigaretten/d seit 10 Jahren bejaht. Alkoholkonsum wurde verneint. Drogenabusus wurden verneint. Die Mutter des Patienten leide an Depression und habe an einem Basaliom gelitten. Der Vater des Patienten sei an den Folgen eines Pankreaskarzinoms verstorben. Der Patient sei ledig und arbeite als Koch. Er wohne in einer Wohnung. Die Anamnese deutet auf Cluster-Kopfschmerzen hin. Die körperliche Untersuchung wurde durchgeführt. Der Patient wurde stationär aufgenommen. Ein venöser Zugang wurde gelegt. Eine Blutprobe wurde entnommen. EKG wurde geschrieben.	
	Warum ein EKG bei diesem Patienten?
Die Prophylaxe bei Cluster-Kopfschmerzen wird in der Regel mit Verapamil durchgeführt. Das ist ein Calciumantagonist. Zuerst sollte bestätigt werden, dass der Patient keine Rhythmusstörungen hat.	
	Sehr schön. Weiter bitte.

20.7 Fall 5: Cluster-Kopfschmerzen

Arzt (FSP-Kandidat)	Arzt (Prüfer)
Als Bedarfsmedikation bei langen Attacken wurde Sumatriptan 20 mg intranasal verschrieben, alternativ auch Lidocain 4 %, auch für intranasale Applikationen. Verapamil 3–4 × 80 mg/d als prophylaktische Medikation wurde verschrieben. Eine MRT zum Ausschluss einer Raumforderung wurde angefertigt. Als Differenzialdiagnosen kommen in Betracht: • andere trigeminoautonome Kopfschmerzen • Migräne • Apoplexie • Hirntumor Die Prognose ist positiv. Das war alles fürs Erste. Des Weiteren möchte ich den Fall gern mit Ihnen besprechen.	
	Vielen Dank. Was wären die anderen trigeminoautonomen Kopfschmerzen?
• der episodische und chronische Cluster-Kopfschmerz (CK) • die episodische und chronische paroxysmale Hemikranie (CPH) • das SUNCT-Syndrom („short-lasting unilateral neuralgiform headache with conjunctival injection and tearing") • Hemicrania continua	
	Okay. Wie würden Sie eine Migräne ausschließen?
Der Patient hat keine Aura, keine Prodrome, keine Nausea, kein Vomitus, keine Fotophobie, Phonophobie oder Osmophobie. Die Attacken dauern nie länger als ca. 3 Stunden (bei Migräne 4–72 Stunden), es gibt keine Verstärkung der Schmerzen bei Bewegung.	
	Sehr gut. Wie würden Sie dann eine Hemikranie ausschließen?
Eine Hemikranie wird bestätigt nach der therapeutischen Probe mit Indometacin. Das hat keinen Effekt bei unserem Patienten.	
	Warum haben Sie bildgebende Verfahren angemeldet?
Die Indikationen wären: • atypischer Verlauf • veränderter Schmerzcharakter • (Tumor-)Angst des Patienten • Fieber, Meningismus, Bewusstseinsstörung • neurologische Ausfälle Unser Patient hatte eine große Tumorangst und aufgrund seiner psychiatrischen Erkrankungen habe ich eine MRT angemeldet.	
	Sehr schön. Vielen Dank.

KAPITEL 21 Fachterminologie

Am Ende der FSP bekommen Sie eine Liste mit ca. 10 medizinischen Fachbegriffen. Erklären Sie diese Begriffe einem „Patienten" in klaren, allgemein verständlichen Worten (kein „Fachchinesisch") – und zwar schriftlich. Als kleiner Tipp: Wenn Sie das deutsche Wort vergessen haben, versuchen Sie, den Begriff zu umschreiben – in kurzen Sätzen.

Hier habe ich häufig verwendete Begriffe für Sie zusammengestellt. Am Seitenrand haben Sie genug Platz, um die Begriffe in ihre Bestandteile zu zerlegen, sie zu umschreiben oder die schwierigsten Begriffe handschriftlich abzuschreiben, damit sie sich besser einprägen.

Eine gute Übung: Versuchen Sie, die Fachbegriffe in eigenen Worten zu erklären – und bitte möglichst nur in der deutschen Sprache!

Die Chance, dass Sie genau die Begriffe aus diesem Buch in der Prüfung bekommen, sind allerdings nicht allzu hoch! Die folgende Liste ist jedoch ein sehr nützliches Instrument, mit dessen Hilfe Ihnen die Erklärungen und Umschreibungen leichterfallen.

LittleDoc meint

Ach …, die schöne deutsche Sprache und ihre „Mini-Wörter". Vorsicht, Zungenbrecher!

21.1 Anatomie

die A. axillaris	die Achselarterie
die A. brachialis	die Oberarmarterie
die A. carotis communis	die Halsschlagader
die A. carotis externa	die äußere Halsschlagader
die A. carotis interna	die innere Halsschlagader
die A. dorsalis pedis	die Fußrückenarterie
die A. femoralis	die Oberschenkelarterie
die A. fibularis	die Wadenbeinarterie
die A. iliaca communis	die gemeinsame Darmbeinarterie
die A. iliaca externa	die äußere Beckenarterie
die A. iliaca interna	die innere Beckenarterie
die A. mesenterica inferior	die untere Eingeweidearterie
die A. mesenterica superior	die obere Eingeweidearterie
die A. poplitea	die Kniekehlenarterie
die A. profunda femoris	die tiefe Oberschenkelarterie
die A. radialis	die Speichenarterie
die A. renalis	die Nierenarterie

die A. subclavia	die Unterschlüsselbeinarterie
die A. testicularis	die Hodenarterie
die A. tibialis anterior	die vordere Schienbeinarterie
die A. tibialis posterior	die hintere Schienbeinarterie
die A. ulnaris	die Ellenarterie
das Abdomen	der Bauch
das Aden / die Glandula	die Drüse
die Adnexe	der Eierstock, der Eileiter
die Akren (Pl.)	die hervorstehenden äußeren Körperenden (Pl.)
die Alveole	das Lungenbläschen
das Angion / das Vas	das Gefäß
der Anus	der After / der Darmausgang
die Aorta	die Hauptschlagader
der Appendix vermiformis	der Wurmfortsatz
der Arcus aortae	der Aortenbogen
die Arterie / die Arteria	die Pulsschlagader
die Articulatio	das Gelenk
die Articulatio cubiti	das Ellenbogengelenk
die Articulatio genus	das Kniegelenk
die Articulatio talocruralis	oberes / das obere Sprunggelenk
die Articulatio talotarsalis	unteres / das untere Sprunggelenk
die Auris	das Ohr
die Auris media	das Mittelohr
die äußere Hirnhaut	die Bindegewebsschicht, die das Gehirn umgibt
die Axilla	die Achsel, die Achselhöhle
das Basalganglion	das Kerngebiet im Gehirn
die Bifurcatio aortae	die Aortenbifurkation
das Brachium	der Oberarm
der Bronchus	der Hauptast der Luftröhre
die Carotis / die Arteria carotis	die Halsschlagader
der Cartilago	der Knorpel
die Cellulae ethmoidales (Pl.)	die Siebbeinzellen (Pl.)
das Cerebellum	das Kleinhirn
das Cerebrum	das Großhirn
das Cerumen / das Zerumen	das Ohrenschmalz
die Clavicula	das Schlüsselbein
die Cochlea	die Ohrschnecke
die Concha nasalis	die Nasenmuschel
das Cor	das Herz
die Cornea	die Hornhaut
der Corpus luteum	der Gelbkörper
das Cranium	der Schädel

das Crus	der Unterschenkel
die Cutis / das Derma	die Haut
der Dens	der Zahn
das Dentin	das Zahnbein
der Uterus	die Gebärmutter
das Diaphragma	das Zwerchfell
der Didymus / der Testis	der / die Hoden
der Digitus	der Finger / der Zeh
der Digitus minimus	die Kleinzehe
das Dorsum pedis	der Fußrücken
der Ductus choledochus	der Hauptgallengang
der Ductus deferens	der Samenleiter
das Duodenum	der Zwölffingerdarm
das Endometrium	die Gebärmutterschleimhaut
das Enteron	der Darm
die Epididymis	der Nebenhoden
die Epiglottis	der Kehldeckel
das Epithelkörperchen	die Nebenschilddrüse
das Femur	der Oberschenkelknochen
die Fibula	das Wadenbein
die Gaster / der Ventrikulus	der Magen
das Gefäß	die Ader
das Genu	das Knie
die Gingiva	das Zahnfleisch
die Glandula parathyroidea	die Nebenschilddrüse
die Glandula parotidea	die Ohrspeicheldrüse
die Glandula pinealis / das Corpus pineale	die Zirbeldrüse
die Glandula sublingualis	die Unterzungenspeicheldrüse
die Glandula submandibularis	die Unterkieferspeicheldrüse
die Glandula suprarenalis	die Nebenniere
die Glandula thyroidea	die Schilddrüse
die Glandula vesiculosa	die Samenblase
die Glans penis	die Eichel
die Glossa / die Lingua	die Zunge
der Hallux	der Großzeh
das Hepar	die Leber
der Humerus	der Oberarmknochen
der / das Hymen	das Jungfernhäutchen
die Hypophyse / die Glandula pituitaris	die Hirnanhangdrüse
der Hypothalamus	ein lebenswichtiger Teil des Gehirns
das Ileum	der Krummdarm / der Hüftdarm

die Insulae pancreaticae (Pl.)	die Langerhans-Inseln (der Bauchspeicheldrüse; Pl.)
die Iris	die Regenbogenhaut
das Jejunum	der Leerdarm
die Kapillaren (Pl.)	die Haargefäße
das Kolon / das Colon	der Dickdarm, der Grimmdarm
die Konjunktiva	die Bindehaut
die Kystis / die Vesika	die Blase
die Labien (Pl.)	die Schamlippen (Pl.)
der Larynx	der Kehlkopf
der Lien / der Splen	die Milz
das Ligamentum inguinale	das Leistenband
der Liquor (cerebrospinalis)	die Gehirn- und Rückenmarksflüssigkeit
die Magenkurvatur	die Magenkrümmung
der Malleolus lateralis	der Außenknöchel
der Malleolus medialis	der Innenknöchel
die Mamilla	die Brustwarze
die Mamma / die Mammae	die (weibliche) Brust / die Brüste
die Mandibula	der Unterkiefer
die Manus	die Hand
die Maxilla	der / das Oberkiefer
das Mesenterium	das Gekröse
der Musculus	der Muskel
der Musculus quadriceps femoris	der vierköpfige Oberschenkelmuskel
der Musculus sartorius	der Schneidermuskel
der Musculus sternocleidomastoideus	der Kopfnickermuskel
der Musculus trapezius	der Trapezmuskel
das Myokard	der Herzmuskel
das Nasenseptum	die Nasenscheidewand
der Nasus	die Nase
der Nervus abducens [VI]	der Augenabziehnerv
der Nervus accessorius [XI]	der Beinerv
der Nervus facialis [VII]	der Gesichtsnerv
der Nervus glossopharyngeus [IX]	der Zungen-Rachen-Nerv
der Nervus hypoglossus [XII]	der Unterzungennerv
der Nervus intermedius	der Intermediusnerv
der Nervus oculomotorius [III]	der Augenbewegungsnerv
der Nervus olfactorius [I]	der Riechnerv
der Nervus opticus [II]	der Sehnerv
der Nervus trigeminus [V]	der Drillingsnerv (ein Hirnnerv)
der Nervus trochlearis [IV]	der Augenrollnerv
der Nervus vagus [X]	der „umherschweifende" Nerv (ein Hirnnerv)

der Nervus vestibulocochlearis [VIII]	der Hör- und Gleichgewichtsnerv
der Nervus	der Nerv
der Oculus / der Ophtalmos	das Auge
das Omentum minus / majus	kleines / großes Netz
die Orbita	die Augenhöhle
das Os	der Knochen
das Os carpi	der Handwurzelknochen
das Os coccygis	das Steißbein
das Os femoris	der Oberschenkelknochen
das Os fibularis	das Wadenbein
das Os ischii	das Sitzbein
das Os pubis	das Schambein
das Os sacrum	das Kreuzbein
das Os tibia	das Schienbein
das Os zygomaticum	das Jochbein / das Wangenbein
das Os / das Stoma	der Mund
der Ösophagus	die Speiseröhre
das Ovar / das Ovarium	der Eierstock
das Pankreas	die Bauchspeicheldrüse
die Patella	die Kniescheibe
der Pectus / der Thorax	der Brustkorb
die Pelvis renalis	das Nierenbecken
der Penis / der Phallus	das Glied
das Periost	die Knochenhaut
das Peritoneum	das Bauchfell
der Pes	der Fuß
der Pharynx	der Rachen
die Planta pedis	die Fußsohle
die Plazenta	der Mutterkuchen (präpartum), die Nachgeburt (postpartum)
die Pleura	das Rippenfell, das Brustfell
der Plexus	das Nervengeflecht
der Processus mastoideus	der Warzenfortsatz
der Processus xiphoideus	der Schwertfortsatz
die Prostata	die Vorsteherdrüse
der Pulmo	die Lunge
der Pylorus	der Magenpförtner
der Radius	die Speiche
die Radix linguae	die Zungenwurzel
das Rektum	der Mastdarm / Enddarm
der Ren / die Renes	die Niere / die Nieren
die Retina	die Netzhaut

das Septum des Atriums / Ventrikels	die Vorhofscheidewand / die Kammerscheidewand
das Sigma	der letzte Teil des Dickdarms
der Sinus frontalis	die Stirnhöhle
der Sinus lacrimalis	die Tränenbeinhöhle
der Sinus maxillaris	die Kieferhöhle
der Sinus palatinus	die Gaumenhöhle
der Sinus sphenoidalis	die Keilbeinhöhle
die Sinus paranasales (Pl.; dt. manchmal „die Sinusse")	die Nasennebenhöhlen (Pl.)
das Skrotum	der Hodensack
der Sphinkter	der Schließmuskel, ein ringförmig verschließender Muskel
die Spina iliaca anterior superior	der vordere Darmbeinstachel
das Spinalganglion	die Ansammlung von Nervenzellkörpern der Spinalnerven
das Sternum	das Brustbein
der Thymus	das Bries (eine Drüse des lymphatischen Systems)
die Tibia	das Schienbein
die Tonsillen (Pl.)	die Mandeln (Pl.)
die Trachea	die Luftröhre
der Trochanter major	der große Rollhügel
der Truncus brachiocephalicus	der Arm-Kopf-Gefäßstamm
der Truncus coeliacus	der Bauchhöhlenstamm
die Tuba auditiva	die Ohrtrompete
die Ulna	die Elle
der Ureter	der Harnleiter
die Urethra	die Harnröhre
die Vagina / der Kolpos	die Scheide
die Vene	die Blutader
der Ventrikel	die Kammer (im Herzen oder Gehirn)
die Vertebra	der Wirbel
die Vesica urinaria	die Harnblase
die Viszera (Pl.)	das Eingeweide
das Zäkum / Caecum	der Blinddarm
die Zervix / Cervix	der Gebärmutterhals

21.2 Kardiologie

die Angina pectoris	die Brustschmerzen, das Engegefühl im Brustbereich
die Angiografie	die Röntgen-Darstellung der Gefäße

21.2 Kardiologie

die Angiologie	das Teilgebiet der inneren Medizin, das sich mit Blutgefäßen und deren Krankheiten befasst
das Aortenaneurysma	die Aussackung der Hauptschlagader
die Aortenisthmusstenose	die Verengung der Aorta
die Aortenklappeninsuffizienz	ungenügender Verschluss einer Herzklappe
die Aortenklappenstenose	die Einengung einer Herzklappe
die Aortenruptur	das Zerreißen der Hauptschlagader
die Aortenstenose	die Verengung der Hauptschlagader
die Apoplexie	die Durchblutungsstörung, der Schlaganfall
die Arrhythmie	die Unregelmäßigkeit des Herzschlags
die arterielle Hypertonie	der Bluthochdruck
die arterielle Hypotonie	der niedrige Blutdruck
die Arteriitis	die Entzündung von Arterien
die Arteriosklerose	die Schlagaderverhärtung
die Asystolie	der Herzstillstand
die Atherosklerose	die Arterienverkalkung
das Atrium	der Herzvorhof
der Atriumseptumdefekt / der Vorhofseptumdefekt	ein Loch in der Herzscheidewand zwischen den Vorhöfen
der atrioventrikuläre Block, AV-Block	die Reizleitungsstörung zwischen Vorhof und Kammer
der bifaszikuläre Block	der Herzleitungsbündelblock
die Bradykardie	der zu langsame Herzschlag
der Bypass	die Umgehung eines Blutgefäßabschnitts
die chronisch ischämische Herzkrankheit	der Durchblutungsmangel des Herzes
die chronische Stauungsleber	der Blutstau in der Leber
die Claudicatio intermittens	ein schmerzbedingtes zeitweises Hinken bei pAVK; die „Schaufensterkrankheit"
das Diastolikum	die Entspannungs- und Füllungsphase
die Dissektion der Aorta	die Auftrennung der Wandschichten der Hauptschlagader
das Elektrokardiogramm (EKG)	die grafische Darstellung der elektrischen Herzaktivitäten
die Embolie	der Verschluss eines Blutgefäßes durch eingeschwemmte Blutgerinnsel, Fett, Luft, Fruchtwasser, Fremdkörper usw.
das Endokard	die Herzinnenhaut
die Endokarditis	die Entzündung der Herzinnenhaut
die Extrasystole	der Extraschlag, das Herzstolpern
die Herzinsuffizienz	die Herzschwäche
die Herzneurose	die Herzangst
die Herzvitien (Pl.)	die Herzfehler (Pl.)
der hypovolämische Schock	der Volumenmangelschock

die Kardiomegalie	die Herzvergrößerung
die Kardiomyopathie	die Herzmuskelerkrankung
die Karotisstenose	die Verengung der Halsschlagader
das Koagel	das Blutgerinnsel
das Koronargefäß	das Herzkranzgefäß
die Mitralklappeninsuffizienz	die „Undichtigkeit" der Herzklappe zwischen linkem Vorhof und linker Herzkammer
der Mitralklappenprolaps	die Fehlbildung der Herzklappe zwischen linkem Vorhof und linker Herzkammer
die Mitralklappenstenose	die Einengung der Herzklappe zwischen linkem Vorhof und linker Herzkammer
das Myokard	der Herzmuskel
der Myokardinfarkt	der Herzinfarkt
die Myokardischämie	die Minderdurchblutung des Herzmuskelgewebes
die Myokarditis	die Herzmuskelentzündung
die Palpitationen (Pl.)	das Herzklopfen, das Herzpochen
die paroxysmale Tachykardie	das anfallsweise Herzrasen
das Perikard	der Herzbeutel
der Perikarderguss	der Herzbeutelerguss
die Perikarditis	die Herzbeutelentzündung
das Perikardreiben	das Herzbeutelreiben
die Phlebitis	die Venenentzündung
das Präexzitationssyndrom	die vorzeitige Erregung der Herzkammer
der Rechtsschenkelblock	eine Störung der Erregungsleitung im Herzen als Befund im EKG
das Sick-Sinus-Syndrom	die Herzrhythmusstörungen des Sinusknoten
das Systolikum	die Anspannungs- und Auswurfphase
die Tachykardie	das Herzrasen
die Thrombophlebitis	die Thrombose und Entzündung oberflächlicher Venen
die Thrombose	das Blutgerinnsel in einem Gefäß
das Ulcus cruris	das Unterschenkelgeschwür, offenes Bein
die Varize	die Krampfader
die ventrikuläre Tachykardie	das Kammerherzrasen

21.3 Pneumologie

die Apnoe	der Atemstillstand
die Asphyxie	der Erstickungszustand
die Aspiration	das Einatmen, das Verschlucken von Fremdkörpern
die Bradypnoe	die verlangsamte Atemfrequenz
das Bronchialatmen	zentrales Atemgeräusch

die Bronchiektase	die Ausweitung der Atemgänge
die Bronchiolitis	die Entzündung der kleinen Atemabschnitte
die Bronchitis	die Entzündung der Hauptäste der Luftröhre
die Bronchophonie	hochfrequente Töne beim Sprechen wegen Brustkorbvibration
der Bronchospasmus	die Verkrampfung der Luftröhrenäste
die chronisch obstruktive Lungenerkrankung (COPD)	die dauerhafte, progrediente Verstopfung der Atemwege
die Diphtherie	der Krupp, die Infektion der oberen Atemwege
die Dyspnoe	die Atemnot
das Emphysem	die Überblähung
die Epiglottitis	die Kehldeckelentzündung
der Fassthorax	fassförmiger Brustkorb
das Giemen	pfeifendes Atemnebengeräusch
der Hämatothorax	die Blutansammlung im Brustfellspalt
die Hämoptoe	das / der Bluthusten
die Hyperventilation	die beschleunigte Atmung
die Intubation	das Einführen eines Schlauchs in die Luftröhre
die Kußmaul-Atmung	die tiefe betonte Atmung wegen metabolischer Azidose
die Laryngitis	die Kehlkopfentzündung
der Laryngospasmus	der Stimmbandkrampf
das Larynxödem	die Kehlkopfschwellung
die Lobärpneumonie	die Lungenlappenentzündung
das Lungenödem	die Wasserlunge
die Lungentuberkulose	die Schwindsucht
das Mukolytikum	das Schleimlösungsmittel
die Nasenseptumdeviation	die Nasenscheidenwandverkrümmung
die Orthopnoe	die Minderatmung, die sich beim Aufstehen verbessert
die Pertussis	der Keuchhusten
der Pleuraerguss	die Flüssigkeit im Brustfellspalt
die Pleuralgie	der Rippenfellschmerz
die Pleuritis	die Brustfellentzündung
die Pneumonie	die Lungenentzündung
der Pneumothorax	der Lufteintritt zwischen beiden Blättern des Rippenfells
die pulmonale Hypertonie	der Lungenhochdruck
die Rasselgeräusche	die Atemnebengeräusche
die Rhinitis	der Schnupfen, die Nasenschleimhautentzündung
die Schlafapnoe	der Atemstillstand beim Schlafen
die Sinusitis	die Nasennebenhöhlenentzündung

der Spannungspneumothorax	der Pneumothorax mit lebensgefährlichem Druckanstieg
das Sputum	der Auswurf
der Status asthmaticus	der lang anhaltende Asthmaanfall
die Sternotomie	die Öffnung des Brustbeins
der Stimmfremitus	tieffrequente Töne beim Sprechen wegen Brustkorbvibration
der Stridor	das Ausatemgeräusch
die Tachypnoe	die beschleunigte Atemfrequenz
die Thorakotomie	die Eröffnung der Brusthöhle
die Tonsillektomie	die Entfernung der Rachenmandeln
die Tonsillitis	die Mandelentzündung
die Tracheomalazie	zu weiche Knorpelspangen der Luftröhre und / oder des Larynx
die Tracheostenose	die Verengung der Luftröhre
die Tracheostoma	der Luftröhrenschnitt
das Vesikuläratmen	das gedämpfte Atemgeräusch

21.4 Gastroenterologie

die Achalasie	die fehlende Erschlaffung der glatten Muskulatur von Hohlorganen
der Aderlass	eine größere Blutentnahme zu therapeutischen Zwecken
die Aerobilie	die Luft in den Gallengängen
die Aerophagie	das Luftschlucken
die Alkoholgastritis	die Magenentzündung wegen Alkoholkonsum
die Analfissur	der Einriss der Haut des Afters
die Appendizitis	die „Blinddarmentzündung"
der Aszites	die Flüssigkeitsansammlungen in der Peritonealhöhle
das Bilirubin	das Abbauprodukt des Hämoglobins
okkultes Blut	unsichtbares Blut
das Budd-Chiari-Syndrom	die Lebervenenthrombose
die Cholangitis	die Entzündung der Gallengänge
die Cholelithiasis	die Gallensteine (Pl.)
die Cholezystitis	die Gallenblasenentzündung
das Colon irritabile	das Reizdarmsyndrom
die Diarrhö	der Durchfall
das Divertikel	die Ausstülpung von Hohlorganwänden
die Divertikulitis	die entzündete Schleimhautausstülpung

die Divertikulose	eine Darmkrankheit mit vielen Schleimhautausstülpungen
die Duodenitis	die Zwölffingerdarmentzündung
die Endoskopie	die Spiegelung
die Enteritis	die Darmentzündung
die Flatulenz	der übermäßige Abgang von Darmgasen
der Gallensteinileus	der Darmverschluss durch Gallensteine
die Gastritis	die Magenschleimhautentzündung
die Gastroskopie	die Magenspiegelung
der Haemoccult-Test (Guajak-Test)	der Test, um Blut im Stuhl nachzuweisen
die Hämorrhoiden (Pl.)	die krankhaften Gefäßerweiterungen am After
die Hepatitis	die Leberentzündung
die Hepato-/Splenomegalie	die Leber-/Milzvergrößerung
hepatotoxisch	leberschädigend
die Hiatushernie/die Zwerchfellhernie	der Durchtritt von Magenanteilen durch das Zwerchfell
ikterisch	gelb gefärbt, gelblich
der Ikterus	die Gelbsucht
der Ileus	der Darmverschluss
paralytischer Ileus	der Darmstillstand
die Indigestion	die Verdauungsstörung
das Klysma/das Klistier	der Einlauf
die Koloskopie	die Darmspiegelung
die Leberzirrhose	die Schrumpfleber
die Magendilatation	die Magenerweiterung
das Magendivertikel	die Ausstülpung der Magenschleimhaut
die Malabsorption	die schlechte Aufnahme von Nahrungsbestandteilen
das Mallory-Weiss-Syndrom	längliche Einrisse der Schleimhaut der Speiseröhre
das Megakolon	die Dickdarmerweiterung
die Meläna	der Teerstuhl
der Meteorismus	die Blähungen (Pl.)
das Miserere	das Koterbrechen bei Ileus
die Obstipation	die Verstopfung
die Ösophagitis	die Speiseröhrenentzündung
die Ösophagushernie	der Speiseröhrenbruch
die Ösophagusvarizen (Pl.)	die Krampfadern (Pl.) in der Speiseröhre
die Pankreasinsuffizienz	die unzureichende Funktion der Bauchspeicheldrüse
die Pankreatitis	die Bauchspeicheldrüsenentzündung
die Peristaltik	die Darmbewegung
die Peritonitis	die Bauchfellentzündung

die Pfortaderthrombose	die Verstopfung der Pfortader durch Blutpfropfen
die Pharyngitis	die Rachenentzündung
die portale Hypertonie	der Pfortaderhochdruck
die Pyrosis	das Sodbrennen
die Rektoskopie	die Mastdarmspiegelung
die Siderose	die Eisenspeicherkrankheit
das Ulcus duodeni	das Zwölffingerdarmgeschwür
das Ulcus pepticum	das Magen-Darm-Trakt-Geschwür durch die Einwirkung von Magensäure
das Ulcus ventriculi	das Magengeschwür
die Zöliakie	die Glutenunverträglichkeit

21.5 Neurologie

die Adiadochokinese	die Aufhebung der Bewegungskoordination
die Alexie	die Leseunfähigkeit
die amyotrophe / amyotrophische Lateralsklerose	eine Erkrankung des zentralen Nervensystems mit fortschreitenden Muskellähmungen
die Anarthrie	das Sprechunvermögen wegen ZNS-Störungen
die Aphasie	die Sprachstörung, der Sprachverlust
die Apraxie	die Störung der willkürlichen Motorik
das Astrozytom	der Hirnkrebs aus den Astrozyten
die Ataxie	die Bewegungskoordinationsstörung
die Blut-Hirn-Schranke	die physiologische Barriere zwischen Blutkreislauf und Zentralnervensystem
die Cheyne-Stokes-Atmung	die regelmäßige wechselnde Atemtiefe / Atemfrequenz
die Commotio cerebri	die Gehirnerschütterung
die Contusio cerebri	die Gehirnquetschung
die Dysarthrie	die Sprechstörung durch mangelhafte Koordination der Sprechwerkzeuge bei Hirnverletzungen oder -krankheiten
die Dyslexie	die Lesestörung
die Dysmetrie	die Störung willkürlicher Bewegungsabläufe
die Dysphasie	die Sprachverarbeitungsstörung
das Elektroenzephalogramm	die grafische Darstellung der Gehirnaktivität
die Enzephalitis	die Gehirnentzündung
die Enzephalomyelitis	die Entzündung des Gehirns und Rückenmarks
die Enzephalopathie	die krankhafte Veränderung des Gehirns
epidural	die harte Rückenmarkshaut betreffend
die epidurale Blutung	eine Hirnblutungsart
der epileptische Anfall	der Krampfanfall

die Faszikulationen (Pl.)	die unwillkürliche Bewegung kleiner Muskelgruppen
die Glossoplegie	die Zungenlähmung
die Hemiparese	die unvollständige Lähmung einer Körperhälfte
die Hemiplegie	die vollständige Lähmung einer Körperhälfte
die hereditäre Ataxie	die erbliche Störung von Bewegungsabläufen
der Hirninfarkt	der Schlaganfall
das Hirnödem	die Hirnschwellung
der Hydrozephalus	der „Wasserkopf"
die hypertensive Enzephalopathie	die krankhafte Veränderung des Gehirns aufgrund aHT
die intrakranielle Raumforderung	die Raumforderung innerhalb des Schädels
die intrakranielle Verletzung	die Verletzung im Schädel
die intrazerebrale Blutung	die Hirnblutung
die Kataplexie	der emotionsbedingte kurzzeitige Verlust der Muskelgrundspannung
der Klonus	die unwillkürliche, rhythmische Zusammenziehung von Muskeln
komatös	in tiefer Bewusstlosigkeit
die Kraniotomie	die operative Öffnung des Schädels
die Leukodystrophie	der fortschreitende Zerfall der weißen Substanz im Nervensystem
die Lumbalpunktion	der Eingriff zur Entnahme von Liquor (Nervenflüssigkeit)
der Meningismus	die schmerzhafte Nackensteifigkeit
die Meningitis	die Hirnhautentzündung
die Myelitis	die Entzündung des Rückenmarks
der Myoklonus	die unwillkürliche Muskelzuckung
die neuralgische Amyotrophie	die Nervengeflechtentzündung
die Neuritis	die Nervenentzündung
die Paraplegie	die Querschnittslähmung
die Parese	die unvollständige Lähmung
die Plegie	die vollständige Lähmung
die Poliomyelitis	die Kinderlähmung
das Schädel-Hirn-Trauma	die Schädel-Hirn-Verletzung
die skandierende Sprache	das abgehackte, verwaschene Sprechen
die Subarachnoidalblutung	eine Hirnblutungsart
die subdurale Blutung	eine Hirnblutungsart
die Synkope	die Ohnmacht
der Tetanus	der Wundstarrkrampf
die Tetraplegie	die Querschnittslähmung im Hals
die Trigeminusneuralgie	der Gesichtsschmerz
die Zerebralparese	die Hirnlähmung

21.6 Nephrologie

die Anurie	die Harnausscheidung < 100 ml in 24 Stunden
das Clearance	die Filtrationsleistung der Nieren
die Diurese	die Harnausscheidung pro Tag
die Hämaturie	das Blut bzw. die Erythrozyten im Harn
die Nephrolithiasis	Steine in der Niere und/oder in den ableitenden Harnwegen
die Nephrose	die Nierenerkrankung
nephrotoxisch	nierenschädigend
die Niereninsuffizienz	die unzureichende Nierenleistung
die Polyurie	eine Harnausscheidung > 1500 ml/m^2 Körperfläche in 24 Stunden
die Urämie	die Harnvergiftung
die Urin-Sticks (U-Sticks; Pl.)	die Urinstreifen (Pl.)
die Zystitis	die Blasenentzündung
die Zystoskopie	die Blasenspiegelung

21.7 Hämatologie

die Agranulozytose	sehr wenige Granulozyten im Blut (< 500/µl)
das Albumin	eine Proteinart
das Allergen	die allergieerzeugende Substanz
die Anämie	die Blutarmut
der (Blut-)Ausstrich	die Präparation von Blut für eine mikroskopische Untersuchung
das Cholesterin	die fettartige Substanz
der Coombs-Test	der Antiglobulintest
das Differenzialblutbild	das Blutbild, das die Zusammensetzung der weißen Blutkörperchen im Blut beurteilt
der Erythrozyt	rotes/das rote Blutkörperchen
die Fettembolie	der Gefäßverschluss durch Fettpropfen
das Fibrinogen	ein Glykoprotein, das für die Blutgerinnung wichtig ist
der Granulozyt	ein Typ vom weißen Blutkörperchen
der Hämatokrit	der Anteil der festen Blutbestandteile im Gesamtblut
das Hämoglobin	der Blutfarbstoff
die Hämolyse	die Auflösung roter Blutkörperchen
die Hyperkaliämie	die erhöhten Kaliumwerte im Blut
die Hyperlipidämie/Hyperlipämie	die erhöhten Blutfettwerte

die Infusion	eine Flüssigkeitsgabe in die Venen
die Knochenmarkspunktion	eine Untersuchungsmethode zur Entnahme von Knochenmarksgewebe
die Kreuzprobe	das Testverfahren, wodurch die Verträglichkeit von Spenderblut und Empfängerblut beurteilt wird
die Leukopenie	sehr wenige weiße Blutkörperchen im Blut
der Leukozyt	weißes / das weiße Blutkörperchen
die Leukozytose	sehr viele weiße Blutkörperchen im Blut
die Luftembolie	der Gefäßverschluss durch Gasansammlungen
die Lungenembolie	die Verstopfung eines Lungengefäßes
der Lymphozyt	ein Typ von weißem Blutkörperchen
die Makrophage	die „Fresszelle"
der Monozyt	größtes weißes Blutkörperchen
pCO_2	der Kohlendioxidpartialdruck
pH	das Gleichgewicht von Säuren und Basen (Blut pH 7,36–7,44)
pO_2	der Sauerstoffpartialdruck
der Quick-Wert	der Parameter der Blutgerinnungsleistung
der Retikulozyt	unreifes rotes Blutkörperchen
die (Sinus-)Venenthrombose	die Gefäßpfropfen (Pl.) in Gehirnvenen
die Thrombolyse	die Auflösung von Blutgerinnseln
die Thromboplastinzeit	Parameter der Blutgerinnungsleistung
die Thrombose	die Verstopfung eines Blutgefäßes durch ein Blutgerinnsel
der Thrombozyt	das Blutplättchen
die Transaminasen	die Enzyme (Pl.), welche die Funktion der Leber beurteilen (GOT, GPT)
die Triglyzeride (Pl.)	eine Form von Fetten
die Venenpunktion	der Einstich in eine Körpervene
die Zellen im Blut	die Blutkörperchen (Pl.)

21.8 Frauenheilkunde

die Ablatio	die Abtragung, die Amputation
der Abort	die spontane oder induzierte Beendigung der Schwangerschaft < 24. SSW oder bei einem fetalen Gewicht < 500 g
der Abortus imminens	die drohende Fehlgeburt
der Abortus incompletus / die Missed Abortion	die unvollständige Fehlgeburt
die Abrasio	die Ab-/Ausschabung von Körpergewebe
die Dilatation	die Erweiterung

die Gestation / Gravidität	die Schwangerschaft
die Gestose (*früh:* der Ptyalismus gravidarum, die Hyperemesis gravidarum; *spät:* die Präeklampsie, die Eklampsie, das HELLP-Syndrom)	eine Gruppe schwangerschaftsbedingter Erkrankungen
die gynäkologische Untersuchung	die frauenärztliche Untersuchung
die Hysterektomie	die Gebärmutterentfernung
die In-vitro-Fertilisation	die künstliche Befruchtung
die Kolpitis	die Entzündung der Scheide
die Kontrazeptiva (Pl.)	die Verhütungsmittel (Pl.), die Antibabypille
die Ovarialgravidität	die Eierstockschwangerschaft
die Ovariektomie	die operative Entfernung des Eierstocks
die Plazenta	der Mutterkuchen, die Nachgeburt
die Sectio caesarea	der Kaiserschnitt / die Schnittentbindung
der Spontan-Partus	die normale Entbindung
die Tokolyse	die Wehenhemmung
die Wehen (Pl.)	die Kontraktionen der Gebärmutter

21.9 Endokrinologie

die Akromegalie	das Wachstum der Akren (wegen STH-Überproduktion); wenn im Kindesalter: der Gigantismus
der Diabetes mellitus	die Zuckerkrankheit
der Hirsutismus	die pathologische Behaarung bei Frauen, die dem männlichen Verteilungsmuster ähnelt (Brust, Bart usw.)
die Hyper- / Hypothyreose	die Schilddrüsenüberfunktion / -unterfunktion
die Osteomalazie	die Knochenerweichung
die Osteoporose	der Knochenschwund
die Struma	die Vergrößerung der Schilddrüse, der Kropf
die Strumektomie	die Schilddrüsenresektion oder Extirpation
das Testosteron	das männliche Keimdrüsenhormon / Sexualhormon

21.10 Chirurgie

der / das Abszess	die Eiteransammlung
die Adhäsion	die Verwachsung

das akute Abdomen	ein Syndrom, das durch die Reizung des Bauchfells ausgelöst wird
die Amputation	die Entfernung eines Körpergliedes
die Analatresie	angeborener Verschluss des Darmausgangs
die Analfissur	der Einriss der Afterschleimhaut
die Analinkontinenz	die Darmschwäche / das Unvermögen, den Stuhl einzuhalten
der Analprolaps	ein Vorfall des Afters
die Anastomose	die künstliche Verbindung von Hohlräumen
die Cholezystektomie	die Entfernung der Gallenblase
die Darmanastomose	die künstliche Verbindung von Darmabschnitten
die Darmstenose	die Verengung des Darms
die Drainage	die Ableitung von Körperflüssigkeiten
die Duodenalstenose	die Verengung des Zwölffingerdarms
das Empyem	die Eiteransammlung in einer Körperhöhle
die Femoralishernie	die (Ober-)Schenkelhernie
die Fissur	die Ritze, die Spalte
die Fistel	krankhafter Gang zwischen zwei Hohlorganen oder zwischen einem Organ und der Haut
die Hernie	der Bruch
die Herniotomie	die operative Rückverlagerung eines Bruchs
die Hodentorsion	die Hodenstieldrehung
die Ileostoma	künstlicher Darmausgang
die Invagination	die Darmeinstülpung in den folgenden Darmabschnitt
die Laparoskopie	die Bauchspiegelung
die Laparotomie	die Eröffnung der Bauchhöhle
die Lavage	die Spülung
die Leistenhernie	der Leistenbruch
die Ligatur	die Unterbindung
die Nabelhernie	der Nabelbruch
die Narbenhernie	der Narbenbruch
die Orchiektomie	die operative Entfernung des Hodens
die parenterale Ernährung	die künstliche Ernährung, bei der der Gastrointestinaltrakt umgangen wird
die Perforation	der Durchbruch
die Punktion	der Einstich, in der Regel mit Hohlnadel oder Trokar
die rektale Untersuchung	die Untersuchung des Enddarms
der Rektumprolaps	der Mastdarmvorfall
reponierbar	zurückschiebbar
die Resektion	die Entfernung von Körpergewebe, Tumoren usw.
die Resistenz	der Widerstand
die Splenektomie	die Entfernung der Milz
die Sterilisationsoperation	die Operation zur Verhinderung der Zeugungsfähigkeit

die Strumektomie	die Entfernung der Schilddrüse
die Thorakotomie	die operative Eröffnung des Brustkorbs
die Thrombektomie	die Entfernung eines Blutgerinnsels
die Tracheotomie	der Luftröhrenschnitt
das Trauma	die schwere körperliche oder psychische Verletzung
der Volvulus	die Darmverdrehung
die Wunddehiszenz	das Auseinanderklaffen von Wundrändern
die Zirkumzision	die Beschneidung

21.11 Orthopädie

die Arthritis	die Gelenkentzündung
die Arthrose	die Gelenkdegeneration
die Arthroskopie	die Gelenkspiegelung
die Bursitis	die Schleimbeutelentzündung
die Chondromalazie	die Knorpelerweichung
die Chondropathie	die krankhafte Veränderung des Knorpelgewebes
die Coxarthrose	die Hüftgelenksarthrose
die Exartikulation	die Abtrennung einer Gliedmaße im Gelenk
die Fraktur	der Knochenbruch
das Genu valgum	die X-Beine (Pl.)
das Genu varum	die O-Beine (Pl.)
die Klavikulafraktur	der Schlüsselbeinbruch
die Kontraktur	die Gelenkversteifung
die Kyphose / Lordose	die nach hinten / vorn gekrümmte Wirbelsäule
die Läsion der Rotatorenmanschette	die Verletzung der Muskeln in der Schulterblattregion
die Luxation	die Gelenkverschiebung, die Gelenkverrenkung
der Meniskusriss	der Knorpelscheibenriss
die Muskelatrophie	der Muskelschwund
die Myasthenia gravis	die Autoimmunerkrankung der Muskulatur
der Nucleus pulposus-Prolaps	der Bandscheibenvorfall
die offene / geschlossene Fraktur	der offene / geschlossene Bruch
die Ossifikation	die Knochenbildung
die Osteosynthese	die Zusammenfügung von Knochen
der Pes planus	der Plattfuß
die Skoliose	die Seitverbiegung der Wirbelsäule

| die Spondylitis | die Entzündung der Wirbel |
| die Tendovaginitis | die Sehnenscheidenentzündung |

21.12 Psychiatrie

der Abusus	der Missbrauch
die Akrophobie	die Phobie vor Höhen
die Amnesie	der Gedächtnisverlust
die Anorexie nervosa	die Magersucht
das Anxiolytikum	das Mittel zur Angstlösung
die Bulimie	die Ess-Brech-Sucht, die „Fress-Kotz-Sucht"; eine Essstörung
die Demenz	die Hirnschwäche
die Depression	die seelische Niedergeschlagenheit
die Halluzination	die Wahnvorstellung
die Nervosität	die Reizbarkeit
die Phobie	die krankhafte Angst
somnolent	schläfrig
soporös	benommen

21.13 Sonstige Fachbegriffe

die Adipositas	die Fettsucht
die Adnexitis	die Entzündung von Eileiter (Salpingitis), Eierstock (Oophoritis) und umgebendem Gewebe
afebril	kein Fieber
die Akupunktur	die Nadeleinstich-Therapie
die Alkalose	Blut pH > 7,45
die Allergie	die Überempfindlichkeitsreaktion
die Alopezie	der Haarausfall
die Amaurosis fugax	die vorübergehende Blindheit
die Ambulanz	die Ambulanz
die Amputation	die Abtrennung
die Analgesie	die Aufhebung der Schmerzen
das Analgetikum	das Mittel gegen Schmerzen
die Anaphylaxie	die schwere lebensbedrohliche allergische Reaktion
die Anasarka	die Hautwassersucht
die Anästhesie	die Narkose / die Betäubung
der Anästhesist	der Anästhesist

das Anästhetikum (lokale Anästhetikum)	das Arzneimittel zur Betäubung (lokales Betäubungsmittel)
das Aneurysma	die Aussackung
der / die Angehörige	der / die Angehörige
das Angiom	das Gefäßknäuel
der Angiospasmus	der Gefäßkrampf
die Anisokorie	eine Seitendifferenz im Durchmesser der Pupillen
die Anorexie	der Appetitmangel
anterograd / retrograd	vorwärtswirkend / rückwirkend
der Anthrax	der Milzbrand
das Antiarrhythmikum	das Mittel gegen Herzrhythmusstörungen
das Antibiotikum	das Mittel gegen lebende Krankheitserreger
das Antidot	das Gegenmittel, das Gegengift
das Antihistaminikum	der Wirkstoff, der die Ausschüttung von Histamin unterdrückt
das Antihypertonikum	das Mittel gegen erhöhten Blutdruck
das Antihypotonikum	das Mittel gegen erniedrigten Blutdruck
das Antikoagulans	das gerinnungshemmende Mittel
die Antikoagulation	die Blutgerinnungshemmung
das Antikonvulsivum	das Mittel gegen Krämpfe
der Antikörper	das Protein gegen Antigene
das Antimykotikum	das Medikament gegen Pilzinfektionen
das Antiphlogistikum	das Mittel gegen Entzündungen
das Antipyretikum	das Mittel gegen Fieber
das Antitussivum	das Mittel zur Hustenstillung
die Asystolie	das Aussetzen der Herzaktion für mehr als 2 Sekunden
die Atelektase	ein Belüftungsdefizit von Teilabschnitten der Lunge
die Atresie	die fehlende natürliche Körperöffnung
die Atrophie	die Rückbildung von Gewebe
die Auskultation	das Abhören
die Azidose	die Übersäuerung
das Barotrauma	die Druckverletzung
das Basaliom / das Basalzellkarzinom	der weiße Hautkrebs
benign	gutartig
das Bikarbonat	die Pufferbase
die Biopsie	die Gewebeprobeentnahme
die Blutbank	die Blutbank
die Blutgasanalyse (BGA)	die Messung der Gasverteilung im Blut
die Bluttransfusion	die Übertragung von Blut
der Botulismus	die Fleischvergiftung
der Brachialis-Puls	der Brachialis-Puls

21.13 Sonstige Fachbegriffe

das Breitspektrumantibiotikum / das Breitbandantibiotikum	das Antibiotikum gegen viele Bakterien
die Chemotherapie	die medikamentöse Behandlung von Krebserkrankungen und Infektionen
der Chylothorax	die Lymphe-Ansammlung in der Pleurahöhle
die Deformation	die Verformung
die Dehiszenz	das Auseinanderklaffen
dehydriert	entwässert
die Dekompressionskrankheit	die Taucherkrankheit
der Dekubitus	das Druckgeschwür
die Dermatitis	die Hautentzündung
die Dermatose	die Hauterkrankung
die Desinfektion	die Keimreduzierung
die Diagnostik	die Feststellung einer Krankheit
die Diät	die spezielle Kost
die Didymitis	die Hodenentzündung
das Diuretikum	das harntreibende Mittel
der Dolor	der Schmerz
die Dolorimetrie	die Messung der Schmerzempfindung
die Drainage	der Ableitweg von Körperflüssigkeiten
druckdolent	mit Schmerzen beim Drücken
das Ekzem	der juckende Hautausschlag
die Elektrolyte (Pl.)	die Ionen (Pl.) im Blut
die Embolie	der Verschluss eines Blutgefäßes durch Fetttropfen, Blutgerinnsel, Luftblasen, Fruchtwasser usw.
die Epistaxis	das Nasenbluten
das Erythem	die Haut- oder Schleimhautrötung
das Exanthem	der Hautausschlag
der Exophthalmus	der hervorstehende Augapfel
das Expektorans	das Mittel zur Förderung des Auswurfs
exsikkiert	ausgetrocknet
die Exsikkose	die Austrocknung
die Exstirpation	die vollständige Entfernung
die Extubation	die Entfernung eines Beatmungsschlauchs
die Exzision	das Herausschneiden
der Famulant / die Famulantin	der Student / die Studentin in der Famulatur (Praktikum während des Medizinstudiums, aber nicht PJ)
der Flush	die anfallsartige Hautrötung
der Fötor / der Foetor	der Mundgeruch
die / das Gangrän	der Gewebsuntergang mit Selbstverdauung
das Gehgestell	der Gehbock / der Gehrahmen

die gingivale Hyperplasie	die Vergrößerung/Wucherung des Zahnfleisches
das Glaukom	der grüne Star
die Glossitis	die Zungenentzündung
die Glukose	ein Kohlenhydrat
die Gynäkomastie	die Vergrößerung der Brustdrüse beim Mann
die Halbwertszeit	die Dauer, bis die Hälfte eines Medikaments den Organismus verlassen hat
das Hämatom	der Bluterguss
die Hämodialyse	die Blutwäsche
die Hämophilie	eine Erbkrankheit mit Störung der Blutgerinnung
der Hausarzt	der Hausarzt
der Hautturgor	der Spannungszustand der Haut
die Hebamme	die Hebamme
die Hemianopsie	ein halbseitiger Gesichtsfeldausfall
die Hyperaktivität	die Überaktivität
die Hyperglykämie	der erhöhte Blutzuckerspiegel
die Hyperkapnie	ein erhöhter Kohlendioxidgehalt im Blut ($pCO_2 > 45$ mmHg)
hyperpigmentiert	überpigmentiert
die Hyperthermie	die erhöhte Körpertemperatur
die Hypertonie	erhöhter Muskeltonus, manchmal auch aHT
das Hypnotikum	das Schlafmittel
die Hypoglykämie	der niedrige Blutzuckerspiegel
die Hypokaliämie	die verminderten Kaliumwerte im Blut
die Hypothermie	die erniedrigte Körpertemperatur
die Hypotonie	der erniedrigte Muskeltonus, manchmal auch erniedrigter BD
die Immobilisation	die Ruhigstellung
das Immunglobulin	der Antikörper
der Immunkomplex	der Antigen-Antikörper-Komplex
die Implantation	die Einpflanzung
die Impotenz	eine männliche Sexualstörung; die Unfähigkeit, eine Erektion zu bekommen oder zu halten
der Infarkt	der Gewebetod durch Minderdurchblutung
die Infektion	die Ansteckung
die Influenza	die Grippe
die Inhalation	die Einatmung (von Heilmitteln)
die Injektion	die Einspritzung von Medikamenten
inkarzeriert	eingeklemmt
intakt	funktionsfähig
die Inkontinenz	die Blasen- und/oder Darmschwäche
die Inselzellen (Pl.)	die Langerhans-Inseln/die insulinproduzierenden Zellen der Bauchspeicheldrüse

die Instillation	das Eintropfen
die Insuffizienz	die Leistungsschwäche eines Organs
das Interstitium	der Zwischenraum
die Intoxikation	die Vergiftung
die Intubation	die Einführung eines Beatmungsschlauchs
die Inzision	der Einschnitt in das Körpergewebe
die Ischämie	die Durchblutungsstörung
der Isthmus	die Engstelle
die Karenz	die Enthaltsamkeit
kariös	von Karies befallen
der Katarakt	der graue Star, die Augenlinsentrübung
der Katheter	der Schlauch / die Röhre, um Hohlorgane zu entleeren, füllen oder untersuchen
die Kinetose	die Reisekrankheit / die Seekrankheit
klopfdolent	klopfschmerzhaft
die Kolik	der krampfartige Eingeweideschmerz
kongenital	angeboren
die Konjunktivitis	die Augenbindehautentzündung
die Konsistenz	die Beschaffenheit
die Kontraindikation	das Argument gegen eine bestimmte Behandlung
die Kontusion	die Quetschung
die Krücke	die Unterarmgehstütze
das Laxans	das Abführmittel
ligieren	das Abbinden von Gefäßen mit Naht
die Logopädie	die Sprachheilkunde
die Lokalanästhesie	die örtliche Betäubung
die Magnetresonanztomografie (MRT)	die Kernspinuntersuchung
die Malaria	das Sumpffieber
malign	bösartig
die Mazeration	die Aufweichung von Gewebe
die metabolische Azidose	eine stoffwechselbedingte Übersäuerung des Blutes
der Metabolismus	der Stoffwechsel
die Mobilisation	die Wiederherstellung der Beweglichkeit
das Monitoring	die Dauerüberwachung
die Morbilli (Pl.)	die Masern
die Mortalität	die Sterberate
der / die Mumps	der „Ziegenpeter"
die Myalgie	der Muskelschmerz
die Myasthenie	die Muskelschwäche
die Mykose	die Pilzerkrankung
die Narkolepsie	die Schlafkrankheit

die Narkose	die allgemeine Betäubung
die Nekrose	der Gewebetod
die Neoplasie	die Neubildung
der Nystagmus	die unkontrollierten, rhythmischen Bewegungen (Pl.) der Augen
die Obstruktion	der Verschluss
das Ödem	die Flüssigkeitsansammlung
die Odontalgie	der Zahnschmerz
das Onkologikum	das Mittel zur Geschwulstbehandlung
der Opisthotonus	der Krampf der Streckmuskulatur
per os	durch den Mund
die Osteosynthese	das operative Verfahren zur schnellen Wiederherstellung der verletzten Knochen
ototoxisch	gehörschädigend
die Palliativbehandlung	die Behandlung von unheilbaren Krankheiten zur Linderung der Symptome
die Palpation	das Abtasten
die Paradontose	die Erkrankung des Zahnhalteapparates
die Paraneoplasie	die Begleitsymptome von Krebs, die nicht vom Primärtumor oder Filiae ausgelöst werden
die Paraphimose	die Abschnürung der Glans penis aufgrund einer Phimose; Unvermögen des Präputiums zurück über die Glans penis zu gleiten
die periodische Atmung	das An- und Abschwellen der Atemtiefe
die Peristaltik	die ringförmige Zusammenziehung
die Peritonealdialyse	die Bauchfelldialyse
die Perkussion	das Abklopfen
die Phakomatose	eine Krankheit mit Fehlbildungen der Haut und des Nervensystems
die Phimose	die Vorhautverengung
die Physiotherapie	die Krankengymnastik
der PJ-ler	der Student im praktischen Jahr
das Plazebo	das Scheinarzneimittel
die Pleurodese	die operative Verbindung des Lungenfells mit dem Brustfell
der Polyp	die Vorwölbung der Schleimhaut in einem Hohlorgan
die Posthitis	die Vorhautentzündung
die Prophylaxe	die Verbeugung, die Verhütung, die Prävention
die Prostatahyperplasie	die Prostatavergrößerung, die Vorsteherdrüsenvergrößerung
die Prothese	der künstliche Körperteil
die Pseudozyste	der flüssigkeitsgefüllte Hohlraum ohne Kapsel im Körpergewebe

der Punctum maximum	die Stelle, an der etwas am stärksten ist (z. B. Schmerz oder Herzgeräusch)
die Rabies	die Tollwut
die Radiotherapie	die Strahlentherapie
die Reanimation	die Wiederbelebung
der Reflux	der Rückfluss
die Rehabilitation	die Wiedereingliederung
die Rektaltemperatur	im Mastdarm gemessene Körpertemperatur
reponierbar	zurückschiebbar
die Reposition	die Wiederherstellung
die Respiration	die Atmung
das Rezidiv	der Rückfall
die Rigidität	die Steifigkeit
der Rigor	die Muskelstarre / gesteigerte Grundspannung der Skelettmuskulatur
die Rippenserienfraktur	der Rippenserienbruch
die Rubella / die Rubeola	die Röteln
das Sauerstoffgerät	das Sauerstoffgerät
das Sedativum	das Beruhigungsmittel
das Sediment	der Niederschlag, der Bodensatz
das Sekret	die Flüssigkeit
die Sektion	die Zerschneidung
der Sequester	isoliertes, abgestorbenes Gewebe
der Shunt	die Verbindung zwischen arteriellen und venösen Blutgefäßen
der Singultus	der Schluckauf
das Skalpell	das chirurgische Messer
die Sklerose	die Verhärtung
sklerosierend	verhärtend
die Sonografie	der Ultraschall
das Spasmolytikum	das Mittel zur Krampflösung
der Spasmus	der Muskelkrampf
der Sphinktertonus	die Schließmuskelaktivität
die Spirometrie	die Messung der Atemleistung
die Stauungspapille	Die Schwellung an der Austrittsstelle des Sehnervs
die Stenose	die Verengung, die Engstelle
die Sterilisation	die Keimfreimachung; die Unfruchtbarmachung
die Sterilisierung	die Abtötung von Mikroorganismen
die Stomatitis	die Entzündung der Mundhöhle
stranguliert	abgeschnürt
subkutan	unter die Haut
das Suppositorium	das Zäpfchen
das Symptom	das Anzeichen für eine Krankheit

die Tamponade	die Ausstopfung einer Wunde mit Mullbausch (meistens zur Blutstillung nach einer Operation)
die Teleangiektasien (Pl.)	die Erweiterung der kleinen, oberflächlichen Hautgefäße
die Therapie	die medizinische Behandlung
die Thrombangiitis obliterans	die Gefäßabschnittsentzündung (meist in den Beinen)
die Toxikologie	die Wissenschaft von den Giften und deren Wirkungen
die Transfusion	die Blutübertragung
die Transplantation	die Gewebe- oder Organverpflanzung
der Tremor	das Zittern
das Tuberkulostatikum	das Medikament zur Behandlung von Tuberkulose (TBC)
der Tumor	das/die Geschwulst, die Neubildung
das Ulkus	das Geschwür
die Varikose	das Krampfaderleiden
die Varize	die Krampfader
die Varizellen	die Windpocken
die Venenektasie	die Erweiterung von Blutadern
die Vollnarkose	der künstliche Tiefschlaf
die Vollremission	das Nachlassen von Krankheitssymptomen
der zentrale Venenkatheter (ZVK)	der venöse Zugang in die innere Drosselvene
die Zirrhose	die narbige Schrumpfung eines Organs
die Zyanose	die Blaufärbung von Haut- und Schleimhaut (durch einen Mangel an Sauerstoff im Blut)
zyanotisch	bläulich verfärbt
die Zyste	flüssigkeitsgefüllter Hohlraum mit Kapsel
die Zytologie	die Zellenlehre, die Wissenschaft von der Zelle
das Zytostatikum	das Mittel zur Hemmung des Zellwachstums

IV Anhang

Meldepflicht nach dem Infektionsschutzgesetz (IfSG)   393

STIKO-Impfkalender 2020/2021   398

Didaktische Empfehlungen für Sprachlehrer
und Study-Groups.   400

Nachwort   403

Literaturnachweis.   404

Meldepflicht nach dem Infektionsschutzgesetz (IfSG)

Das Gesetz zur Verhütung und Bekämpfung von Infektionskrankheiten beim Menschen (**Infektionsschutzgesetz – IfSG**) nennt unter § 6 *Meldepflichtige Krankheiten* und unter § 7 *Meldepflichtige Nachweise von Krankheitserregern* diejenigen Erkrankungen und Krankheitserreger, die in Deutschland beim Gesundheitsamt (https://tools.rki.de/PLZTool/) gemeldet werden müssen. Zusätzlich gibt es in den einzelnen deutschen Bundesländern spezielle Meldepflichten.

Achtung! Nach dem erstmals im Dezember 2019 in Wuhan (Volksrepublik China) aufgetretenen neuartigen *Coronavirus* fällt Covid-19 unter die Meldepflicht des § 6 des IfSG. *2019-nCoV* wird mittlerweile auch als SARS-CoV-2 bezeichnet.

TIPP
Da Gesetze sich immer wieder an die aktuelle Situation anpassen, sollten Sie die Informationen regelmäßig nach seriösen Quellen aktualisieren, z. B.: http://www.gesetze-im-internet.de/ifsg [21.7.2020].

Mir ist schon bewusst, dass das URL-Eintippen eine von niemandem gemochte Tätigkeit ist. Besonders wenn Sie gerade auf dem Bett mit dem Buch vor sich liegen und das Handy nicht in Reichweite ist. Nichtsdestotrotz ist es wichtig, dass Sie die Krankheiten bzw. die Erreger zumindest einmal gründlich lesen. Ich habe die Information des *Bundesministeriums der Justiz und für Verbraucherschutz* vom o. g. Link hier eingefügt:

Meldepflicht bei Krankheiten

(1) Namentlich ist zu melden:
1. der Verdacht einer Erkrankung, die Erkrankung sowie der Tod in Bezug auf die folgenden Krankheiten:
   a) Botulismus,
   b) Cholera,
   c) Diphtherie,
   d) humane spongiforme Enzephalopathie, außer familiär-hereditärer Formen,
   e) akute Virushepatitis,
   f) enteropathisches hämolytisch-urämisches Syndrom (HUS),
   g) virusbedingtes hämorrhagisches Fieber,

h) Keuchhusten,
i) Masern,
j) Meningokokken-Meningitis oder -Sepsis,
k) Milzbrand,
l) Mumps,
m) Pest,
n) Poliomyelitis,
o) Röteln einschließlich Rötelnembryopathie,
p) Tollwut,
q) Typhus abdominalis oder Paratyphus,
r) Windpocken,
s) zoonotische Influenza,
t) Coronavirus-Krankheit-2019 (COVID-19),

1a. die Erkrankung und der Tod in Bezug auf folgende Krankheiten:
a) behandlungsbedürftige Tuberkulose, auch wenn ein bakteriologischer Nachweis nicht vorliegt,
b) Clostridioides-difficile-Infektion mit klinisch schwerem Verlauf; ein klinisch schwerer Verlauf liegt vor, wenn
aa) der Erkrankte zur Behandlung einer ambulant erworbenen Clostridioides-difficile-Infektion in eine medizinische Einrichtung aufgenommen wird,
bb) der Erkrankte zur Behandlung der Clostridioides-difficile-Infektion oder ihrer Komplikationen auf eine Intensivstation verlegt wird,
cc) ein chirurgischer Eingriff, zum Beispiel Kolektomie, auf Grund eines Megakolons, einer Perforation oder einer refraktären Kolitis erfolgt oder
dd) der Erkrankte innerhalb von 30 Tagen nach der Feststellung der Clostridioides-difficile-Infektion verstirbt und die Infektion als direkte Todesursache oder als zum Tode beitragende Erkrankung gewertet wurde,

2. der Verdacht auf und die Erkrankung an einer mikrobiell bedingten Lebensmittelvergiftung oder an einer akuten infektiösen Gastroenteritis, wenn
a) eine Person betroffen ist, die eine Tätigkeit im Sinne des § 42 Abs. 1 ausübt,
b) zwei oder mehr gleichartige Erkrankungen auftreten, bei denen ein epidemischer Zusammenhang wahrscheinlich ist oder vermutet wird,

3. der Verdacht einer über das übliche Ausmaß einer Impfreaktion hinausgehenden gesundheitlichen Schädigung,

4. die Verletzung eines Menschen durch ein tollwutkrankes, -verdächtiges oder -ansteckungsverdächtiges Tier sowie die Berührung eines solchen Tieres oder Tierkörpers,

5. das Auftreten einer bedrohlichen übertragbaren Krankheit, die nicht bereits nach den Nummern 1 bis 4 meldepflichtig ist.

Die Meldung nach Satz 1 hat gemäß § 8 Absatz 1 Nummer 1, 3 bis 8, § 9 Absatz 1, 2, 3 Satz 1 oder 3 zu erfolgen.

(2) Dem Gesundheitsamt ist über die Meldung nach Absatz 1 Satz 1 Nummer 1 Buchstabe i hinaus zu melden, wenn Personen an einer subakuten

sklerosierenden Panenzephalitis infolge einer Maserninfektion erkranken oder versterben. Dem Gesundheitsamt ist über die Meldung nach Absatz 1 Satz 1 Nummer 1a Buchstabe a hinaus zu melden, wenn Personen, die an einer behandlungsbedürftigen Lungentuberkulose erkrankt sind, eine Behandlung verweigern oder abbrechen. Die Meldung nach den Sätzen 1 und 2 hat gemäß § 8 Absatz 1 Nummer 1, § 9 Absatz 1 und 3 Satz 1 oder 3 zu erfolgen.

(3) Nichtnamentlich ist das Auftreten von zwei oder mehr nosokomialen Infektionen zu melden, bei denen ein epidemischer Zusammenhang wahrscheinlich ist oder vermutet wird. Die Meldung nach Satz 1 hat gemäß § 8 Absatz 1 Nummer 1, 3 oder 5, § 10 Absatz 1 zu erfolgen.

Meldepflicht bei Krankheitserregern

(1) Namentlich ist bei folgenden Krankheitserregern, soweit nicht anders bestimmt, der direkte oder indirekte Nachweis zu melden, soweit die Nachweise auf eine akute Infektion hinweisen:
1. Adenoviren; Meldepflicht nur für den direkten Nachweis im Konjunktivalabstrich
2. Bacillus anthracis
3. Bordetella pertussis, Bordetella parapertussis
3a. humanpathogene Bornaviren; Meldepflicht nur für den direkten Nachweis
4. Borrelia recurrentis
5. Brucella sp.
6. Campylobacter sp., darmpathogen
6a. Chikungunya-Virus
7. Chlamydia psittaci
8. Clostridium botulinum oder Toxinnachweis
9. Corynebacterium spp., Toxin bildend
10. Coxiella burnetii
10a. Dengue-Virus
11. humanpathogene Cryptosporidium sp.
12. Ebolavirus
13. a) Escherichia coli, enterohämorrhagische Stämme (EHEC)
    b) Escherichia coli, sonstige darmpathogene Stämme
14. Francisella tularensis
15. FSME-Virus
16. Gelbfiebervirus
17. Giardia lamblia
18. Haemophilus influenzae; Meldepflicht nur für den direkten Nachweis aus Liquor oder Blut
19. Hantaviren
20. Hepatitis-A-Virus
21. Hepatitis-B-Virus; Meldepflicht für alle Nachweise
22. Hepatitis-C-Virus; Meldepflicht für alle Nachweise

23. Hepatitis-D-Virus; Meldepflicht für alle Nachweise
24. Hepatitis-E-Virus
25. Influenzaviren; Meldepflicht nur für den direkten Nachweis
26. Lassavirus
27. Legionella sp.
28. humanpathogene Leptospira sp.
29. Listeria monocytogenes; Meldepflicht nur für den direkten Nachweis aus Blut, Liquor oder anderen normalerweise sterilen Substraten sowie aus Abstrichen von Neugeborenen
30. Marburgvirus
31. Masernvirus
31a. Middle-East-Respiratory-Syndrome-Coronavirus (MERS-CoV)
32. Mumpsvirus
33. Mycobacterium leprae
34. Mycobacterium tuberculosis / africanum, Mycobacterium bovis; Meldepflicht für den direkten Erregernachweis sowie nachfolgend für das Ergebnis der Resistenzbestimmung; vorab auch für den Nachweis säurefester Stäbchen im Sputum
35. Neisseria meningitidis; Meldepflicht nur für den direkten Nachweis aus Liquor, Blut, hämorrhagischen Hautinfiltraten oder anderen normalerweise sterilen Substraten
36. Norovirus
37. Poliovirus
38. Rabiesvirus
39. Rickettsia prowazekii
40. Rotavirus
41. Rubellavirus
42. Salmonella Paratyphi; Meldepflicht für alle direkten Nachweise
43. Salmonella Typhi; Meldepflicht für alle direkten Nachweise
44. Salmonella, sonstige
45. Shigella sp.
45a. Streptococcus pneumoniae; Meldepflicht nur für den direkten Nachweis aus Liquor, Blut, Gelenkpunktat oder anderen normalerweise sterilen Substraten
46. Trichinella spiralis
47. Varizella-Zoster-Virus
48. Vibrio spp., humanpathogen; soweit ausschließlich eine Ohrinfektion vorliegt, nur bei Vibrio cholerae
48a. West-Nil-Virus
49. Yersinia pestis
50. Yersinia spp., darmpathogen
50a. Zika-Virus und sonstige Arboviren
51. andere Erreger hämorrhagischer Fieber
52. der direkte Nachweis folgender Krankheitserreger:
    a) Staphylococcus aureus, Methicillin-resistente Stämme; Meldepflicht nur für den Nachweis aus Blut oder Liquor
    b) Enterobacterales bei Nachweis einer Carbapenemase-Determinante oder mit verminderter Empfindlichkeit gegenüber

Carbapenemen außer bei natürlicher Resistenz; Meldepflicht nur bei Infektion oder Kolonisation
  c) Acinetobacter spp. bei Nachweis einer Carbapenemase-Determinante oder mit verminderter Empfindlichkeit gegenüber Carbapenemen außer bei natürlicher Resistenz; Meldepflicht nur bei Infektion oder Kolonisation.

Die Meldung nach Satz 1 hat gemäß § 8 Absatz 1 Nummer 2, 3, 4 oder Absatz 4, § 9 Absatz 1, 2, 3 Satz 1 oder 3 zu erfolgen.

(2) Namentlich sind in Bezug auf Infektionen und Kolonisationen Nachweise von in dieser Vorschrift nicht genannten Krankheitserregern zu melden, wenn unter Berücksichtigung der Art der Krankheitserreger und der Häufigkeit ihres Nachweises Hinweise auf eine schwerwiegende Gefahr für die Allgemeinheit bestehen. Die Meldung nach Satz 1 hat gemäß § 8 Absatz 1 Nummer 2, 3 oder Absatz 4, § 9 Absatz 2, 3 Satz 1 oder 3 zu erfolgen.

(3) Nichtnamentlich ist bei folgenden Krankheitserregern der direkte oder indirekte Nachweis zu melden:
1. Treponema pallidum
2. HIV
3. Echinococcus sp.
4. Plasmodium sp.
5. Toxoplasma gondii; Meldepflicht nur bei konnatalen Infektionen
6. Neisseria gonorrhoeae mit verminderter Empfindlichkeit gegenüber Azithromycin, Cefixim oder Ceftriaxon.

Die Meldung nach Satz 1 hat gemäß § 8 Absatz 1 Nummer 2, 3 oder Absatz 4, § 10 Absatz 2 zu erfolgen.

(4) Bei Untersuchungen zum direkten oder indirekten Nachweis folgender Krankheitserreger ist das Untersuchungsergebnis nichtnamentlich zu melden:
1. Severe-Acute-Respiratory-Syndrome-Coronavirus (SARS-CoV) und
2. Severe-Acute-Respiratory-Syndrome-Coronavirus-2 (SARS-CoV-2).

Die Meldung nach Satz 1 hat gemäß § 8 Absatz 1 Nummer 2, 3 oder Absatz 4, § 10 Absatz 3 zu erfolgen.

STIKO-Impfkalender 2020/2021

Da Sie nicht permanent über eine Internetverbindung verfügen, besonders wenn Sie sich gerade auf dem Weg nach Deutschland befinden: Auf der folgenden Seite ist der Impfkalender von 2020/2021.

In Deutschland gibt die *Ständige Impfkommission am Robert Koch-Institut (STIKO)* jedes Jahr Empfehlungen zu Schutzimpfungen, die dann deutschlandweit gelten.

Über diese Standardimpfungen für Säuglinge, Kinder, Jugendliche und Erwachsene können Sie sich hier ein Bild verschaffen – und evtl. sogar sehen, welche Impfungen Ihnen noch fehlen. Gut wäre es auch, wenn Sie einen Impfpass nach Deutschland mitbringen (Ihr Arbeitgeber wird danach fragen).

TIPP

Der Impfkalender der STIKO wird jedes Jahr aktualisiert. Die neuesten Informationen und Empfehlungen finden Sie unter https://www.rki.de/DE/Content/Infekt/Impfen/Impfkalender/Impfkalender_node.html [20.8.2020].

STIKO-Impfkalender 2020/2021

Impfkalender (Standardimpfungen) für Säuglinge, Kinder, Jugendliche und Erwachsene; 2020/2021;
(Robert Koch-Institut; Epidemiologisches Bulletin 34/2020; 20. August 2020) [X221-019]

Impfung	Alter in Wochen				Alter in Monaten								Alter in Jahren								
	6	2	3	4	5–10	11*	12	13–14	15	16–23	2–4	5–6	7–8	9–14	15–16	17	ab 18	ab 60
					U5	U6				U7	U7a/U8	U9	U10	U11/J1		J2		
Rotaviren	G1[a]	G1	G2	(G3)														
Tetanus[b]		G1		G2		G3[c]						A1		A2	A2		A[e]	A[e]
Diphtherie[b]		G1		G2		G3[c]						A1		A2	A2		A[e]	A[e]
Pertussis[b]		G1		G2		G3[c]						A1		A2	A2		A3[e]	
Hib[b] H. influenzae Typ b		G1		G2		G3[c]												
Poliomyelitis[b]		G1		G2		G3[c]								A1				
Hepatitis B[b]		G1		G2		G3[c]												
Pneumokokken[b]		G1		G2		G3[c]											S[i]	S[i]
Meningokokken C							G1											
Masern						G1			G2								S[i]	
Mumps, Röteln						G1			G2									
Varizellen						G1			G2									
HPV Humane Papillomviren														G1[d] G2[d]				
Herpes zoster																		G[h]
Influenza																		S (jährlich)

Empfohlener Impfzeitpunkt

Nachholimpfzeitraum für Grund- bzw. Erstimmunisierung aller noch nicht Geimpften bzw. für Komplettierung einer unvollständigen Impfserie

Erläuterungen
G Grundimmunisierung (in bis zu 3 Teilimpfungen G1–G3)
A Auffrischimpfung
S Standardimpfung

a Erste Impfstoffdosis bereits ab dem Alter von 6 Wochen, je nach verwendetem Impfstoff 2 bzw. 3 Impfstoffdosen im Abstand von mind. 4 Wochen
b Frühgeborene: zusätzliche Impfstoffdosis im Alter von 3 Monaten, d. h. insgesamt 4 Impfstoffdosen
c Mindestabstand zur vorangegangenen Dosis: 6 Monate
d Zwei Impfstoffdosen im Abstand von mind. 5 Monaten, bei Nachholimpfung beginnend im Alter > 14 Jahren oder bei Impfabstand von < 5 Monaten ist zwischen 1. und 2. Dosis eine 3. Dosis erforderlich
e Td-Auffrischimpfung alle 10 Jahre. Nächste fällige Td-Impfung einmalig als Tdap- bzw. bei entsprechender Indikation als Tdap-IPV-Kombinationsimpfung
f Einmalige Impfung mit einem MMR-Impfstoff für alle nach 1970 geborenen Personen ≥ 18 Jahre mit unklarem Impfstatus, ohne Impfung oder mit nur einer Impfung in der Kindheit
g Impfung mit dem 23-valenten Polysaccharid-Impfstoff
h Zweimalige Impfung mit dem adjuvantierten Herpes-zoster-Totimpfstoff im Abstand von mindestens 2 bis maximal 6 Monaten
* Impfungen können auf mehrere Impftermine verteilt werden. MMR und V können am selben Termin oder in 4-wöchigem Abstand gegeben werden

Didaktische Empfehlungen für Sprachlehrer und Study-Groups

Der Lernstoff

Ideal wäre es, das Buch in 4 Wochen einmal gründlich durchzuarbeiten und dann 2 Wochen für Wiederholungen einzuplanen.

Ich würde empfehlen, dass die Prüfungskandidaten *zu zweit arbeiten* – aber nicht immer mit demselben Kollegen – und dass die zwei sich gegenübersitzen. Von der Sitzordnung in „traditionellen" Klassenzimmern, in denen jeder Kandidat an einem Einzeltisch sitzt, rate ich ab; lieber entweder 2-Personen-Tische oder ein sehr großer Tisch, um den alle sitzen.

Meine Empfehlung ist es, den Tagesablauf zu strukturieren. Bestens bewährt hat sich: *vormittags Gruppensitzung* und *nachmittags Einzelcoaching*. Ich würde davon abraten, pro Tag länger als 4 Stunden in der Gruppe (mit 2 bis 3 Pausen, je nach Bedarf – und je nach den gerade zu bearbeitenden Kapiteln!) und mehr als 1,5 bis 2 Stunden im Einzelcoaching zu planen. Das Einzelcoaching ist wichtig, weil manche Angst haben, vor ihren Kollegen etwas „Doofes" zu fragen, oder sich für ihre Fragen schämen.

Drei Regeln

Es ist sinnvoll, gleich von Anfang an *essenzielle Regeln* zu erklären, die für den ganzen Kurs gelten:
1. Nicht alle Kollegen sind frischgebackene Ärzte; nicht alle Kollegen haben gerade alles zur Inneren Medizin gelesen. Manche kommen frisch von der Uni. Manche sind z. B. seit 15 Jahren Ophthalmologen. Bitte Geduld und Verständnis mit- und füreinander haben.
2. Wenn Sie mit dem Patienten reden – keine Fachbegriffe! Wenn Sie einen Arztbrief schreiben, eine Fallvorstellung machen oder das Arzt-Arzt-Gespräch üben – nur Fachbegriffe, bitte!
3. Bitte immer Empathie zeigen: Wenn die Patienten verwitwet sind („Es tut mir leid", „Mein Beileid"); wenn sie Krebs, schwere Erkrankungen, Depressionen usw. haben: psychologische Unterstützung anbieten.

An die Lehrenden

Mein Rat ist, dass Sie fortlaufend Ihre eigenen Notizen in diesem Buch ergänzen. Besonders beim Arzt-Arzt-Gespräch stellen die Prüfungskandidaten immer wieder neue Fragen, bieten alternative Diagnosen an usw. So sammeln Sie eine eigene Datenbasis, die Ihren Unterricht noch abwechslungsreicher macht.

Ebenso wäre es meine Bitte (da auch ich einmal Kandidatin war), dass Sie die fachliche Meinung der Prüfungskandidaten wohlwollend zur Kenntnis nehmen und im Unterricht flexibel darauf reagieren.

Wenn die Kandidaten zu einem Fall z. B. sagen: „Diese Untersuchung passt hier nicht", bitte nicht darauf bestehen, diese Untersuchung zu nennen, bloß um zu zeigen, dass man sie kennt. Das führt nur zu peinlichen Situationen in der Prüfung, denn die Kandidaten sollen nicht „aufzählen", was sie wissen, sondern eine adäquate Verdachtsdiagnose stellen und die dazu passenden Therapien nennen.

Ablauf und Ziele des Kurses

1. **Vorstellung**
   a) Kennenlernen: kurze Vorstellung der Prüfungskandidaten im Kurs.
   b) Dann bereiten die Kandidaten ihre eigene Vorstellung für die FSP vor. Die Vorstellung soll enthalten: Name; Alter; Heimatland; Stadt, in der das Studium absolviert wurde; berufliche Erfahrungen (im Heimatland, in Deutschland, Praktika, Hospitationen usw.); Grund, warum Deutschland ausgewählt wurde; Begründung, welche Fachrichtung der Kandidat wählen möchte. Jede Vorstellung ca. 1 Minute.
   c) Smalltalk üben: „Seit wann sind Sie in Deutschland?" – „Schönes Wetter haben wir heute" usw.
2. **Konjunktiv I** – aber bitte nur die Basics; es ist auch kein Drama-Lama, wenn die Kandidaten Konjunktiv I beim Sprechen nicht perfekt beherrschen.
3. **Tägliche Tests:** Ich empfehle, jeden Tag mit einem 10-minütigen schriftlichen Test zu beginnen: 10 Fachbegriffe in 5 Minuten und 2 Medizin-Fragen in 5 Minuten. Nicht länger, nicht mehr. Die Ergebnisse nicht öffentlich bekannt geben; jeder Kandidat sollte nur seine eigene Note zur Einschätzung seiner persönlichen Kenntnisse bekommen.
4. **Der wichtigste Lernstoff:** Die Krankheiten der mit *Blitz* markierten Kapitel sollten alle Kandidaten gut kennen und lernen – sie stellen die wichtigsten Basics der Medizin dar, die in der FSP beherrscht werden müssen. Die nicht markierten Kapitel sollen einmal gut gelesen werden. Dazu empfehle ich die folgende Struktur:
   a) In den ersten 3 Tagen: Erklärung der Anamnese (Arzt-Patienten-Gespräch), des Arztbriefs (Dokumentation), der Fallvorstellung (Arzt-Arzt-Gespräch; s. Part I) plus Lernen der „Fachbegriffe Anatomie".

b) Dann soll (je nach Größe) 1 Kapitel (aus Part II) in ca. 2 Tagen bearbeitet werden: spezielle Anamnese + Aufklärungen + Krankheiten + Fachbegriffe *[klingt nach sehr viel, ist es aber gar nicht – Ärzte sind masochistisch, die mögen viel arbeiten, besonders weil sie sich danach beklagen dürfen ;-)]*

c) Hausaufgaben: Alle Kandidaten sollen zu Hause auf einem Blatt Papier zu allen mit Blitz markierten Krankheiten Stichpunkte notieren, als ob sie selbst Patienten wären. Dies dient der Vorbereitung von Simulationen.

5. **Simulationen** im Gruppenunterricht – das beste Training für die Prüfungssituation:

    a) Ein Kandidat ist der Arzt und ein Kandidat spielt den Patienten (er wird seine Notizen aus der Hausaufgabe benutzen) in der Anamnese. Der Patient darf (und soll) gemein sein: „Das will ich nicht!" – „Das sage ich nicht!" – „Woher kommt das?" – „Was bedeutet das?" – „Werde ich sterben?" – „Habe ich Krebs?" – „Warum stellen Sie so viele Fragen?" – „Woher kommen Sie eigentlich?" usw. Der Arzt macht sich Notizen. Niemand darf den Arzt unterbrechen (außer der Patient).

    b) Die Kollegen schreiben währenddessen ihre Meinungen und weitere mögliche Fragen an den Patienten auf und schlagen diese am Ende der Anamnese vor.

    c) Direkt nach der Anamnese, nur mit den eigenen Notizen in der Hand, folgt die Fallvorstellung (ja, das ist schwierig, aber es ist auch eine gute Übung). Der ehemalige Patient wird nun zum Oberarzt / Prüfer und stellt am Ende Fragen. Wenn er keine Fragen (mehr) hat, dann stellen die Kollegen dem Kandidaten ihre Fragen. Am Ende darf auch der Lehrer Fragen stellen.

    d) Die nicht mit Blitz markierten Krankheiten werden unter den Prüfungskandidaten verteilt – jeder soll die Krankheit vorstellen, die er am vorherigen Tag bekommen hat.

6. **Arztbriefe zur Dokumentation:** Alle Kandidaten sollen mindestens 2 Briefe zu Hause schreiben – zu den Anamnesen im Kurs. Dafür bitte ab der zweiten Woche mindestens 4 bis 5 Simulationen pro Tag durchführen.

7. **Kontakte knüpfen:** Unterstützen Sie den Austausch der Kontakte. Es wäre gut, wenn die Kandidaten nach dem Kurs in Verbindung bleiben, sodass sie bis zur Prüfung weiter miteinander üben können.

Viel Kraft und Geduld,

Ihre

Stefania-Cristina Rogoveanu

Nachwort

Liebe Prüfungskandidatinnen und -kandidaten,

wenn Sie das Buch bis hierher gelesen haben: Herzlichen Glückwunsch! *[Wenn nicht, seien Sie bitte kein Cheater, go back, go back, go back!]*

Wir verabschieden uns nun gleich, doch zuvor möchte ich Ihnen noch ein paar Anregungen für die Zukunft mitgeben:

Wenn ich zu Ihnen nach Hause komme, ziehe ich meine Schuhe an der Tür aus. Wenn Sie mir sagen, ich soll mich auf die Couch setzen, gehe ich nicht in die Küche, um dort Platz zu nehmen. Ich respektiere Ihre Regeln, wenn ich bei Ihnen zu Hause bin. Sie respektieren meine Regeln, wenn Sie bei mir zu Hause sind. Das Gleiche gilt für Deutschland: Wenn Deutschland uns zu sich einlädt, dann sollten wir den Regeln folgen.

Der Job ist nicht alles, was wir hier haben. Wer sagt, dass er nur wegen des Jobs nach Deutschland zieht, ist leider noch nicht bereit. Wir ziehen mit unserem ganzen Leben um, auch wenn es nur für eine Weile sein sollte.

Versuchen Sie bitte, sich zu integrieren und nicht separat – in kleinen Gemeinschaften – zu leben. Lernen Sie die Menschen und ihre Art zu leben kennen. Und arbeiten Sie an Ihrem Deutsch, damit die Menschen auch Sie gut kennenlernen können.

Ich bin mir sicher, dass Sie viele sehr schöne Bräuche in Ihrem Heimatland haben. Das heißt aber nicht, dass alle Menschen bereit sind, diese zu übernehmen. Vergessen Sie bitte nicht: Ich respektiere Ihre Regeln, wenn ich bei Ihnen zu Hause bin. Sie respektieren meine Regeln, wenn Sie bei mir zu Hause sind. Dann werden Sie sehen, wie viel Freude das Kennenlernen macht.

Ich hoffe, Sie hatten viel Spaß beim Lesen. Ich hatte auf jeden Fall viel Spaß beim Schreiben.

Es war mir eine Ehre, Sie auf Ihrem Weg nach Deutschland begleiten zu dürfen.

Ihre
 Stefania-Cristina Rogoveanu
 mit Lin

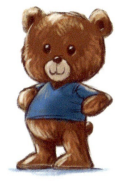

Literaturnachweis

Aktuerk, D. & Karim, A. (2012): Last Minute Chirurgie: mit Zugang zum Elsevier-Portal. München: Urban & Fischer in Elsevier.

Andus, T. & Messmann, H. (2012): Klinische Gastroenterologie. Stuttgart: Thieme.

Antolovič, D. & Van Aken, H. (2014): Intensivmedizin. Stuttgart: Thieme.

Ashfaq, U.A. & Khalid, H. (2017): Mechanism of Hepatitis C Virus-Induced Diabetes Mellitus. In: Critical Reviews in Eukaryotic Gene Expression 27, 363–371.

Baldus, J., Andreae, B. & Jehle, I. (2015): Die Top-Themen zum Hammerexamen 2016/2017: die wichtigsten Themen aus der beliebten AMBOSS-Bibliothek. Köln: Miamed.

Deschka, M. (2015): Lernkarten Grundwortschatz Medizin: 324 Karteikarten zum Einstieg in die medizinische Fachsprache: Fachbegriffe, Fremdwörter, Terminologie. Bibliomed – Medizinische Verlagsgesellschaft mbH: Melsungen.

Dölcker D. (2015): Differenzialdiagnostik und Leitsymptome kompakt: mündliche Heilpraktikerprüfung. München: Urban & Fischer in Elsevier.

Eisoldt, S. (2014): Fallbuch Chirurgie. Stuttgart: Thieme.

Farhan, N.K.N. & Wirsching, M. (2017): Kommunikation für ausländische Ärzte: Vorbereitung auf den Patientenkommunikationstest in Deutschland. Urban & Fischer.

Fritscher-Ravens, A. et al. (2014): Confocal Endomicroscopy Shows Food-Associated Changes in the Intestinal Mucosa of Patients With Irritable Bowel Syndrome, in: Gastroenterology 147(5): 1012–1020.

Ghelase, F. (2013): Chirurgie Vol. 3: Patologie chirurgicală. Craiova, Rumänien: Sitech.

Goligher, J.C. (1980): Surgery of the Anus, Rectum and Colon. 4th Edition. London: Ballierè Tindal.

Grifka, J. (2014): Orthopädie und Unfallchirurgie in Frage und Antwort: Fragen und Fallgeschichten; München: Elsevier, Urban & Fischer.

Gumpert, N. et al. (2014): Die 50 wichtigsten Fälle Orthopädie. Urban & Fischer.

Güthoff, S. et al. (2017): Die 50 wichtigsten Fälle Chirurgie. Urban & Fischer.

Hellmich, S. & Hellmich, B. (2017): Mündliche Prüfung innere Medizin: 1500 Fragen. Stuttgart: Georg Thieme Verlag.

Herold, G. (2020): Innere Medizin 2020: eine vorlesungsorientierte Darstellung: unter Berücksichtigung des Gegenstandskataloges für die Ärztliche Prüfung: mit ICD 10-Schlüssel im Text und Stichwortverzeichnis. Köln: Gerd Herold.

Hu-Lieskovan, S., Ott, P., Naing, A., Besada, R., Gates, S., Kohler, V., Curran, R., Bushway, M., Scherer, J., Balogh, K., Sciuto, T., Ting, Y., Rooney, M., Harjanto, D., Huang, Z., Huang, Y., Ware, Y., Lamb, A., Cleary, L., Moles, M., Gaynor, R., Goldstein, M., Brail, L., Greshock, J. & Srinivasan, L. (2019): Abstract 942: The personalized vaccine, NEO-PV-01 with anti-PD1, induces neoantigen-specific de novo immune responses in patients with advanced metastatic melanoma: Association with clinical outcomes. Clinical Research (Excluding Clinical Trials), in: AACR Annual Meeting 2019: Volume 79, Issue 13 Supplement. Atlanta, Georgia, USA.

Klein, R. (2016): Die 50 wichtigsten Fälle Allgemeinmedizin. Urban & Fischer.

Klotz, T., Zafari, A.M. & Schupp, M. (2015): Innere Medizin in Frage und Antwort: Fragen und Fallgeschichten. Urban & Fischer.

Lauber, A. (2018): Kardiologische Untersuchungen: Teil 2: Die verschiedenen EKG. Kindle Edition.

Maurer, M. & Wiener, E. (2013): Last Minute – Bildgebende Verfahren. München: Elsevier, Urban & Fischer.

Niethard, F.U., Pfeil, J. & Biberthaler, P. (2014): Duale Reihe Orthopädie und Unfallchirurgie. Stuttgart: Thieme.

Oestmann, J.W. (2014): Die 50 wichtigsten Fälle Bildgebende Verfahren. München: Elsevier, Urban & Fischer.

Pottgießer, T. & Ophoven, S. (2015): Die 50 wichtigsten Fälle Innere Medizin. München: Elsevier, Urban & Fischer.

Rey, J. (2015): Last Minute Innere Medizin. München: Elsevier, Urban et Fischer.

Santiago, P. (2012): Ferrous versus Ferric Oral Iron Formulations for the Treatment of Iron Deficiency: A Clinical Overview, in: The Scientific World Journal 2012, 1–5.

Schrimpf, U. (2014): Deutsch Medizin. Frankfurt am Main: Telc.

Schrimpf, U. & Bahnemann, M. (2015): Deutsch für Ärztinnen und Ärzte: Kommunikationstraining für Klinik und Praxis; plus Audiodateien und Unterrichtsmaterial zum Download. Berlin: Springer.

Sitzer, M. & Steinmetz, H. (2016): Lehrbuch Neurologie. München: Urban & Fischer, Elsevier.

Stoica, V. & Scripcariu, V. (2016): Compendiu de specialități medico-chirurgicale – Util pentru intrarea în rezidențiat. Bukarest, Rumänien: Editura Medicală.

Tischendorf, F.W. et al. (2009): Blickdiagnostik Compact Atlas der klinischen Inspektionen und Differenzialdiagnosen – griffbereit. 4. Ed. Stuttgart: Schattauer.

Vavricka, S. & Wilhelmi, M. (2014): Essentials in Gastroenterology and Hepatology. Freiburg: Falk Foundation e.V.

Voderholzer, U., Hohagen, F. & Adli, M. (2019): Therapie psychischer Erkrankungen: state of the art 2019. München: Elsevier.

Vogel, A. (2015): Chirurgie in Frage und Antwort: Fragen und Fallgeschichten; mündliche Prüfung, basiert auf Prüfungsprotokollen. München: Elsevier, Urban & Fischer.

Wells, P., Anderson, D., Rodger, M., Forgie, M., Kearon, C., Dreyer, J., Kovacs, G., Mitchell, M., Lewandowski, B. & Kovacs, M. (2003): Evaluation of D-Dimer in the Diagnosis of Suspected Deep-Vein Thrombosis, in: New England Journal of Medicine, 349(13), 1227–1235.

INTERNETQUELLEN

ACS, The American Cancer Society medical and editorial content team (2015): Acute Myeloid Leukemia (AML) Subtypes and Prognostic Factors, [online] https://www.cancer.org/cancer/acute-myeloid-leukemia/detection-diagnosis-staging/how-classified.html [16.4.2019].

ACS, The American Cancer Society medical and editorial content team (2018): Types of Myelodysplastic Syndromes, [online] https://www.cancer.org/cancer/myelodysplastic-syndrome/about/mds-types.html [17.4.2019].

Amboss.com (2019): Chronische Lymphatische Leukämie – Wissen Für Mediziner, [online] https://www.amboss.com/de/wissen/Chronische_lymphatische_Leuk%C3%A4mie [24.3.2020].

Amboss.com (2020): Akute Pankreatitis – Wissen Für Mediziner, [online] www.amboss.com/de/wissen/Akute_Pankreatitis [18.3.2020].

Amboss.com (2020): Gastroösophageale Refluxkrankheit – Wissen für Mediziner, [online] https://www.amboss.com/de/wissen/Gastroösophageale_Refluxkrankheit [18.3.2020].

Amboss.com (2020): Magenkarzinom – Wissen für Mediziner, [online] https://www.amboss.com/de/wissen/Magenkarzinom [18.3.2020].

Ashfaq, U.A. & Khalid, H. (2017): Mechanism of Hepatitis C Virus-Induced Diabetes Mellitus. Critical Reviews in Eukaryotic Gene Expression, Vol. 27, Nr. 4, 2017, 363–371, [online] https://www.ncbi.nlm.nih.gov/pubmed/29283331 [18.3.2020].

AWMF, Arbeitsgemeinschaft der Wissenschaftlichen Medizinischen Fachgesellschaften (2019): Hodgkin-Lymphom. AWMF-Leitlinie 025/012, [online] https://www.awmf.org/uploads/tx_szleitlinien/025-012l-S1_Hodgkin_Lymphom_2019-01.pdf [24.3.2020].

Budimir, I., Stojsavljević, S., Baršić, N., Bišćanin, A., Mirošević, G., Bohnec, S. & Ljubičić, N. (2017): Scoring systems for peptic ulcer bleeding: Which one to use? in: World Journal of Gastroenterology, 23(41), 7450–7458, [online] https://www.wjgnet.com/1007-9327/full/v23/i41/7450.htm [17.3.2020].

CDC, Centers for Disease Control and Prevention (1993): Revised Classification System for HIV Infection and Expanded Surveillance Case Definition for AIDS Among Adolescents and Adults, [online] www.cdc.gov/mmwr/preview/mmwrhtml/00018871.htm [18.3.2020].

DGA, Deutsche Gesellschaft für Angiologie, Gesellschaft für Gefäßmedizin (2015): Leitlinie zur Diagnostik, Therapie und Nachsorge der peripheren arteriellen Verschlusskrankheit, [online] https://www.awmf.org/uploads/tx_szleitlinien/065-003l_S3_PAVK_periphere_arterielle_Verschlusskrankheitfinal-2019-08.pdf [15.3.2020].

Dragovich, T., Erickson, R.A., Larson, C.R. & Shabahang, M. (2019): Pancreatic Cancer (F. Talavera & N. Espat, Eds.), [online] https://emedicine.medscape.com/article/280605-overview [25.3.2019].

Fritscher-Ravens, A., Schuppan, D., Ellrichmann, M., Schoch, S., Röcken, C., Brasch, J., Bethge, J., Böttner, M., Klose, J. & Milla, P. (2014): Confocal Endomicroscopy Shows Food-Associated Changes in the Intestinal Mucosa of Patients with Irritable Bowel Syndrome, in: Gastroenterology, 147(5), 1012-1020, [online] https://www.ncbi.nlm.nih.gov/pubmed/25083606 [18.3.2020].

Huzly, D. (2012): Diagnostik der akuten und chronischen Virushepatitis. Abt. Virologie – Uniklinik Freiburg, Offenburg, [online] https://www.uniklinik-freiburg.de/fileadmin/mediapool/08_institute/virologie/pdf/Diagnostik/Hepatitis_Offenburg2012.pdf [29.3.2019].

Krank.de (2018): Belastungs-EKG erklärt! Wirkung, Durchführung & Anwendung, Ursprung & Risiken, [online] https://krank.de/behandlung/belastungs-ekg/ [27.10.2019].

Lungeninformationsdienst.de (2019): Diagnose Und Einteilung Von COPD In Schweregrade, [online] https://www.lungeninformationsdienst.de/en/forms-of-lung-diseases/copd/diagnose/index.html [15.3.2020].

MDCalc (2015): Wells' Criteria For Pulmonary Embolism, [online] https://www.mdcalc.com/wells-criteria-pulmonary-embolism [15.3.2020].

MDCalc (2016): Crohn's Disease Activity Index (CDAI), [online] https://www.mdcalc.com/crohns-disease-activity-index-cdai#evidence [16.3.2019].

Morris, M., Pearson, D. & Mosenifar, Z. (2019): Asthma Guidelines: Guidelines Summary, Classification Guidelines, Management Guidelines, [online] https://emedicine.medscape.com/article/296301-guidelines#g2 [15.3.2020].

MSD, Manual für Fachkräfte (2017): Child-Pugh-Klassifizierung Nach Schwere Der Lebererkrankung, [online] www.msdmanuals.com/medical-calculators/ChildPughScore-de.htm [17.3.2020].

Müller, C. (2019): CGRP-Antikörper: Revolution Bei Migräne? [online] https://www.deutsche-apotheker-zeitung.de/news/artikel/2019/03/20/cgrp-antikoerper-revolution-bei-migraene [10.11.2019].

Pereira et al. (2017): Rheumatic Fever: Update on the Jones Criteria According to the American Heart Association Review – 2015. Revista Brasileira De Reumatologia, Sociedade Brasileira De Reumatologia, [online] www.scielo.br/scielo.php?script=sci_arttext&pid=S0482-50042017000400364 [10.11.2019].

Potter, L. & Lee, B. (2019): Nephrotic vs Nephritic Syndrome, [online] https://geekymedics.com/nephrotic-vs-nephritic-syndrome/ [22.4.2019].

Pradeep, A. (2019): Chronic Kidney Disease (B. Vecihi, Ed.), [online] https://emedicine.medscape.com/article/238798 [4.5.2019].

Protz, K. (2012): Klassifikationssysteme – Die richtige Wunddiagnose ist Voraussetzung für eine adäquate Therapie, [online] https://www.bibliomed-pflege.de/zeitschriften/die-schwester-der-pfleger/heftarchiv/ausgabe/artikel/sp-4-2012-forensische-pflege-therapie-hinter-mauern/27117-die-richtige-wunddiagnose-ist-voraussetzung-fuer-eine-adaequate-therapie/ [15.3.2020].

Radiologie.de (2007): Nuklearmedizin, [online] https://www.radiologie.de/ [27.2.2019].

Rivera-Bou, W. L., Cabañas, J. G. & Villanueva, S. E. (2015): Thrombolytic Therapy: Background, Thrombolytic Agents, Thrombolytic Therapy for Acute Ischemic Stroke, [online] https://emedicine.medscape.com/article/811234-overview#a7 [11.4.2019].

Shah, D. & Seiter, K. (2019): Multiple Myeloma Workup: Approach Considerations, Blood Studies, Urine Collection (F. Talavera & E. C. Besa, Eds.), [online] https://emedicine.medscape.com/article/204369-workup#c19 [15.4.2019].

Tang, J. C. & Markus, J. T. (2019): Acute Pancreatitis. (B. Anand, Ed.), [online] https://emedicine.medscape.com/article/181364-treatment#d10 [18.3.2020].

Wolf, D. C. (2015): Hepatic Encephalopathy: Definition, Pathogenesis, Clinical Features of Hepatic Encephalopathy (B. S. Anand & F. Talavera, Eds.), [online] https://emedicine.medscape.com/article/186101-overview#a3 [30.3.2019].

Zoler, M. L. (2019): New SLE classification criteria reset disease definition, in: MDedge Rheumatology, [online] https://www.mdedge.com/rheumatology/article/168702/lupus-connective-tissue-diseases/new-sle-classification-criteria-reset [7.4.2019].

Klinikwissen für die Kitteltasche

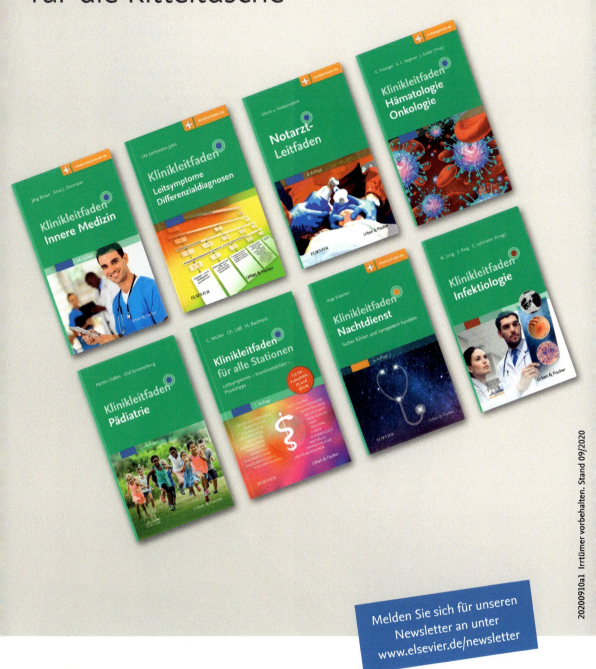

Melden Sie sich für unseren Newsletter an unter
www.elsevier.de/newsletter

Diese und viele weitere Titel sowie die aktuellen Preise finden Sie in Ihrer Buchhandlung vor Ort und unter **shop.elsevier.de**

Sie fragen, Experten antworten!

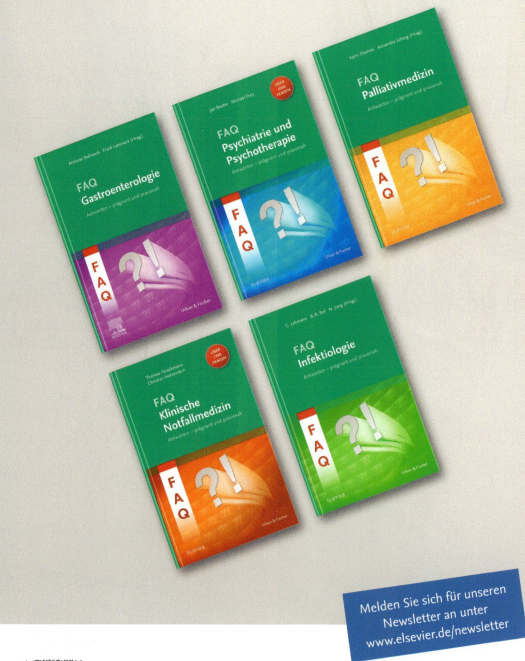

Melden Sie sich für unseren Newsletter an unter www.elsevier.de/newsletter

Diese und viele weitere Titel sowie die aktuellen Preise finden Sie in Ihrer Buchhandlung vor Ort und unter **shop.elsevier.de**